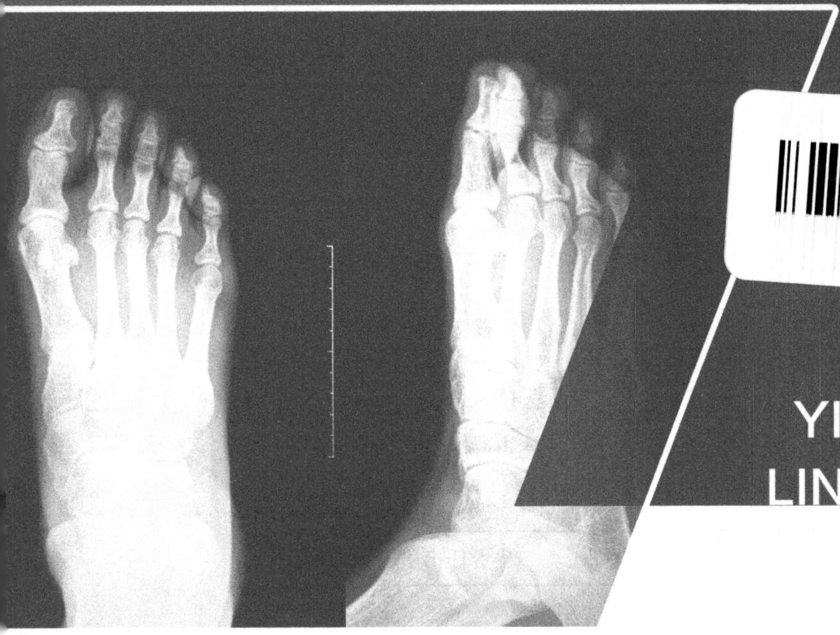

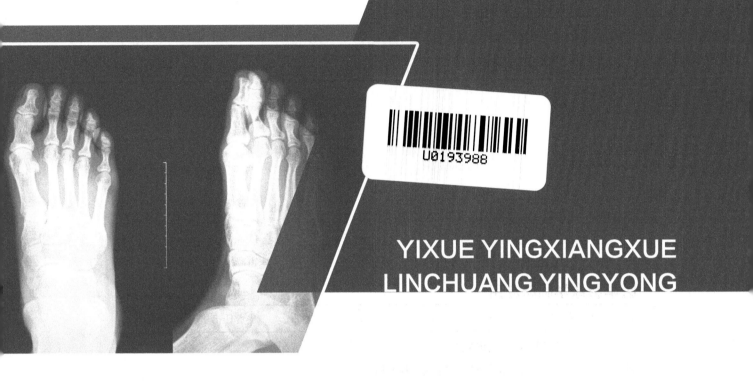

YIXUE YINGXIANGXUE
LINCHUANG YINGYONG

医学影像学临床应用

主 编 鲁统德 张利华 周晨曦 尹 培 边 浩

科学技术文献出版社
SCIENTIFIC AND TECHNICAL DOCUMENTATION PRESS
·北 京·

图书在版编目（CIP）数据

医学影像学临床应用 / 鲁统德等主编. — 北京：科学技术文献出版社, 2018.5
ISBN 978-7-5189-4443-9

Ⅰ. ①医… Ⅱ. ①鲁… Ⅲ. ①医学摄影 Ⅳ. ①R445

中国版本图书馆CIP数据核字(2018)第099660号

医学影像学临床应用

策划编辑：曹沧晔　　责任编辑：曹沧晔　　责任校对：赵　瑗　　责任出版：张志平

出 版 者　科学技术文献出版社
地　　址　北京市复兴路15号　邮编 100038
编 务 部　(010) 58882938，58882087（传真）
发 行 部　(010) 58882868，58882874（传真）
邮 购 部　(010) 58882873
官方网址　www.stdp.com.cn
发 行 者　科学技术文献出版社发行　全国各地新华书店经销
印 刷 者　济南大地图文快印有限公司
版　　次　2018年5月第1版　2018年5月第1次印刷
开　　本　880×1230　1/16
字　　数　446千
印　　张　14
书　　号　ISBN 978-7-5189-4443-9
定　　价　148.00元

前　言

一百多年来，随着科学技术的发展，临床实践和理论的丰富，以及教育水平的提高，医学影像学技术学科体系进一步健全。进入数字化时代后，影像技术得到快速发展，检查技术和方法也不断更新、技术队伍也迅速扩大，影像技术需要一套全面涵盖本专科技术发展现状，供广大工作在临床一线的中青年影像专业的医师学习提高的实用的参考书。

《医学影像学临床应用》重点介绍了临床常见疾病的X线诊断、CT诊断和MRI诊断等影像学的临床应用，尽量体现科学性、先进性、实用性，图文并茂，资料新颖。在编写过程中我们不但融合了众编委丰富的临床经验，还广泛参考了国内外优秀的文献及案例，力求规范各种影像技术实践，尽可能解决存在争议的实际问题，希望对专业技术的标准化、规范化可以起到指导性的作用。参编的专家教授长期工作在繁忙的医、教、研第一线，在编写过程中付出了艰辛的劳动，并且得到了各级领导、专家的大力支持和帮助，在此表示衷心的感谢。

由于本书编写时间仓促、篇幅有限，虽竭尽全力反复校对，但书中难免存在纰漏或错误之处，望广大读者不吝赐教，以便日臻完善。

编　者

2018年1月

目 录

第一篇 X 线诊断

第二篇 CT 诊断

第三篇　MRI 诊断

第一篇

X 线诊断

第一章

X 线成像技术

第一节　X 线的特性及原理

一、X 线特性

X 线为波长较短的电磁波，X 线诊断常用的波长为 0.008 ~ 0.031nm，在电磁辐射谱中居 γ 射线与紫外线之间，肉眼看不见，它的特性为：

1. 穿透性　X 线有很强的穿透能力，可穿透可见光不能穿透的物质，穿透性是 X 线成像的基础。电压愈高，X 线波长愈短，穿透力愈强；反之，电压低，波长长，穿透力弱。另一方面，X 线的穿透力也与被穿透的物体有关，物体愈厚或物体密度愈大（原子序数愈大），则穿透力愈差；物体愈薄或密度愈小（原子序数愈小），则穿透力愈强。X 线在穿透过程中遇到不同厚度与不同密度的物体时，部分 X 线被吸收，称为 X 线衰减。

2. 荧光效应　X 线能激发荧光物质（如硫化锌镉及钨酸钙等），使之产生肉眼可见的荧光称为荧光效应。X 线透视就是利用这一特性，观察 X 线透过人体后所产生的影像，以诊断鉴别，所以这一特性是透视检查的基础。

3. 摄影效应　X 线能使许多物质产生光化学反应，如照射在涂有溴化银的胶片上，胶片感光后产生潜影，显影时溴化银中的银离子被还原成金属银，沉淀于胶片的胶膜呈黑色。而未感光的溴化银则在定影及冲洗时被洗掉，使胶片呈片基的透明状。照射的 X 线量的多少决定了胶片的黑化程度，所以摄影效应是 X 线摄影成像的基础。

4. 电离效应　X 线通过任何物体时都可使原子、分子电离，进入人体时也同样使人体产生生物学方面的改变，即生物效应。因此，应注意防护，避免损伤。

二、X 线成像原理

基于以上 X 线特性，加之当 X 线透过人体各种不同组织结构时，由于其密度和厚度的差别，它被吸收的程度不同，所以到达荧光屏或胶片上的 X 线量即有差异。这样，在荧光屏或 X 线片上就形成黑白对比不同的影像。这也就是 X 线成像的基本原理。

X 线图像的形成是基于以下 3 个基本条件：①X 线具有一定的穿透力，能穿透人体的组织结构。②被穿透的组织结构存在着密度和厚度的差异，X 线在穿透各种组织后剩余的 X 线有量的差别。③有差别的剩余 X 线经过显像过程就能获得具有黑白对比、层次差异的 X 线图像。

传统 X 线检查可区分 4 种密度：高密度的有骨组织和钙化灶等，在 X 线片上呈白色；中等密度的有软骨、肌肉、神经、实质器官、结缔组织以及体液等，在 X 线片上呈灰白色；较低密度的有脂肪组织，在 X 线片上呈灰黑色；低密度的为气体，在 X 线片上呈黑色。

人体组织和器官形态不同，厚度也不一致。厚的部分，吸收 X 线多，透过的 X 线量少；薄的部分相反，从而在 X 线片或荧光屏上显示出黑白或明暗差别。

由此可见，密度和厚度的差别是产生影像对比的基础，是 X 线成像的基本条件。而密度与厚度在成像中所起的作用要看哪一个占优势。例如，肋骨密度高但厚度小，而心脏大血管系软组织，为中等密度，但厚度大，因而心脏大血管在 X 线胸片上的影像反而比肋骨影像白。

人体内许多组织由于密度差异小、重叠或厚度等因素导致自然对比不明显，一般需要应用人工对比的方法显示解剖结构。人工对比可使用阳性对比剂如钡剂、碘剂；阴性对比剂如空气、水等；亦可两者同时使用，如消化道气钡双重造影。

（鲁统德）

第二节　X 线图像特点及检查方法

一、X 线图像的特点

（1）从黑到白不同灰度影像：胶片成像的银颗粒细小，显示细节多，但细节的差别不易分辨，因此图像的空间分辨率高而密度分辨率有限。数字化成像的密度分辨率有所提高。

（2）X 线图像是重叠图像，可使结构显示不理想甚至产生假象。

（3）锥形 X 线束的影响可导致放大与虚影、变形与失真。

二、X 线检查方法

（一）普通检查

1. 透视　如下所述。

（1）荧光透视：X 线透过人体后，荧光屏显示人体组织和器官影像，称荧光透视。

（2）隔室透视：因荧光透视时医师和患者都在暗室内，所以受射线量大，操作不方便。紧接着便出现了隔室透视。因隔着房子透视，医师受射线量很少，患者在明室内行动方便，颇受患者和医师欢迎。

（3）电视透视：影像增强器能使荧光影像亮度增强 1 000 倍，通过电视摄像机将增强器上影像摄下，并显示在监视器（电视屏）上进行观察，称电视透视。它克服了荧光透视和隔室透视的缺点，成为当代较满意的透视方法。

（4）透视适应证：用于观察器官活动，自然对比良好的器官如胸部等，需立即获得检查结果者。

2. 摄影　亦称平片检查。X 线通过人体后，用胶片来显示组织或器官影像，称摄影。主要适用于需要留下永久记录者，需显示组织或器官细微结构者。当前应用较广泛。优点是成像清晰，对比度及清晰度均较好；易使密度、厚度较大或密度、厚度差异较小部位的病变显影；可作为客观记录，便于复查时对照和会诊。缺点是每一照片仅是一个方位和一瞬间的 X 线影像，为建立立体概念，常需做互相垂直的两个方位摄影，例如正位及侧位；对功能方面的观察，不及透视方便和直接；费用比透视稍高。

这两种方法各具优缺点，互相配合，取长补短，可提高诊断的正确性。

（二）特殊摄影

1. 体层摄影　又称分层摄影、断层摄影。普通 X 线片是 X 线投照路径上所有影像重叠在一起的总和投影。一部分影像因与其前、后影像重叠，而不能显示。体层摄影则可通过特殊的装置和操作获得某一选定层面上组织结构的影像，而不属于选定层面的结构则在投影过程中被模糊掉。体层摄影常用于明确平片难于显示、重叠较多和处于较深部位的病变。多用于了解病变内部结构有无破坏、空洞或钙化，边缘是否锐利以及病变的确切部位和范围；显示气管、支气管腔有无狭窄、堵塞或扩张；配合造影检查以观察选定层面的结构与病变。

2. 软线摄影　采用能发射软 X 线的钼靶管球，用以检查软组织，特别是乳腺的检查。

其他特殊检查方法尚有：①放大摄影：采用微焦点和增大人体与照片距离以显示较细微的病变。

②荧光摄影：荧光成像基础上进行缩微摄片，主要用于集体体检。③记波摄影：采用特殊装置以波形的方式记录心、大血管搏动以及膈运动、胃肠蠕动等。

（三）造影检查

人体内有很多器官和系统缺乏密度的差别，例如胃肠道、胆道系统和泌尿系统等。即使在天然对比较明显的胸部和四肢，也不能完全满足诊断要求。为了扩大诊断范围，必须在密度相近的管腔内或器官的周围，注入密度高或低于它们的物质，进行人工对比。这种方法通常称为造影检查。引入的物质称为造影剂。造影检查及其应用，大大地扩大了X线检查的范围。

1. 造影剂按密度高低分为高密度造影剂和低密度造影剂两类　如下所述。

（1）高密度造影剂为原子序数高、密度（比重）大的物质：常用的有钡剂和碘剂。

钡剂为医用硫酸钡粉末，按粉末微粒大小、均匀性和一定量胶，市场上有不同类型和规格的成品销售，使用时只需加入适量水，达到一定浓度，以适应不同部位检查的需要。硫酸钡混悬液主要用于食管及胃肠道造影，目前多采用气钡双重对比检查，以提高质量。

碘剂种类繁多，应用很广，分为有机碘和无机碘制剂两类。

有机碘水剂类造影剂注入血管内以显示器官和大血管，已有数十年历史。广泛应用于胆管及胆囊、肾盂及尿路、动静脉及心脏造影、CT增强检查等。20世纪70年代以前的均采用离子型造影剂，系高渗，故可引起血管内液体增多和血管扩张、肺静脉压升高、血管内皮损伤及神经毒性较大等缺点，使用中可出现不良反应。近20多年来开发出数种非离子型造影剂，这类造影剂具有相对低渗性、低黏度、低毒性等优点，大大降低了不良反应，更适用于血管、神经系统及造影增强CT扫描，但费用较贵。

有机碘水剂类造影剂有以下三种类型：①离子型：以泛影葡胺（Urografin）为代表。②非离子型：以碘海醇（Iohexol，碘苯六醇）、碘普罗胺（Iopromide）、碘帕醇（Iopamidol，碘必乐）为代表。

无机碘制剂中，以碘化油（Lipiodol）和碘苯酯（Pantopaque）为代表，但近来已用非离子型二聚体碘水剂，现已很少应用。

（2）低密度造影剂为原子序数低、密度小的物质：目前应用于临床的有二氧化碳、氧气和空气等。体内二氧化碳吸收最快，空气吸收最慢。空气与氧气均不能注入正在出血的器官，以免发生气栓。可用于蛛网膜下隙（腔）、关节囊、腹腔、胸腔及软组织间隙的造影。近年来已较少应用。

2. 造影检查方法　如下所述。

（1）直接引入法：①口服法：适用于食管及胃肠钡餐检查。②灌注法：借助导管将造影剂灌入体内。适用于钡剂灌肠、支气管造影、子宫输卵管造影、逆行胰胆管造影、逆行肾盂或膀胱造影和瘘管造影等。③穿刺法：借助穿刺针将造影剂引入体内。适用于心血管造影、椎管造影、关节腔造影、泪囊造影、涎腺造影、脓（囊）腔造影和淋巴造影等。

（2）生理积聚法：某些造影剂引入体内后，选择性经某一器官排泄而积聚于该器官并使之显影。方法有：①口服法：如口服胆囊造影。②静脉法：如静脉肾盂造影等。

三、X线检查方法理想选择和合理应用

X线检查方法的选择，应该在了解各种X线检查方法的适应证、禁忌证和优缺点的基础上，根据临床初步诊断，提出一个X线检查方案。一般应该选择安全、准确、简便且又经济的方法，X线透视和摄片是比较简单的检查方法，通常被首先考虑，如应用这些方法可达到诊断目的要求，就无须再进行其他复杂检查，以免增加患者的痛苦与负担。对活动性器官进行动态观察，需了解其功能，以透视为宜；有些部位检查如颅骨、脊柱和骨盆等只能摄片，而透视无助于事。有时两三种检查方法都是必需的，如胃肠检查，既要透视，又要摄片；再如对于某些先天性心脏病准备手术治疗的患者，不仅需要心脏透视与摄片，还必须做心血管造影。可能产生一定反应和一定危险的检查方法或价格昂贵的检查必须慎用，不可视作常规检查加以滥用。

为了不遗漏影像上的异常表现，应对获得的所有影像进行有序、全面、系统地观察，并养成良好的读片习惯。例如，阅读胸部X线片时，要由外向内依次观察胸壁、肺、肺门、纵隔和心脏，在观察肺

时也应自肺尖至肺底、自肺门至肺周有顺序地进行。否则，很容易遗漏某些不明显但有重要意义的异常表现，例如忽略胸壁的软组织异常或肋骨的骨质破坏，这在临床上并非少见。此外，还要切记观察影像时，不能只注意影像上显著的异常表现，而对其他部位未进行仔细观察，或者仅依临床拟诊情况进行观察，这就有可能遗漏某些重要的异常表现，例如，临床上考虑肺炎，胸部 X 线片上只注意观察到肺部有大片状致密影，内有含气支气管征，但遗漏了胃泡内软组织密度肿块这一重要异常表现。在观察数字化影像时，还应注意正确应用窗技术，必要时可在操作台或工作站上进行调节，方不致遗漏重要的异常表现。

（鲁统德）

第二章

呼吸系统疾病的 X 线诊断

第一节　弥散性肺部病变

一、亚急性或慢性血行播散型肺结核

1. 临床特点　多见于成年患者，在较长时间内由于多次少量的结核菌侵入引起亚急性或慢性血行播散型肺结核。患者可有低热、咳嗽、消瘦等症状。病理上病灶多以增生为主。

2. X 线表现　如下所述。

（1）病灶主要分布于两肺上中肺野：分布不均匀，锁骨下区病灶较多；有时以一侧上中肺野为主。

（2）病灶结节大小极不一致，粟粒样细结节、粗结节或腺泡样结节同时混合存在。

（3）结节密度不均匀，肺尖、锁骨下区结节密度高，边缘清楚，可有部分纤维化或钙化；其下方可见增生性病灶或斑片状渗出性病灶。

（4）病变恶化时，结节融合扩大，溶解播散，形成空洞，发展成为慢性纤维空洞型肺结核（图 2－1）。

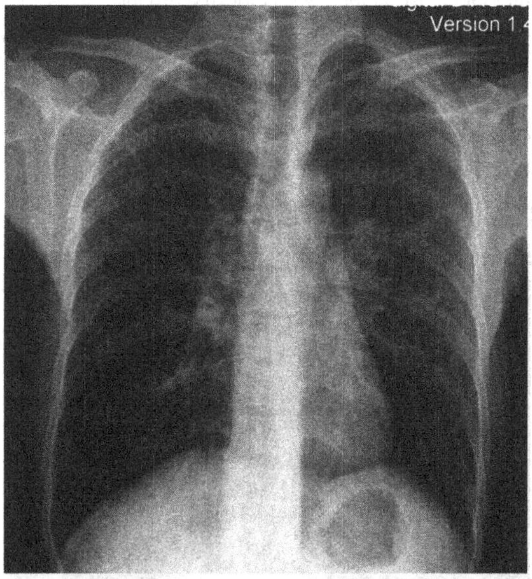

图 2－1　亚急性血行播散型肺结核

粟粒样细结节大小不一致，分布不均匀，锁骨下区病灶较多，有部分纤维化及钙化

3. 鉴别诊断　亚急性或慢性血行播散型肺结核的特点是三不均匀（分布、大小、密度），多位于两肺上、中肺野，病灶结节大小不等，病灶可融合、干酪坏死、增生、钙化、纤维化、空洞。需与经常遇到的粟粒型支气管肺炎、尘肺病（肺尘埃沉着症）、肺泡细胞癌、粟粒型转移癌以及含铁血黄素沉着症等相鉴别，鉴别参照急性血行播散型肺结核的鉴别诊断。

4. 临床评价　亚急性、慢性血行播散型肺结核起病较缓，症状较轻，X 线胸片呈双上、中肺野为主的大小不等、密度不同和分布不均的粟粒状或结节状阴影，新鲜渗出与陈旧硬结和钙化病灶并存，结合实验室检查一般诊断不难。胸部 HRCT 对于细微钙化影，有助于诊断（图 2－2）。

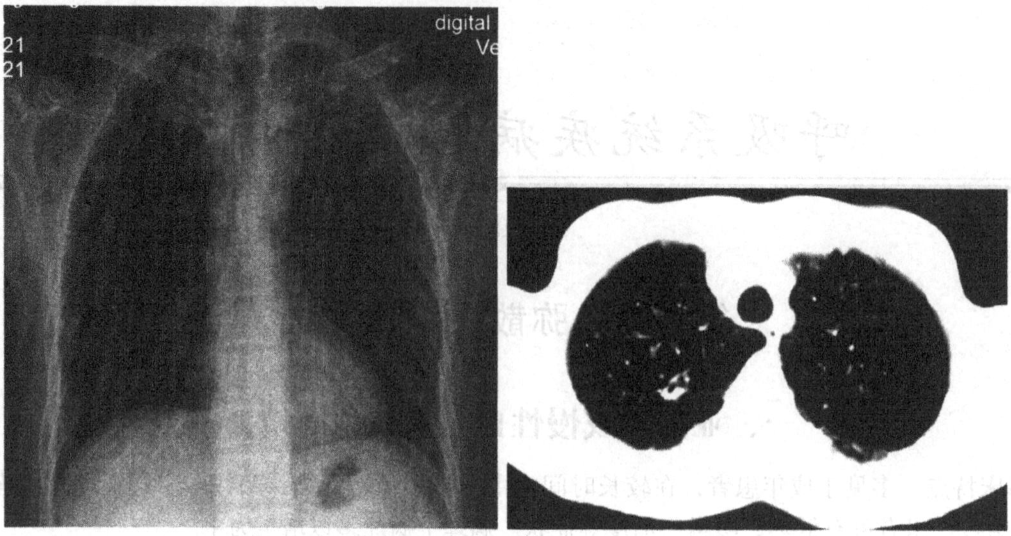

A　　　　B

图 2－2　血行播散型肺结核

X 线（A）显示两肺散在粟粒；CT（B）显示两上肺散在粟粒，右肺上叶可见小斑片状钙化

二、肺泡细胞癌

1. 临床特点　本病为多发性的细支气管肺癌，癌肿起源于细支气管上皮或肺泡上皮，女性多于男性，发病年龄 30～60 岁，病程进展快。有人认为是多中心性发展为癌肿，亦有人认为是支气管播散的癌肿。细支气管肺泡癌分为三种类型：弥散型、结节型和浸润型，临床工作中以弥散型多见。临床症状有胸痛、顽固性咳嗽、呼吸困难、痰液量多而呈黏稠泡沫状，易误诊为肺转移癌。

2. X 线表现　为两肺弥散、大小不一的结节影，轮廓模糊，细如粟粒，粗的可似腺泡样结节，一般在肺门周围较多地密集，8%～10% 病例可伴有血胸。有时可表现如小叶性肺炎样浸润粗大斑片影（直径 1～2cm），边缘模糊。肺泡细胞癌有时亦可表现为巨大球状肿块影，边缘呈分叶状，直径大小为 2～6cm，类似周围型肺癌（图 2－3）。

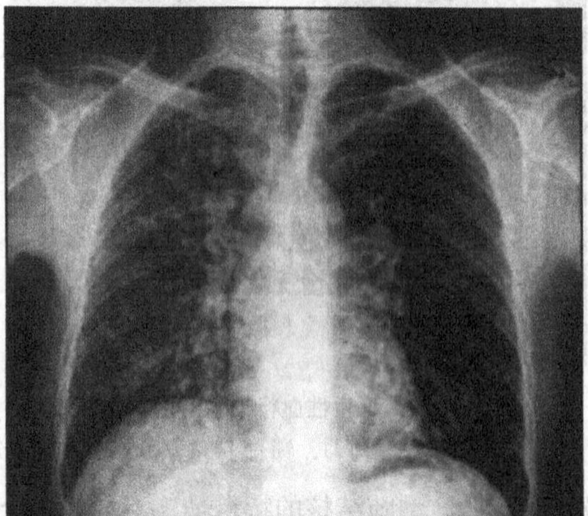

图 2－3　肺泡细胞癌

两肺弥散、大小不一的结节影，轮廓模糊，细如粟粒

3. 鉴别诊断　弥散型肺泡细胞癌需与粟粒型肺结核鉴别，后者病灶直径较小，多为1～2mm，且大小一致，分布均匀，密度相同；尚需与肺转移灶鉴别，对有肺外肿瘤病史的应首先想到转移瘤，其病灶可大可小，轮廓相当整齐，分布于两肺中下部，病灶无支气管充气征；亦需与尘肺鉴别，但其有职业病史，除弥散性结节状病灶外，肺纹理明显增多紊乱，交织成网状，肺门影增大，甚至出现壳状钙化。此外，需与肺真菌病、肺寄生虫病、结节病相鉴别。

浸润型肺泡细胞癌病变与肺炎渗出性病变相似，但后者改变快，经过有效治疗后，短期内明显吸收消失。

4. 临床评价　结节型表现为孤立球形阴影，轮廓清楚，与周围性肺癌的X线表现相似，空泡征在此型肺癌较多见。浸润型与一般肺炎的渗出性病变相似，轮廓模糊。病变可呈片状，亦可累及一个肺段，甚至整个肺叶。病理上细支气管肺泡癌的组织沿肺泡壁生长蔓延，然后向肺泡内突入，肿瘤组织和分泌物可填塞和压迫肺泡腔和外围细小支气管，但较粗支气管腔仍保持通畅，因此在病变范围内通常夹杂未实变的肺组织，使其密度不均匀，并常见支气管充气征。弥散型肺泡细胞癌表现为两肺广泛结节状病灶，直径多为3～5mm，密度均匀，边缘轮廓较清楚。病变有融合的趋势，形成团块状或大片状实变影，在实变阴影中可见支气管充气征。

三、特发性肺间质纤维化（Hamman－Rich综合征）

1. 临床特点　本病主要是原因不明的弥散性肺间质纤维变，亦可能是一种自体免疫性疾病。由于主要病理改变有肺泡壁的炎性细胞增多，继以纤维化，故最近又称为纤维化性肺泡壁炎。患者男性多于女性，症状为进行性气短、咳嗽、胸闷、胸痛，如伴继发感染，可有发热、咳脓性痰，病程除少数急性者外，多数为数年至十数年的慢性过程，最后可导致肺动脉高压与右心衰竭而死亡。

2. X线表现　本病最早期的X线表现为细小的网织阴影，以下肺多见，此时患者可无症状，而肺功能检查已有异常表现，为肺弥散功能减退。后逐渐变为粗糙的条索状阴影，交织成粗网状影像，表现为两肺呈弥散性索条状和网状影相互交织；肺纹理增多、增粗，延伸至外带，并呈广泛的蜂窝样结构，含有无数的、直径为3～10mm的囊性透亮区，囊壁多数较厚；有时亦可见到直径3～5mm的结节影，或呈细颗粒状的毛玻璃样阴影；晚期由于继发感染，可伴有炎症性的模糊片状影，以及右心室肥大的征象。如肺部出现弥散性肺间质纤维变的蜂窝样改变，而不能以肺源性疾病或尘肺解释时，应多考虑到本病的可能性。

3. 鉴别诊断　患者的胸片上突出表现为两侧中下肺野弥散性肺间质纤维化，而能产生肺部弥散性间质纤维化的疾病很多，原发性弥散性肺间质纤维化为其中一种，其病因尚未明确。对该病诊断必须慎重，首先要排除其他疾病导致的肺间质纤维化后，才可考虑本病的可能（图2－4）。

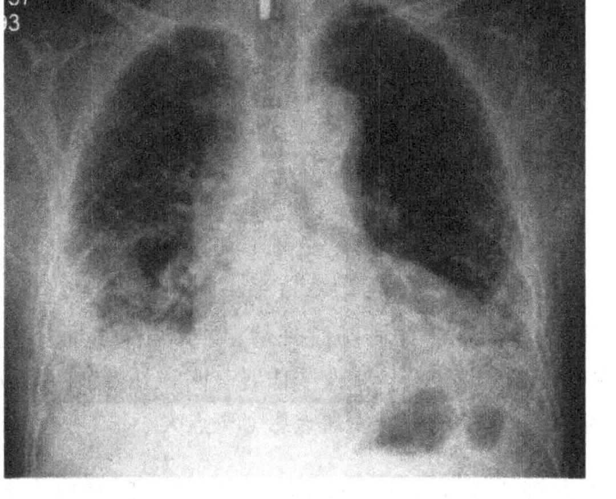

图2－4　特发性肺间质纤维化

X线见细小的网状阴影伴条索状影及有炎症性的模糊片状影，两下肺多见

4. 临床评价　由于本病的X线征象没有特征性，需结合临床表现，如患者有气急、咳嗽、体重减轻和乏力；一般痰量不多，可伴有血丝；可产生发绀和肺动脉高压，最后发展为肺源性心脏病，常有杵状指。肺功能检查最显著的改变为肺弥散功能减退。胸部HRCT检查有助于本病的诊断，可提出本病之可能，确诊往往依赖纤维支气管镜肺活检。

四、尘肺病（肺尘埃沉着症）

1. 临床特点　患者有长期接触粉尘的职业病史。病变以肺间质纤维组织增生为主，细支气管及血管周围纤维增生，肺泡壁及小叶间隔亦增厚，胸膜亦见增厚粘连，并有胶原纤维尘肺结节形成，肺门淋巴结轻度或中度肿大。临床上，患者可有胸痛、咳嗽、气短等症状。病变常自两下肺开始，逐渐向上肺发展。

2. X线表现　两肺肺纹理普遍增多、增粗，扭曲紊乱，粗细不匀，并有蜂窝样网状纹理，纹理改变伸展至两肺外带，两肺纹理间并有弥散分布的圆形或不规整形致密斑点影，斑点大小不等，直径多在2~6mm。结节的分布可以表现为均匀的成堆或不均匀的散在出现，有时可融合成团块状。两侧肺门影增宽而致密，可有蛋壳样钙化淋巴结影。网状影可出现于整个肺野，同时胸膜可增厚钙化（多见于矽酸盐肺），形成胸膜斑、胸膜钙化。胸膜斑好发于第7至第10肋侧胸壁及膈肌腱膜部，表现为胸膜壁层胼胝样增厚伴凸向肺野的圆形或不规则形结节，一侧或双侧，但不对称。胸膜斑内可有线状、点状或不规则形钙化。胸膜斑发生于膈肌腱膜及纵隔胸膜，致使心缘模糊、毛糙称蓬发心。肺和肋膈角胸膜极少累及，有时可有少量胸腔积液。矽酸盐肺患者易并发肺癌或胸膜间皮瘤，必须密切注意。

早期尘肺病（尘肺病Ⅰ期）结节影局限于中、下肺野的1~2个肋间隙范围内，往往是右肺先发现结节影。尘肺病Ⅱ期（尘肺病Ⅱ期）结节影大量增多，弥散于全肺野，自锁骨下区至膈面均有结节影，唯两侧肺尖区往往清晰而有气肿，结节极少或无。肺底区亦有气肿，两侧膈面常见有幕状胸膜粘连（图2-5）。晚期尘肺病（尘肺病Ⅲ期）可见两上肺结节融合为直径3~4cm的纤维肿块影，两侧对称或不对称存在（图2-6）。

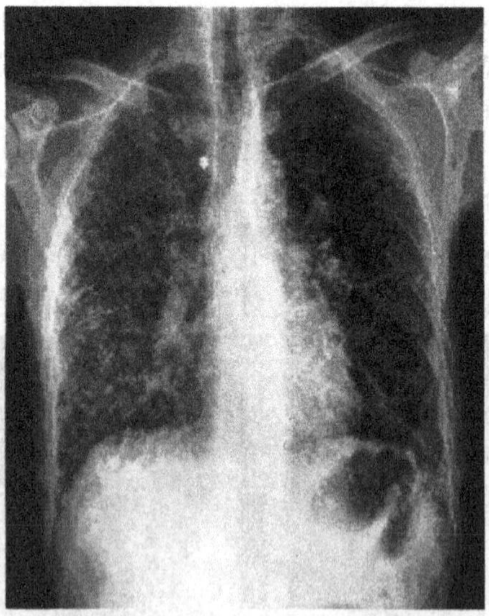

图2-5　Ⅱ期尘肺

两侧肺门影增宽而致密，两肺肺纹理增多、增粗，扭曲紊乱，粗细不匀，并有蜂窝样网状纹理，纹理改变伸展至两肺外带，两肺纹理间并有弥散分布的圆形或不规整形致密斑点影，斑点大小不等，直径2~6mm

3. 鉴别诊断　尘肺病X线表现为两肺有广泛的肺纹理改变和纤维条纹以及网状阴影，使整个肺野都像蒙上一层窗纱，或如毛玻璃样。尘肺结节的分布呈散在性，形态可不规则，密度较高，边缘较锐利，肺内有散在局灶性肺气肿透明区域存在。如果X线片上出现如此改变，在未了解到职业史的情况下，尚需与急性粟粒型肺结核、肺炎、恶性肿瘤、寄生虫病、肺泡微石症、含铁血黄素沉着症等相鉴别。急性粟粒型肺结核的结节状影直径一般在 1～2mm。大小一致，分布均匀，密度相同，肺纹理增加不明确。肺炎临床有感染症状与体征，结节状影边缘模糊；细支气管癌的结节较本例患者结节大，直径一般为 3～5mm，痰细胞学检查可多次找到癌细胞，无粉尘接触史。血行肺转移瘤，一般结节较大，且分布肺外围较多，有肺外恶性肿瘤病史。寄生虫病根据疾病流行区、接触史、粪便培养、血清学检查可诊断。肺泡微石症的胸片，肺纹理不能显示，沙粒样钙质密度影，多孤立存在，不融合。含铁血黄素沉着症有原发和继发两种，前者发病年龄在 15 岁以下，反复咯血；后者多有心脏病史，尤其是二尖瓣狭窄的患者，有左心衰竭、肺静脉高压，可资鉴别。

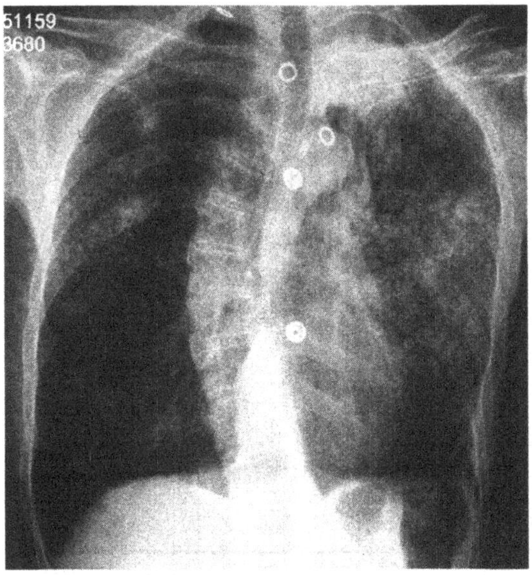

图 2－6　Ⅲ期尘肺

两肺肺纹理增多、增粗，扭曲紊乱，粗细不匀，并有蜂窝样网状纹理，纹理改变伸展至两肺外带，两肺纹理间并有弥散分布的圆形或不规整形致密结节影，结节大小不等，部分融合为直径 3～4cm 的纤维肿块影

4. 临床评价　本病患者一般年龄较大，发病缓慢，患者身体情况尚可，主要表现有气急现象，有咳嗽，但痰不多。晚期患者有杵状指及肺源性心脏病症状。实验室检查一般无重要发现。当患者出现两肺弥散性肺间质病变时，应详细询问其职业病史，如有明确的粉尘接触史，应想到本病的可能，及时移交给职业病鉴定相关机构。胸部 HRCT 检查对本病的鉴别诊断有帮助（图 2－7）。

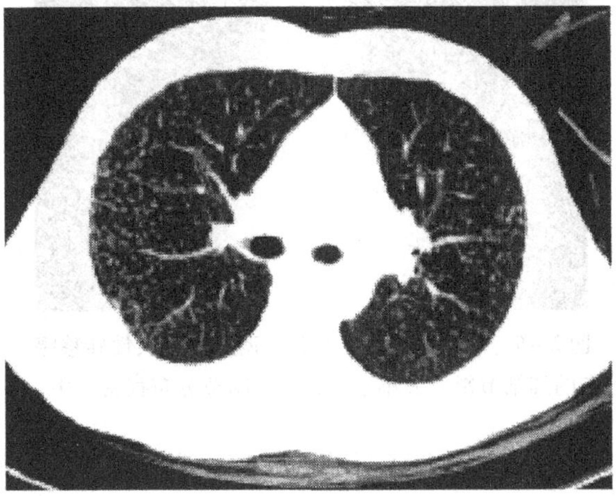

图 2－7　矽肺患者

示两肺粟粒型结节，密度较高，边界锐利

五、肺血行性转移癌

1. 临床特点　粟粒型肺转移癌最多见于血供丰富的原发肿瘤（如甲状腺癌、前列腺癌、绒毛膜癌，癌细胞直接侵入静脉系统→右心→肺毛细血管），或见于原发支气管肺癌，癌肿可贯穿于肺动脉，引起大量的癌细胞播散。临床症状有咳嗽、咯血、呼吸短促、发绀。

2. X线表现　两肺有弥散分布的细结节影，大小不一，结节分布很密，中、下肺较上肺多些，结节边界模糊，但肺尖区常无结节，这点可与粟粒型肺结核区别。肺纹理一般性增强，可合并胸腔积液（图2-8、图2-9）。

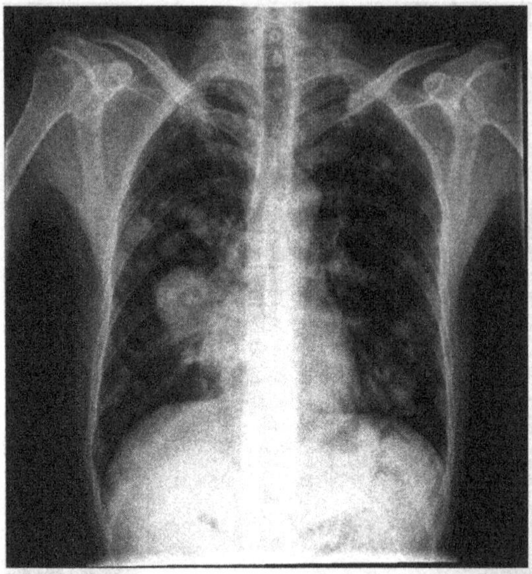

图2-8　右下肺癌伴两肺弥散性转移

两肺有弥散分布的细结节影，大小不一，局部结节分布很密，中、下肺较上肺多些

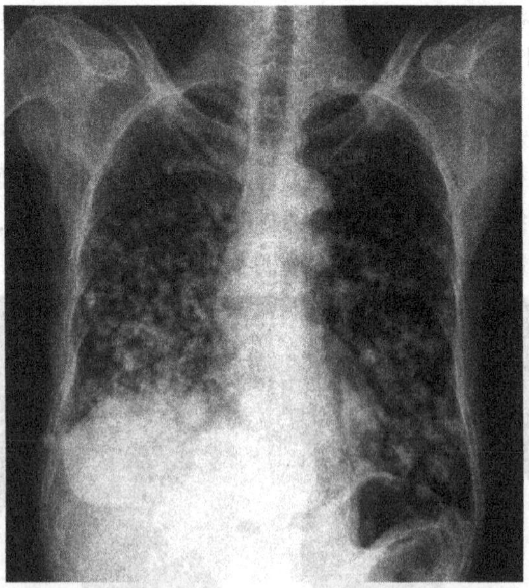

图2-9　右肾癌术后7个月，两肺见弥散性转移癌

两肺有弥散分布的细结节影，大小不一，局部结节分布很密，中、下肺较上肺多

3. 鉴别诊断　粟粒型肺转移癌应与急性粟粒型肺结核、粟粒型支气管肺炎、尘肺以及含铁血黄素沉着症等相鉴别。

急性粟粒型肺结核X线片早期两肺野呈毛玻璃样密度增高，两肺从肺尖至肺底均匀分布、密度相似、大小一致的粟粒样结节；即“三均匀”特征。结节边缘较清楚，如结节为渗出性或结节融合时边缘可模糊。正常肺纹理被密集结节遮盖而不能显示，可有肺门或纵隔淋巴结增大。

尘肺有明确的职业病史，X 线表现肺纹理增粗增多、紊乱扭曲、粗细不匀，甚至中断消失，并有蜂窝网状纹理。肺纹理间有大小不一、边缘清晰的结节影，直径在 2～6mm。密度较高，结节是按支气管走向分布的，可为均匀的成堆出现或不均匀的散在出现，一般结节影变化非常缓慢，逐渐增大，密度增高，直至出现融合现象；一般都有弥散性肺气肿改变，而粟粒型肺转移癌一般没有肺气肿征象。

粟粒型支气管肺炎又称小灶性支气管肺炎，病原体常由支气管侵入。引起细支气管、终末细支气管及肺泡的炎症。多见于婴幼儿，病情严重，有咳嗽、咳痰、气促、高热等症状，X 线平片两肺野呈广泛分布的模糊粟粒状结节影，可伴有较大的斑片状致密影，以两下肺及内带较密；抗感染治疗，病灶吸收消散较快，病程较短。实验室检查白细胞计数值升高明显，血沉正常。根据以上几点可与粟粒型肺转移癌相鉴别。

肺含铁血黄素沉着症为肺内多次少量出血，血液吸收后肺泡内吞噬细胞内有含铁血黄素沉着。多见于有心脏病病史者，也可为特发性，或合并肾小球肾炎（Good pasture 综合征）。X 线多表现为双肺中、下野弥散性结节影，密度较高，边缘清晰，阴影长时间无变化。

此外，有时尚需与细菌和病毒感染、寄生虫病、肺泡微石病、新生儿肺透明膜病、肺泡蛋白沉着症及真菌病等相鉴别，结合粟粒型肺转移癌 X 线影像学特点、临床病史及实验室检查可鉴别。

4. 临床评价　肺部是转移性肿瘤最多发生的部位，其他脏器的恶性肿瘤均可以通过血液或淋巴系统转移到肺部，所以常有肺外恶性肿瘤病史。肺转移瘤在未行治疗前，一旦发现进展迅速，半个月至 1 个月内病灶可增多、增大。有时初诊往往误为粟粒型肺结核，在发现原发肿瘤或在积极抗结核治疗下，弥散性病变不但不见缓解，相反的进展恶化，即应高度怀疑转移癌的可能。甲状腺癌用放射碘治疗，子宫绒毛膜癌用抗癌药治疗，肺部粟粒型转移灶可全部吸收治愈。

六、肺结节病

1. 临床特点　肺结节病也称肉样瘤，鲍氏类肉瘤（Boeck sarcoid）等。属于一种非干酪性肉芽肿。国内较少见。有明显的地区性。温带较多，欧洲发病率较高。就人种而言，黑人最多，白人次之，黄种人少见。女性略多见。任何年龄均可发病，发病年龄多见于 20～50 岁。病程变化大，有自愈倾向。

病因不清，多认为与病毒感染有关。结节病的基本病理改变，系非干酪性肉芽肿（由上皮样细胞、郎格汉斯巨细胞、淋巴细胞及纤维细胞组成），可侵犯全身淋巴结、肺、眼、皮肤、肝、骨等组织。病变可在淋巴结或肺实质。结节可在数月内完全吸收，也可被纤维组织所代替，形成肺间质的弥散性纤维化。

临床上多无症状或仅有轻微呼吸道症状，胸部体征阴性。全身性周围淋巴结肿大的约占 40%。肝脾大的约占 20%。血沉增快，皮内结核菌素试验常为阴性。

2. X 线表现　为两侧对称性肺门及气管旁纵隔淋巴结肿大，呈分叶状肿块影，边界清晰锐利，一侧或两侧气管旁淋巴结增大，往往以右侧为主，同时可伴有肺门淋巴结增大。淋巴结多呈中等增大，边缘清楚，多发性结节呈土豆块状。约有 60% 病例当肺门淋巴结缩小消退时，两肺野出现弥散性粟粒状（直径 1～5mm）结节影，伴有网状纤维索条状阴影；经随访 1～3 年，大多数病例肺门淋巴结影与肺部浸润影可完全吸收。但有 15%～20% 病例，肺部病变不见吸收而转化为肺间质纤维变，最后导致呼吸衰竭或肺源性心脏病。肿大淋巴结压迫支气管引起狭窄可致肺气肿或肺不张，累及骨骼出现趾、指的囊肿样改变，以及易出现肾结石等（图 2－10）。糖皮质激素治疗可促使病变吸收。

3. 鉴别诊断　结节病的诊断常应与淋巴瘤、淋巴结结核、转移瘤及肺癌的纵隔淋巴结转移等鉴别。淋巴瘤通常从气管旁淋巴结开始，最常累及气管旁淋巴结、肺门及内乳淋巴结，早期累及单一淋巴结，肿瘤较小时，X 线表现轻微，多难以确认；淋巴结增大明显时，其典型 X 线表现为纵隔多向两侧呈对称性增宽，肿瘤主要在气管两旁，可压迫气管变窄，肿瘤边缘清楚呈波浪状，或呈明显的分叶状，该类肿瘤对放射线的敏感性较大。淋巴结结核通常发生在儿童或青年，而结节病常为成人，淋巴结结核往往为单侧性的，结核菌素试验阳性，提示结核。原发肺肿瘤及肺转移瘤常伴有纵隔、肺门淋巴结肿大，但好发于中老年人，原发肺肿瘤常表现为肺内单个病灶，转移性肿瘤大多有肺外原发病灶。

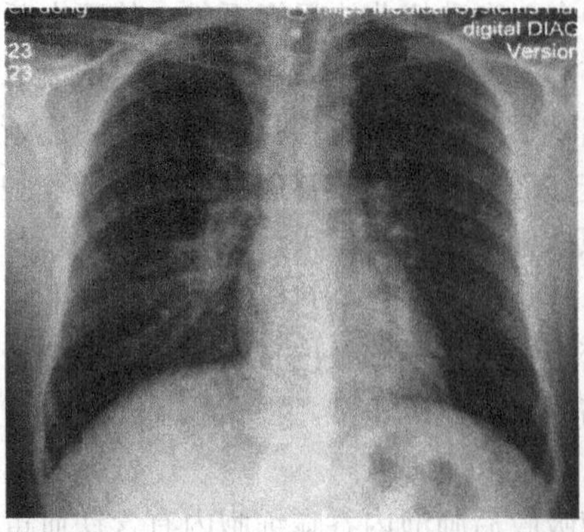
A

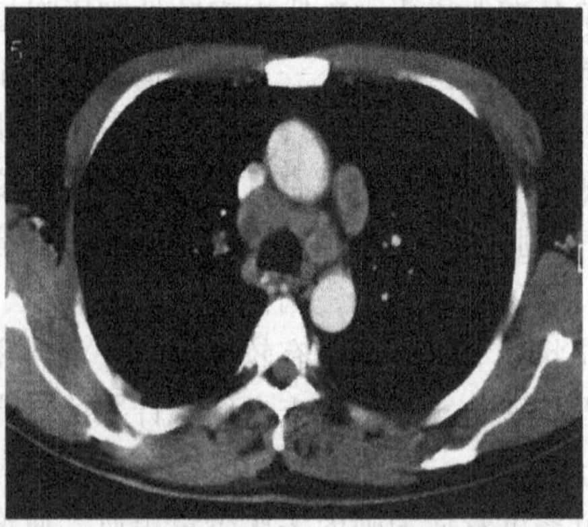
B

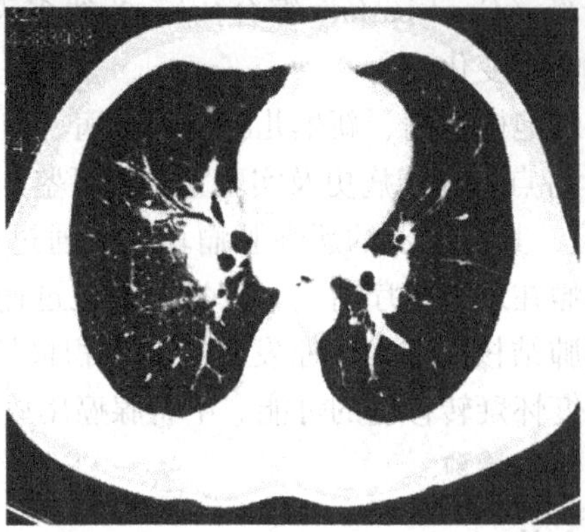
C

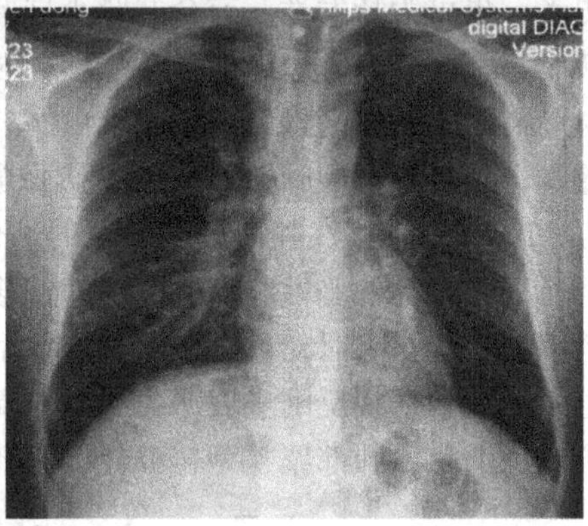
D

图 2-10　结节病

胸片（A）示上纵隔增宽，两肺门影增大，两中肺野肺纹理明显增多，并见细小结节影；CT 增强纵隔窗（B）示纵隔淋巴结增大；CT 肺窗（C）及胸片（D）示两肺门增大，右肺内见散在小结节影

4. 临床评价　非干酪性肉芽肿并非结节病所特有，因此本病诊断需结合临床、X 线和病理检查的结果而定。结节病侵犯肺部 X 线表现多种多样，根据不同的病理基础分为淋巴结型、浸润型和硬变型。肺部的病变可以完全吸收。如存在时间较久而未吸收即可发展为间质纤维病变，而表现为间质纤维病变和结节病变同时存在；或者甚至以间质纤维病变为主。结节病两侧肺门淋巴结肿大，临床症状轻微，为其特点。常应用淋巴结及前斜角肌脂肪垫活检、支气管镜检查、结核菌素试验（PPD，5IU）及 Kveim 试验等方法证实。但有作者提出肝活检有助于诊断。还有作者指出，血管紧张肽转换酶（ECA）≥60U/mL 有确诊意义。

胸部 CT 尤其是 HRCT 检查有助于本病的影像学诊断，除了能清晰显示纵隔、肺门淋巴结肿大外，还能显示肺内结节及肺间质增厚征象（图 2-11）。

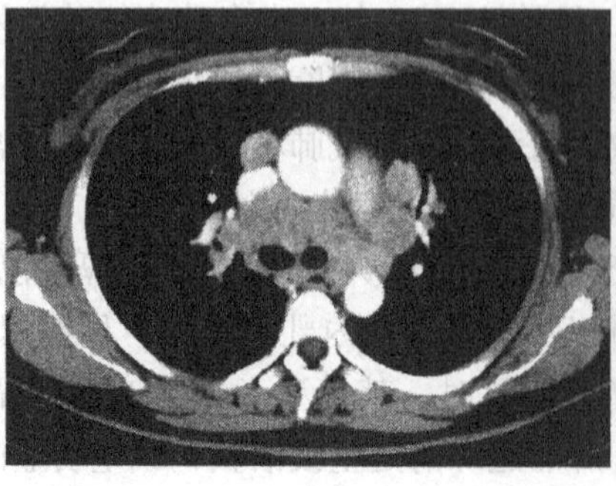
A

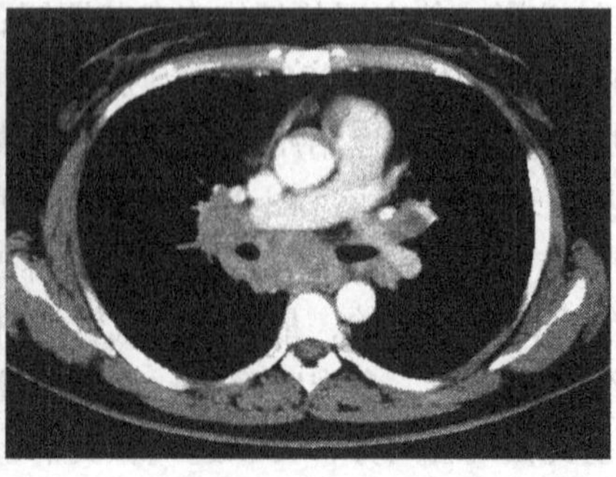
B

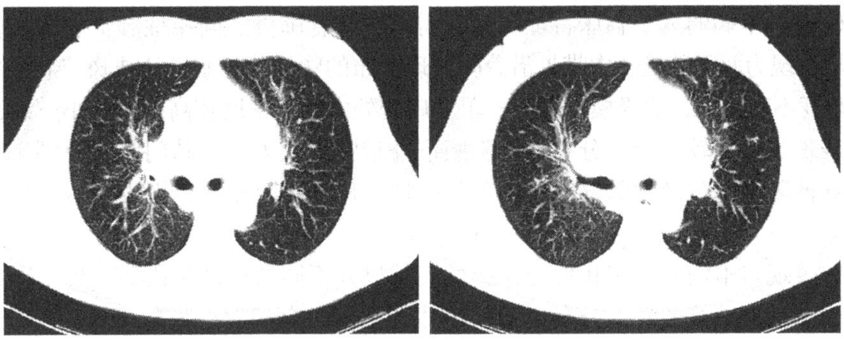

C　　　　　　　　D

图 2－11　结节病 CT

CT 增强纵隔窗（A、B）显示纵隔淋巴结广泛肿大，淋巴结边缘清晰，部分呈分叶状；CT 肺窗（C、D）显示两肺小叶间隔增厚，局部呈细网状改变，并伴有支气管血管束增厚

七、过敏性肺炎

1. 临床特点　系一种肺部的过敏性表现，临床特征为肺内有一过性的，游走性的炎症病变，血液中嗜酸粒细胞增多，全身症状一般不显著。患者常有个人或家族史。不少患者查不出过敏原，可能有自体免疫的因素，常见的病原有各种寄生虫感染；也可由药物、花粉、真菌孢子过敏引起。病理改变为在肺间质、肺泡壁及末梢细支气管壁内及肺泡渗出液内有嗜酸性粒细胞浸润。

许多病例可无症状，有时只在体检透视时被发现。有些患者可有咳嗽、咳少量黏液性痰或有头痛不适感。多数病例不发热，或仅有低热。白细胞计数正常或有轻度至中度增高，而嗜酸性粒细胞分类可增高至 0.1～0.7，血沉稍快。

2. X 线表现　病变无特征性，常表现为肺野内密度较低，边缘模糊的斑片状或大片状影像，以两肺中、下野较密集，肺尖区可无病变。往往多发、散在和非节段性分布，大多不与肺门相连。其影像较淡，与周围正常肺组织无明显界限呈薄纱状。少数患者可表现为粟粒样，但密度低，亦可表现为结节状（图 2－12）。可有轻微胸膜反应，病灶一般在 3～4 天内可自行消失，但可在其他部位又出现新病灶，这种病灶的暂时性和游走性是本病的特点。病变后期肺内可出现不规则小结节、线样影、网状或蜂窝影。

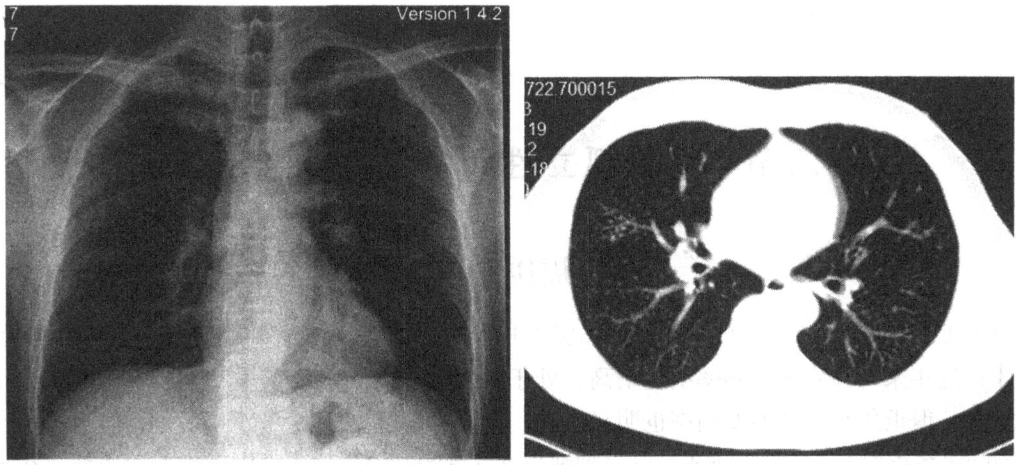

A　　　　　　　　B

图 2－12　过敏性肺炎

A. 胸片示两肺弥散分布粟粒样、淡密度、边界模糊影；B. 同一患者的 CT 肺窗示两肺弥散分布粟粒样、淡密度的小叶中心性结节

3. 鉴别诊断　过敏性肺炎的弥散性粟粒影多不均匀，常伴有小斑片状实变影，病灶的形态、密度短期内可出现变化，肺内病灶的暂时性和游走性是本病的 X 线影像特点；另外，肺内病变较重，而患

者的临床表现较轻，是本病的另一临床特征。本病需与支气管肺炎、间质性肺炎、肺结核等相鉴别。

支气管肺炎常表现为两下肺内、中带见沿着肺纹理分布的颗粒状、小斑片或斑点状阴影，可融合成大片状，整个病变密度不甚均匀，边缘模糊不清，单个病变处中央部密度较高，可有小空洞，但较少见。

间质性肺炎表现为病变较广泛，分布常以胸膜下外带肺组织为主，肺门结构模糊，密度增高，轻度增大，细小支气管梗阻引起弥散性肺气肿或肺不张表现，病变吸收较实变性炎症慢，慢性病例可导致肺间质纤维化。

肺结核的临床表现与本病有较多相似处，影像表现以其不同的病理阶段而表现不同，肺内常出现纤维空洞、钙化病灶，且肺结核的病变分布以上、中肺野多见，有相对好发的部位，结合痰找抗酸杆菌、结核菌素试验等检查，可与过敏性肺炎鉴别。

4. 临床评价　过敏性肺炎一般均有过敏原接触史，因此必须详细询问病史，尽可能找出过敏原，实验室检查嗜酸粒细胞增高，依据其影像表现，可确立诊断。因其肺内病灶的暂时性和游走性的 X 线影像特点，短期 X 线胸片复查是其必要的鉴别诊断手段。CT 检查，特别是 HRCT 检查有利于发现肺内病灶及提供鉴别诊断信息（图 2－13）。

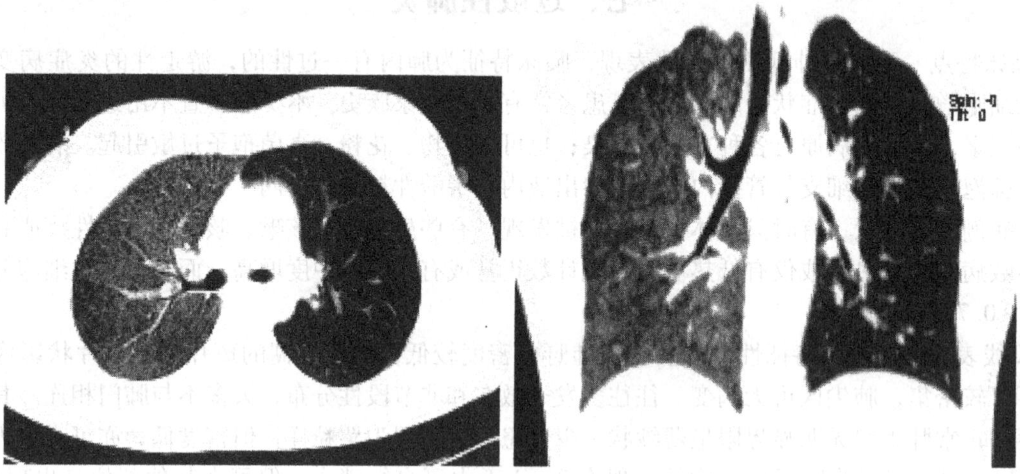

A　　　　B

图 2－13　过敏性肺炎

胸部 CT 示：右侧肺野弥散性细粟粒影，呈均匀分布，并见双肺密度不均，左侧密度减低，可能系左肺代偿性气肿所致

（张利华）

第二节　肺内孤立性和多发性球形病灶

一、周围型肺癌

1. 临床特点　肺癌大多数起源于支气管黏膜上皮，也称之为支气管肺癌，少数起源于肺泡上皮及支气管腺体；近年来，肺癌的发病率明显增高，处于各恶性肿瘤的前列。多发生在 40 岁以上的成年人，男性多于女性，但近年来女性的发病率也明显升高。

周围型肺癌系指发生于肺段以下支气管直到细小支气管的肺癌。位于肺中间带及周边部，在肺内形成肿块，以腺癌及鳞癌多见。临床表现为咳嗽、咳痰、痰中带血，也可无任何临床症状。发生在肺尖部的肺上沟癌可有霍纳综合征，部分病例可伴有关节肿痛及内分泌紊乱症状。多数患者临床症状出现较晚。

真正的病因至今仍不完全明确。大量资料表明：长期大量吸烟，特别是多年每天吸烟 40 支以上者，肺癌的发病率是不吸烟者的 4～10 倍。环境污染是肺癌的一个重要致病因素。人体自身的免疫状况、代谢活动、遗传因素、肺部慢性感染等也可能对肺癌的发病有影响。

以往，肺癌分为小细胞及非小细胞肺癌，非小细胞肺癌又分为鳞状细胞癌、腺癌、复合癌和大细胞未分化癌。目前，临床将肺癌分为常见的 4 种类型：①鳞状细胞癌：肺癌中最常见类型，多见于 50 岁以上男性，以中央型肺癌常见。放化疗敏感，先淋巴道转移，血行转移较晚。②小细胞癌：发病率相对较低，多见于年龄较轻男性，以中央型肺癌常见。虽放化疗敏感，但预后差，较早发生转移。③腺癌：发病率相对较低，多见于年龄较轻女性，以周围型肺癌常见。细支气管肺泡癌也属此型。预后一般，较早发生血行转移。④大细胞癌：肺癌中最少见类型。预后最差。

2. X 线表现　早期肿块较小，直径多在 2cm 以下，显示为密度较低、轮廓模糊的阴影，平片与炎症相似，癌肿继续发展，成为 3cm 以上较大的球形或圆形块影，可有以下征象。

（1）单发性肿块阴影，直径一般为 2 ~ 6cm，以 3 ~ 4cm 者多见。

（2）肿块影密度较高，多数比较均匀，部分呈结节堆集而浓淡不均（图 2 - 14）。部分病例可有空洞形成，洞内壁不规则，可见壁结节，少见气液平；以鳞癌多见。X 线片少见瘤内钙化。

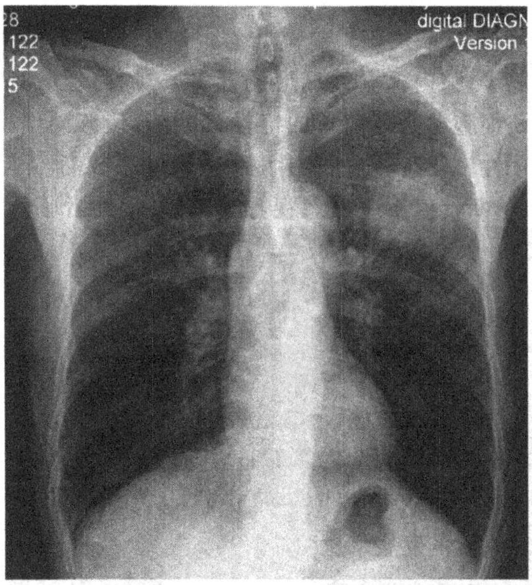

图 2 - 14　左上肺周围型肺癌

X 线胸片示左上肺球形病灶，可见浅分叶和毛刺，密度尚均匀

（3）肿块边缘多数有分叶或脐样切迹，也可呈边缘光滑的球形阴影（图 2 - 15）。肿块影周边较模糊及毛刺是一重要 X 线征象。

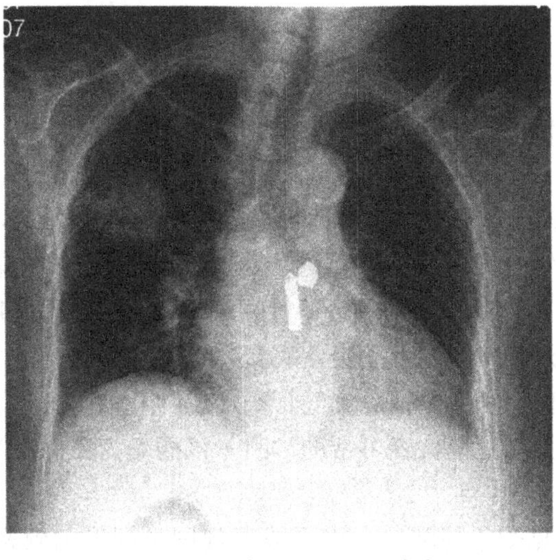

图 2 - 15　右上肺周围型肺癌

X 线胸片示右上肺球形病灶，可见分叶征，密度尚均匀

（4）瘤体周边部可有斑片状阻塞性肺炎阴影。

（5）胸膜下肿块易引起胸膜增厚及胸膜凹陷。亦可有肋骨破坏。

（6）胸内转移时可有胸腔积液，肺门及纵隔淋巴结增大。

（7）CT 检查能更清晰显示瘤周征象和瘤内结构，对确诊及检出转移灶有极大帮助。

3. 鉴别诊断　周围型肺癌诊断要点是外围肺组织内发现结节或肿块，直径 3cm 以下者多有空泡征、支气管充气征、分叶征、毛刺征以及胸膜凹陷征。直径较大者可有分叶征，肿块内可发现癌性空洞。周围型肺癌须与肺结核球、肺囊肿、肺良性瘤（炎性假瘤）、慢性肺脓肿等相鉴别。结核球周围有小结核病灶，即卫星灶；或有其他结核依据，如对侧或同侧其他部位有结核病变，或有结核性胸膜炎等。结核球有时可见外围粗长的毛刺，由周围指向中心，毛刺靠近病灶边缘常中断，是由于病灶周围纤维化形成。有时病灶边缘呈浅小的分叶状。

由于结核球融合过程中浓缩，在瘤体周围可形成 1～2cm 的环形透光影，称“月晕”征。病变多在上叶尖后段的肺表面部位（图 2－16）。结核球的发展较慢，在观察复查过程中，多数病例无增大或增大不明显。1 年以上无大小改变，基本可肯定结核球的诊断。癌性空洞是癌组织液化坏死并经支气管排出后形成。肺癌空洞较肺结核空洞少见，肺癌空洞通常偏心性、壁厚、内壁凹凸不平，外壁可见分叶和毛刺征象如有肋骨、胸椎等骨骼侵蚀或转移时，诊断就更为可靠。而肺结核空洞周围有“卫星病灶”，可有支气管引流，洞壁一般比较光整。依靠上述征象结核球可与周围性肺癌鉴别。

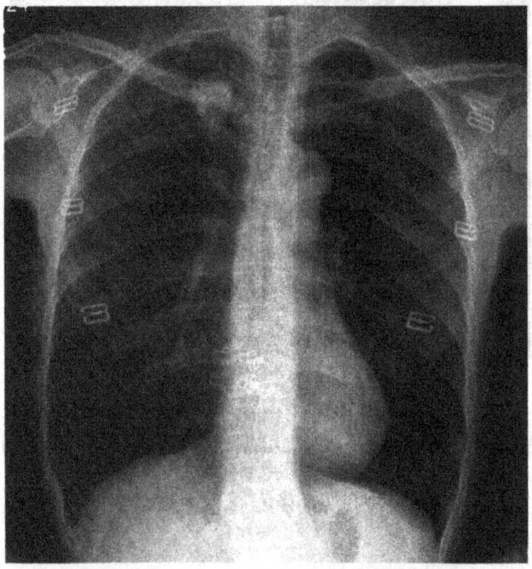

图 2－16　右上肺结核球

（1）支气管肺囊肿：在 X 线上表现为圆形、椭圆形阴影，单发或多发薄壁透光区，卷发状、蜂窝状阴影；虽反复感染，病灶部位不变，其他肺野无新病灶出现（图 2－17）。充分了解病史，一般鉴别诊断不困难。

（2）肺炎性假瘤：在组织结构上主要为成纤维细胞、大量的血管组织和各种炎性细胞的混合。本病的病因尚不完全明确，多数学者认为是炎性病变修复改变所形成。X 线表现为肺内团块状阴影，密度较高而均匀，边缘整齐，肿块直径多数在 2～4cm，但个别病例可以超过 4cm，最大者可达 10cm 以上，肿块不出现空洞。一般肿块邻近肺野清楚，无炎性病变，也无胸膜改变。大多发生于肺表浅部位，生长缓慢，甚至无变化。极个别病例，病变阻塞叶支气管，形成肺叶不张、包裹性肿块，甚似中央型肺癌表现，对诊断带来困难，进一步支气管镜检查可帮助诊断。该病变为良性，当胸片难以定性时，可经皮穿刺活检，可确定诊断。

（3）肺脓肿：早期表现可见受累的肺段呈楔形或不规则类圆形的致密影，中心浓而周围略淡，边缘模糊，与一般肺炎实变相似。1～2 周后，致密影中出现含有液平的空洞透亮区，空洞周围有浓密的炎症浸润影。病程超过 3 个月以上的，往往转变为慢性肺脓肿，呈肺段性致密影，含有厚壁空洞及液平，常侵及邻近肺段，形成多房性肺脓肿。脓肿四周有粗乱的纤维条索影，病灶影可继续扩大，伴有胸膜增厚。短期内随访，可显示病变病理演化，可与周围型肺癌鉴别。

其他肺孤立性球形病灶错构瘤、脂肪瘤、单发转移瘤等，均可表现为肺孤立性球形病灶，但这类病变都有其各自的 X 线影像特征及典型病史，因此，综合病史及影像学特征可明确诊断。

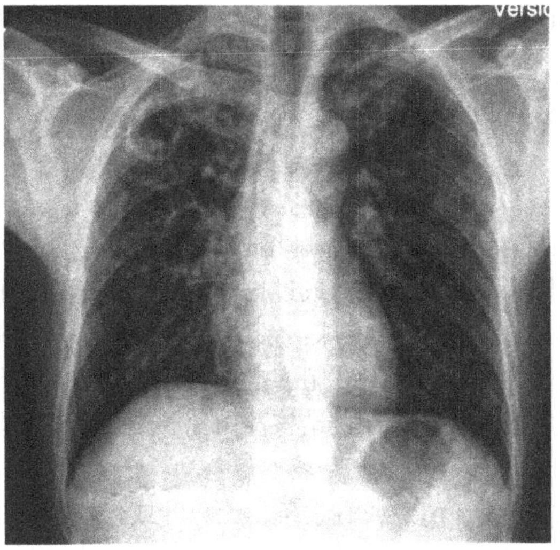

图 2－17　支气管肺囊肿

X 线上表现为圆形、椭圆形阴影，单发或多发薄壁透光区

4. 临床评价　肺癌起源于支气管黏膜上皮，并向支气管腔内或（和）邻近肺组织内生长，引起相应支气管的狭窄、闭塞，引起远端肺实质的继发性改变，局部形成占位征象。同时癌组织可侵犯淋巴、血管，通过淋巴道、血管、支气管转移扩散。常规 X 线胸片对诊断周围型肺癌有一定的局限性，特别是对早期周围型肺癌和隐匿在心影后方的病灶，有时较难发现；对是否有肺门及纵隔淋巴结转移更是难以显示。CT 检查可弥补常规 X 线胸片的不足，对病灶内部及周边的细节 CT 能提供较多的信息，CT 增强检查及 CT 灌注成像对周围型肺癌的鉴别诊断有极大的帮助。

CT 检查对周围型肺癌的征象有：①结节肺界面：有毛刺征、放射冠及分叶征等。有上述征象者多支持肺癌的诊断。②结节内部征象：肺癌内部密度多不均匀；若病灶中心有坏死，可形成壁厚薄不均空洞；肺癌还可见到结节内的空泡征、支气管充气征；肺癌内钙化少见，仅占 2% ~5%。③胸膜及胸壁侵犯：病灶与胸膜间可见对诊断周围型肺癌较有特征意义的胸膜凹陷征，较大肺癌可累及邻近胸膜至胸壁，在 CT 显示肿块与胸膜界面不清楚；有时可见肋骨破坏，胸膜面小结节。④肺内转移征象：两肺可见大小不同结节灶，两下肺较多见（图 2－18）。

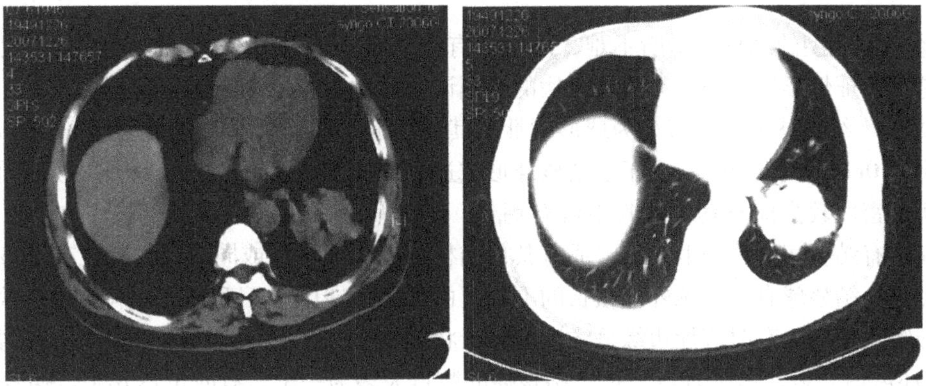

A　　B

图 2－18　周围型肺癌

CT 检查示分叶状球形病灶，内见空泡征，胸膜侧见胸膜凹陷征

MRI 周围型肺癌主要表现为肺内孤立性结节或肿块，在 T_1WI 呈中等信号（与肌肉相仿），T_2WI 与质子密度加权像均为高信号，显示肺内病变不如 CT，但对病变向周围侵犯情况及纵隔、肺门淋巴结转移情况可提供较多信息。

周围型肺癌还可沿血管周围直接向肺门浸润，产生球形阴影与同侧肺门之间的索条状阴影，通常较细而紊乱，断续地引向肺门，此时肺门通常已有肿大的淋巴结出现。周围型肺癌的诊断是一个比较复杂的问题，除了充分利用多种 X 线检查手段取得材料以外，还应密切结合痰细胞学检查、纤维支气管镜检查以及临床各方面的资料进行判断。

二、肺结核球

1. 临床特点　结核球（结核瘤）常为浸润型肺结核病变过程中的一种表现，病理上为局限性干酪化病。为纤维组织包绕的干酪样坏死团块，按形成过程分为 4 型：①干酪样肺炎局限而成的结核球：纤维包膜很薄，厚度仅 1mm。②同心圆层状结核球：系结核球扩展、再扩展后，历次形成的纤维包膜、历次扩展的厚度不等的干酪坏死层相间而成。③阻塞空洞型结核球：由于结核空洞的引流支气管完全阻塞，内容物浓缩凝固而成。④肉芽肿型结核球：结核性肉芽肿发生干酪样坏死而形成，由数个病灶融合而成。

2. X 线表现　结核瘤边缘多光滑、清楚或有索条，无分叶或仅浅分叶，偶有典型分叶；常有点状或斑点状、斑片状钙化，也可有空洞，其空洞为边缘性或呈裂隙样，大多数病例病灶周围有卫星灶，表现为致密的小或微小结节、索条状影等，有时可见肺纹理牵拉等肺结构扭曲改变（图 2－19）。

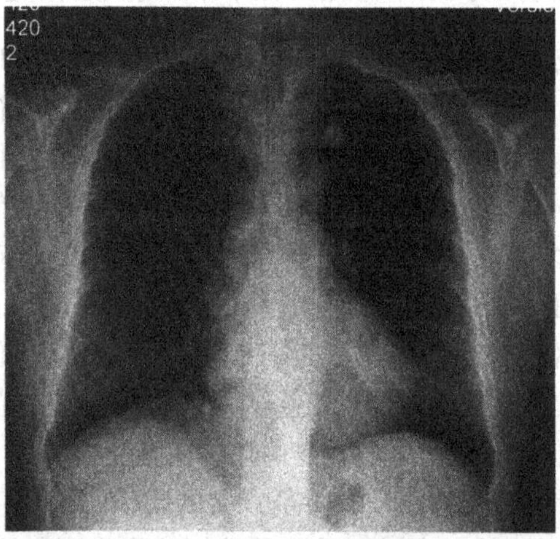

图 2－19　左上肺结核球

X 线胸片示左上肺结节状高密度致密影，边缘多光滑、清楚，见环形钙化

3. 鉴别诊断　典型的结核球诊断不难，以往常有肺结核病史，病灶内有斑点及斑片状钙化、周围有卫星病灶是其特征性影像表现。与其他疾病的鉴别诊断详见本节周围型肺癌鉴别诊断。

4. 临床评价　结核球的主要特征为球形病灶，其大小根据文献记载一般直径为 1～4cm，大者可达 8cm，个别可达 10cm，但极罕见。由于在结核球形成过程中产生包膜，故一般呈圆形或椭圆形，边缘整齐、光滑。病灶密度较高而且均匀，其中可有钙化、干酪病变、浸润或液化，或小空洞。绝大多数病例，结核球周围有结核病灶，即卫星灶；或有其他结核依据，如对侧或同侧其他部位有结核病变，或有结核性胸膜炎等。结核球有时可见外围粗长的毛刺，由周围指向中心，毛刺靠近病灶边缘常中断，是由于病灶周围纤维化形成。有时病灶边缘呈浅小的分叶状。由于结核球融合过程中浓缩，在瘤体周围可形成 1～2cm 的环形透光影，称“月晕”征。结核瘤的数目大多为一个，有时可达几个。病变多在上叶尖后段的肺表面部位。结核球的发展较慢，在观察复查过程中，多数病例无增大或增大不明显。1 年以上无大小改变，基本可肯定结核球的诊断。依靠上述征象可与其他病变鉴别。但缺少特征性改变时，可采取 CT 检查或经皮穿刺活检，甚至手术切除也是明智的，以免延误肺癌的诊断和治疗（图 2－20）。

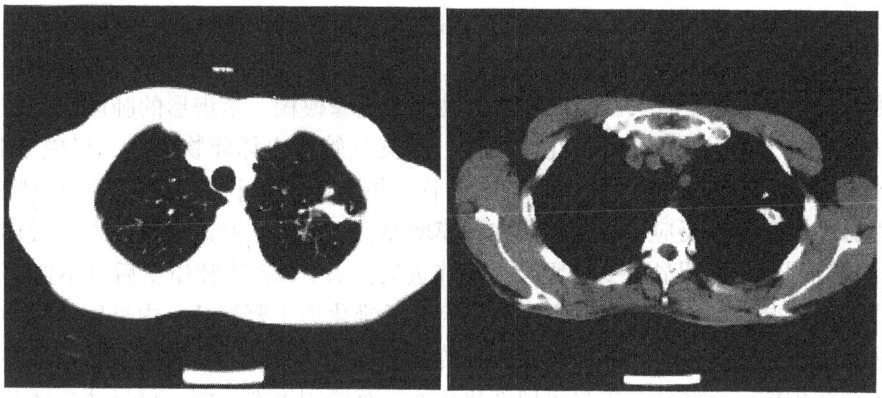

A　　　　B

图 2-20　左上肺结核球

CT 示左上肺高密度结节状钙化影，周围见卫星灶及纤维条影

三、球形肺炎

1. 临床特点　形态呈孤立、圆形变的肺炎，称球形肺炎，是一个以 X 线胸片的形态表现特点而命名的肺炎。本病的临床特点是：多数患者有急性炎症的表现，如发热、咳嗽、咳痰、白细胞计数升高和血沉加快，还多合并有基础性疾病。常好发于肺门旁下叶背段或上叶后段的节段性肺炎。其形成机制，有人认为与呼吸道吸入性有关，也有人认为由炎性渗出物通过肺泡小孔，向邻近周围肺泡呈放射状扩散蔓延而成。

2. X 线表现　球形肺炎阴影的范围接近一个肺段（5～6cm），呈球形，无分叶及毛刺。仔细观察球形肺炎影的密度较淡而不均匀，深浅不一，含有隐约的透亮区，边界模糊，缺乏清晰的轮廓。多数患者病灶周围及肺门方向有较长索状阴影，及所谓“局部充血征象”提示肿块为炎症。经 2～3 周的随访复查，肺炎阴影常迅速消散，而获最后确诊。

3. 鉴别诊断　最主要的是与周围型肺癌鉴别诊断。有人认为 X 线胸片上球形病灶的一半以上边缘模糊为肺炎表现，相反肺癌大部边缘清晰。另外是肺栓塞，可呈球形或类圆形，也是需要注意鉴别的。短时间内经抗感染治疗吸收消散是其与其他肺内孤立性球形病变的重要鉴别点。

4. 临床评价　鉴别诊断困难时，CT 和经皮肺穿刺活检为球形病灶的确诊提供了有效的手段。CT 对病灶的密度、边缘、强化征等征象显示更为确切。

四、肺脓肿

1. 临床特点　肺脓肿是由多种病原菌引起的肺部化脓性感染，早期为化脓性肺炎，继而发生坏死、液化和脓肿形成。引起肺脓肿的病原菌与上呼吸道、口腔的常存菌一致，常见的有肺炎链球菌、金黄色葡萄球菌、溶血链球菌、克雷白杆菌等。急性肺脓肿常为上述细菌的混合感染。

发病机制分为 3 种类型：①吸入性：60% 的肺脓肿是由于吸入口腔或上呼吸道带有病菌的分泌物、呕吐物等所致。尤其是在口腔、鼻腔及上呼吸道存在感染灶时，此外在受寒、极度疲劳或昏迷等使全身抵抗力降低，咽喉保护性放射减弱等情况下均有利于感染性分泌物的吸入。吸入性肺脓肿发生的部位与体位有关，好发于右肺上叶后段、下叶背段与左肺下叶后基底段，且右侧多于左侧。②血源性：身体其他部位感染性，引发败血症的脓毒栓子经血行播撒至肺，使肺组织发生感染、坏死及液化，形成肺脓肿。血源性肺脓肿多为两肺多发病灶，以金黄色葡萄球菌多见。③继发性：肺脓肿也可继发于支气管扩张、支气管囊肿、支气管肺癌等。急性肺脓肿随着有效抗生素的应用，脓液的排出，脓腔可缩小而消失，但若在急性期治疗不彻底，脓液引流不畅，炎症持续不退，脓肿周围的纤维组织增生使脓肿壁增厚，肉芽组织形成，病灶迁延不愈而转变为慢性肺脓肿。急性肺脓肿的表现类似于急性肺炎，如寒战高热、咳嗽咳痰、胸痛，全身中毒症状较明显等。发热 1 周后常有大量浓痰咳出，若为厌氧菌感染，则为臭痰。慢性肺脓肿有经常咳嗽、咳脓痰和血痰，不规则发热伴贫血、消瘦等，病程都在3个月以上，并可有杵状指。

2. X线表现　肺脓肿早期呈较大区域的密度增高影，边缘模糊，呈楔形的肺段或亚段实变，底部贴近胸膜。进一步发展，中央出现低密度液化坏死区，经支气管排出坏死物质后，形成空洞（图2-21、图2-22）。急性肺脓肿形成期的空洞内壁可凹凸不平，并多见气液平面，形成近肺门侧常见支气管与脓腔相通。急性肺脓肿可伴有反应性胸腔积液和胸膜增厚，可因肺脓肿破入胸腔而形成局限性脓胸或脓气胸。短期间，病灶阴影可有明显改变（吸收缩小或进展扩大）。肺脓肿痊愈后可不留痕迹，或仅留下少量纤维条索影。慢性肺脓肿以纤维厚壁空洞伴肺组织纤维化为主要特征，内外壁界限均比较清晰，邻近肺野有慢性炎症、支气管扩张、新的播散灶和旧的纤维化等。血源性肺脓肿多为两肺多发片状或结节状密度增高影，边缘模糊。有些结节中央出现液化坏死，有些则出现空洞，可见透亮区及液平面。

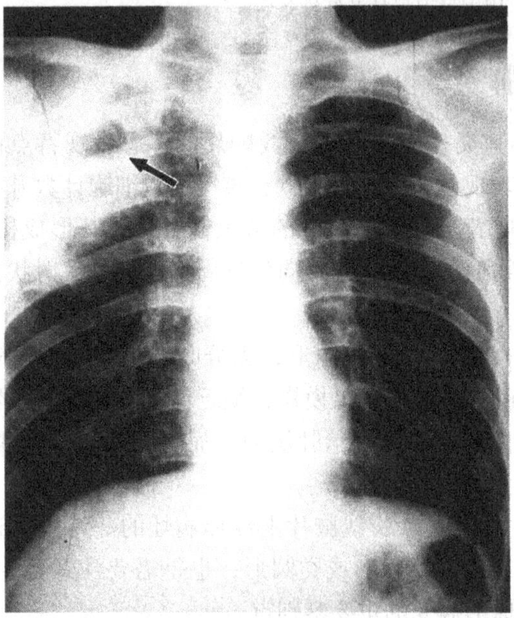

图2-21　右肺上叶肺脓肿

正位胸片，为一类楔形实变，边缘模糊，病灶内出现厚壁空洞（箭头）

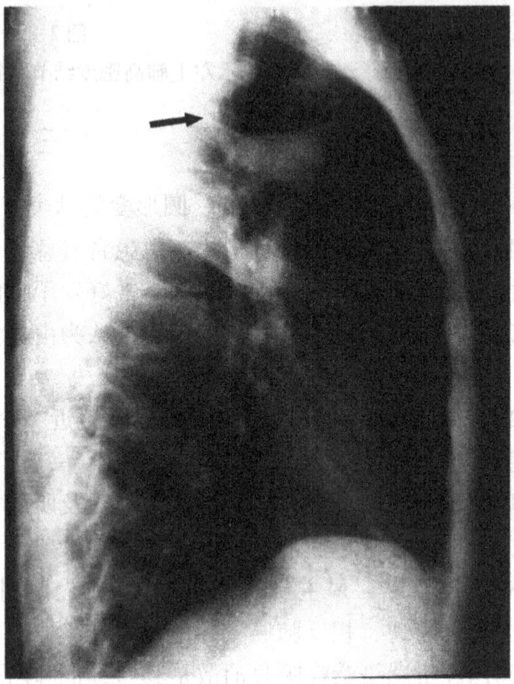

图2-22　右肺上叶肺脓肿

右侧位胸片，箭头示空洞，洞内见气液平

3. 鉴别诊断　吸入性肺脓肿需与癌性空洞及继发于阻塞性肺炎的肺脓肿鉴别；伴有液平时，还需与结核空洞、肺囊肿伴感染相鉴别。继发于阻塞性肺炎的肺脓肿，肺门部可见肺癌的原发病变，癌性空洞呈厚壁，外缘呈分叶，可见毛刺，边界清晰等可资与鉴别。结合病史分析及痰液检查，可以确诊。

4. 临床评价　大多数肺脓肿为吸入性，结合病史分析及痰液检查，X线表现病灶边缘模糊，洞壁光滑整齐，内多见液平，多数肺脓肿可明确诊断。CT检查可提供确立诊断和鉴别诊断的更多信息。

五、血行转移性肺癌

1. 临床特点　人体许多部位的原发性恶性肿瘤均可经血行转移至肺内。血行转移途径多由于局部癌细胞侵入静脉系统，通过右心癌栓分布至肺血管及毛细血管，发展为两肺转移性癌灶。绒癌、乳腺癌、肝癌、胃癌、骨肉瘤、甲状腺癌、肾癌、前列腺癌、精原细胞瘤及肾胚胎瘤均可发生肺转移。

肺转移癌的临床症状：可无任何临床症状。两肺多发转移瘤可有咳嗽、咯血、胸痛及呼吸困难，随着肺内转移瘤数量增多长大，呼吸困难可进行性加重。

肺转移癌可是原发瘤的初发症状。有些患者肺转移癌得到病理证实，而找不到原发灶部位。

2. X 线表现　如下所述。

（1）两肺野多发散在结节或球形肿块影，病灶密度中等，边缘清楚。因受血流分布影响，中、下肺野较多。4% 左右的球形灶内可出现空洞。

（2）由于转移发生的时间有先后，故转移性球形灶的大小不等。

（3）短期内随访，球形肿块影的数目不断增多，体积亦渐增大。

（4）有时可伴发胸膜腔或心包腔血性积液。

（5）有些肺转移癌可以单发而较大，可误为原发的肺癌，每见于胃癌或肾癌的转移。

（6）有些肺转移癌可呈粟粒样结节，似粟粒型肺结核，每见于甲状腺癌的转移。

（7）成骨肉瘤的肺内转移灶可发生骨化，球形灶的密度增高如骨质。

（8）子宫绒毛膜癌的肺转移灶，可呈多发圆球形肿块影或为粟粒样结节影，经抗癌治疗后，常能完全吸收而治愈。

3. 鉴别诊断　肺转移癌需与肺结核、金黄色葡萄球菌肺炎及其他病源引起的肺炎、真菌病、胶原病、尘肺、恶性组织细胞病（恶性组织细胞增生症）、结节病、淀粉沉着症等相鉴别。其中以肺结核需与转移癌鉴别的机会较多，特别是发生于两肺中下肺野的血行播散型肺结核。

（1）急性粟粒型肺结核：有高热、咳嗽、呼吸困难、头痛、昏睡及脑膜刺激等症状。有的患者临床症状轻微，可仅表现低热、食欲减退及全身不适。血沉增快。在胸片上表现为两肺野从肺尖到肺底均匀分布的粟粒样大小结节阴影，其特点是“三均匀”：病灶大小均匀、密度均匀和分布均匀。病灶边缘较清楚。

（2）亚急性及慢性血行播散型肺结核：在临床上起病不明显，可有低热、咳嗽、咯血、盗汗，乏力及消瘦等临床症状。在胸片上特点是“三不均匀”：表现为大小不等阴影，密度较高与密度较低病灶可同时存在，有的病灶还可纤维化或钙化。病灶主要分布在两肺上、中肺野，但分布不均匀。

有时仅根据 X 线影像鉴别比较困难，应重视临床材料。对于一时鉴别确实有困难的病例可先行抗结核治疗。进行短期观察，或进行经皮穿刺活检确诊。

4. 临床评价　血行转移性肺癌较常见，X 线检查是发现肺部转移癌较简单而有效的方法。在一般情况下 X 线片能够明确诊断。胸部 CT 检查发现肺转移癌较常规 X 线胸片敏感（图 2－23），可发现胸片未能显示的肺内转移癌。由于转移性肿瘤常无明显特异性，因此，对原发灶不明的患者，应积极寻找原发病灶。

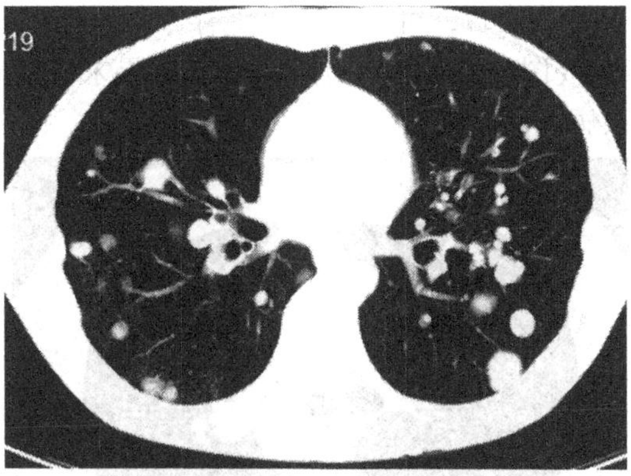

图 2－23　肺内多发转移癌

CT 肺窗示两肺多发、界清、大小不等的结节影

六、金黄色葡萄球菌肺炎

1. 临床特点　金黄色葡萄球菌肺炎是金黄色葡萄球菌引起的化脓性炎症。肺部病灶出现之前，患者常先有皮肤疮疖或化脓性骨髓炎的临床表现，后因脓性栓子侵入血流，经血行播散而侵入肺组织致病。

发病年龄以青壮年居多。临床有寒战、高热、咳嗽、胸痛、气促、发绀、脓性痰带血，病势严重。

两肺均有散在的湿啰音。白细胞计数显著增高，中性粒细胞比例明显增高。血培养阳性。

2. X线表现　如下所述。

（1）两肺野中、外带有散在多发的圆球状病灶（直径1～3cm），或不规则的大小片状影，密度较高，边缘模糊，有时圆球的边缘亦可光整（图2－24）。

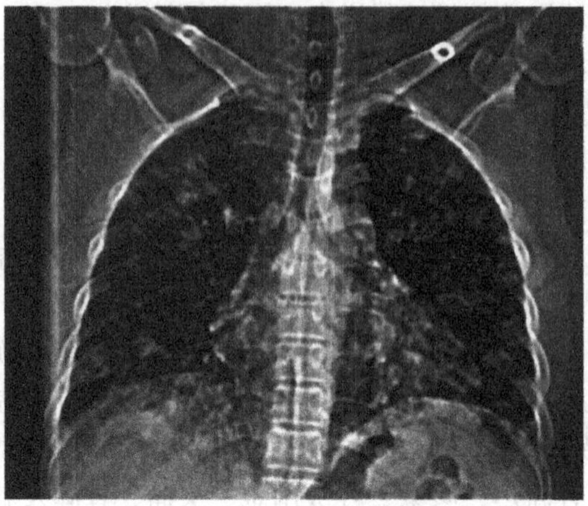

图2－24　金黄色葡萄球菌肺炎

患者因大腿软组织蜂窝织炎就诊，定位胸片示两肺弥散分布、斑片状及结节状、边界模糊影

（2）在球状或片状影内，可出现透亮区及小液面，成为多发性肺脓肿。脓腔壁较薄，周围浸润影较少。

（3）同时由于活瓣性细支气管阻塞，可出现薄壁圆形肺气囊（肺气肿），肺气囊壁菲薄。

（4）肺气囊直径1～4cm不等，肺气囊的大小形态在短期内变化很快，且易于消失。

（5）常合并气胸或脓气胸，甚至可合并化脓性心包炎。

（6）本病经积极抗菌药物治疗后，肺内炎症影、小脓肿影及肺气囊影均可迅速吸收、消散，可遗留少许纤维索条影。

3. 鉴别诊断　根据临床症状、体征，结合X线病变易形成肺脓肿和肺气囊、常合并脓胸、动态变化快等特点较易与其他炎性病变鉴别。确诊有赖于细菌学检查。

4. 临床评价　该病起病急、病情危重、病死率高。需尽早介入医学干预。由于细菌学检查（如血细菌培养）需较长时间才得到结果，当临床上怀疑金黄色葡萄球菌败血症时，如果X线检查发现典型的血源性金黄色葡萄球菌肺炎的X线表现，可为确诊提供有力的证据。X线检查对于及时处理患者很有价值。CT检查可提供更多信息（图2－25）。在细菌学检验结果未得到前，必须有针对性地选用抗生素先进行试验性治疗，以免贻误病情。

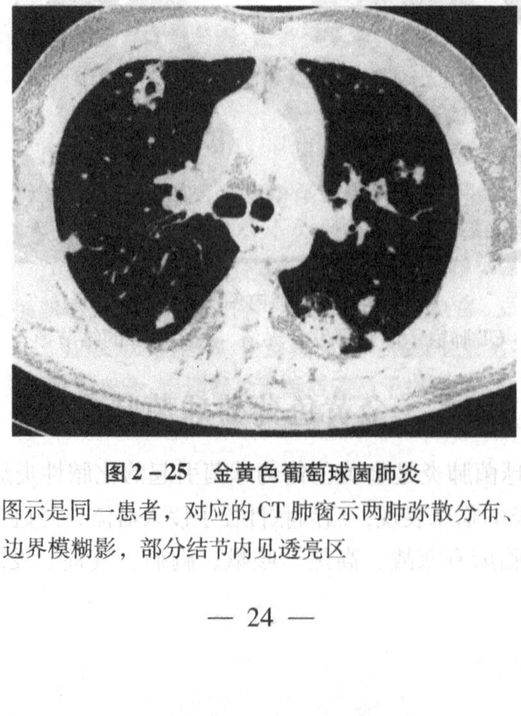

图2－25　金黄色葡萄球菌肺炎

与2－24图示是同一患者，对应的CT肺窗示两肺弥散分布、斑片状及结节状、边界模糊影，部分结节内见透亮区

七、肺吸虫病

1. 临床特点　本症为地方性流行病，如在我国浙江（绍兴）、台湾，以及朝鲜等，因食用含有囊蚴的生的或未煮熟的蟹类而感染疾病。常见症状为咳嗽、胸痛、咳铁锈色痰、反复咯血。在痰中可查到嗜酸粒细胞和夏柯－雷登结晶，有时痰中还可找到肺吸虫卵。

2. X 线表现　如下所述。

（1）出血破坏期：两侧中、下肺野有散在的椭圆形或圆形浸润影（直径 2cm 左右），边缘模糊（图 2－26）。

（2）囊肿期：肺部浸润阴影内可见单房或多房性透明区，其周围可见条索状阴影伸向肺野。

（3）囊肿后期：肉芽组织和结缔组织增生包裹，形成边界清楚的圆形或椭圆形结节阴影。可单发，亦可聚集成团块状。

（4）愈合期：病灶缩小，密度增高，可见环状、点状或片状钙化。亦可呈条索状阴影。

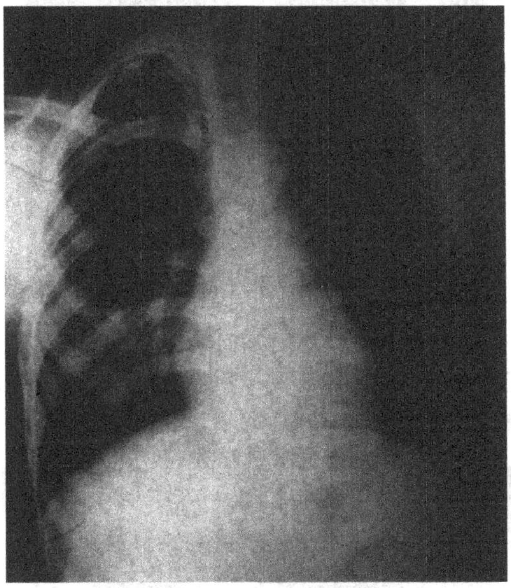

图 2－26　肺吸虫病

两中下肺见数个小圆形高密度影，边界欠清

3. 鉴别诊断　肺吸虫病无论哪一期的 X 线表现均无特异性，与肺结核的多形态 X 线表现鉴别较困难。

4. 临床评价　有食用未熟螃蟹、蛤蜊与蝌蚪史，如果肺吸虫皮内试验与补体结合试验阳性，痰内查到肺吸虫病卵即可确诊。

（张利华）

第三节　肺部索条状病变

一、先天性心脏病

1. 临床特点　先天性心脏病（房间隔缺损、室间隔缺损、动脉导管未闭），由于左心压力高于右心，常产生左向右的分流，引起右心系统压力增高，肺动脉高压，肺动脉增粗。分流量以房间隔缺损为最大。

2. X 线表现　如下所述。

（1）肺血管纹理影普遍增粗，边缘锐利（图 2－27）。

（2）肺动脉段明显膨隆（图2－28）。

（3）肺门舞蹈征：X线透视下肺动脉搏动增强所致。

（4）残根征：由于长期的肺动脉高压，肺门区的中心肺动脉特别怒张，右下肺动脉干宽度＞15mm。而外围的小动脉痉挛收缩，小动脉壁增厚，使管腔变细，故周围肺纹理特别稀少而清晰。

3. 鉴别诊断　肺充血引起纹理增加的需与肺瘀血相鉴别。肺瘀血肺野透亮度减低，肺纹理增多，模糊。肺门影模糊。肺野可见间质性水肿线。而肺充血肺纹理边缘锐利，肺野无明显改变。以资鉴别。

4. 临床评价　肺充血为一些先天性心脏病的一种征象。心脏扩大以右心房、右心室为主，肺动脉段明显膨隆。结合临床病史、心脏杂音位置和性质，可以做出明确的诊断。

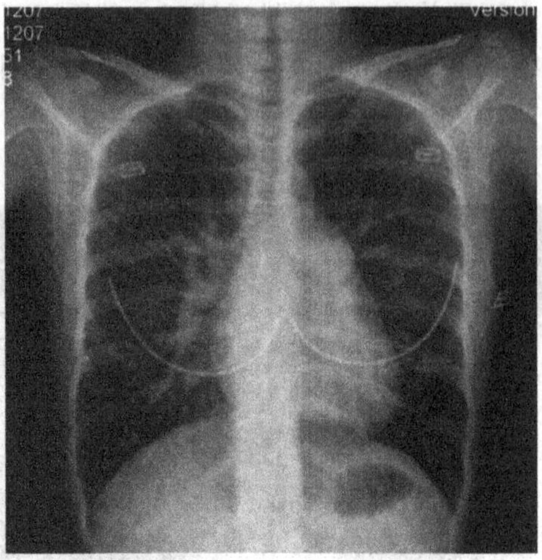

图2－27　房间隔缺损

肺动脉段突出，主动脉结缩小。右心房影增大。右心室增大使心尖上翘。肺充血征象：肺纹理增多，增粗，边缘锐利

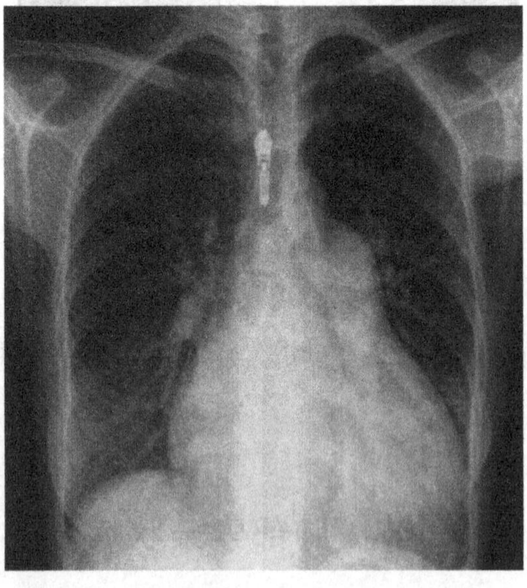

图2－28　室间隔缺损

肺动脉段突出，主动脉结缩小。右心室、左心室增大。肺充血征象：肺纹理增多、增粗，边缘锐利。右心室增大使心尖上翘

二、风湿性心脏病

1. 临床特点　风湿性心脏病各瓣膜均可受累，但以二尖瓣最为常见，尤其是二尖瓣狭窄。由于肺静脉血液回流受阻，肺部常发生瘀血征象。

2. X 线表现　如下所述。

（1）心脏呈典型的梨形，左心房和右心室扩大。

（2）肺野模糊，透亮度减低如雾状。肺静脉影扩张，模糊。

（3）肺门血管影亦增宽，边缘模糊。

（4）长期肺瘀血，引起继发性肺小动脉扩张，此时肺动脉、静脉均见扩张增粗。两上肺明显，下肺血管由于反射性挛缩反可变细，使上肺纹理多于下肺，称“肺血倒置”（图 2－29）。

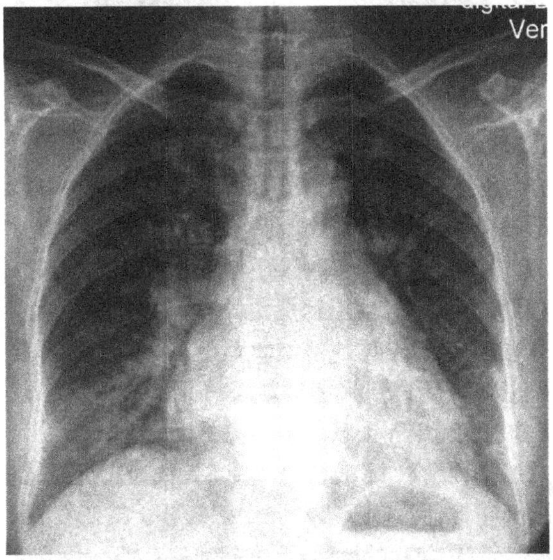

图 2－29　风湿性心脏病

肺瘀血征象：肺野透亮度减低，肺门影增大，模糊，肺纹理增多，模糊

（5）两肺中、下野的中、外带小静脉影普遍增粗、紊乱，交织如网状。

（6）可出现 Kerley B 线。

3. 鉴别诊断　X 线不能直接显示瓣膜系统，需与某些血流动力学相似的疾患鉴别。

4. 临床评价　X 线平片简便易行、心肺兼顾，可用于监测病变的演变。通过术前后的对照，可用于手术疗效的评价。

三、心力衰竭

1. 临床特点　心室收缩力减退，导致心血排量降低，从而引起体和（或）肺循环的淤积，称为充血性心力衰竭，可分为右心衰竭、左心衰竭和全心衰竭。

2. X 线表现　如下所述。

（1）右心衰竭

1）两肺野清晰，无瘀血征象或有轻度瘀血，胸腔可有积液。

2）右上纵隔上腔静脉影增宽（图 2－30）。

3）肝脏瘀血致右膈肌抬高。

（2）左心衰竭：两肺瘀血程度严重，两肺可出现下列特征。

1）肺门影增宽，轮廓模糊。

2）两肺上叶静脉扩张（图 2－31）。

3）两侧肺纹理普遍增粗、模糊，肺野浑浊（肺间质水肿）。

4）小叶间淋巴管水肿，出现 Kerley B 线。

5）叶间胸膜及两侧肋膈角有积液表现。

6）心影扩大。

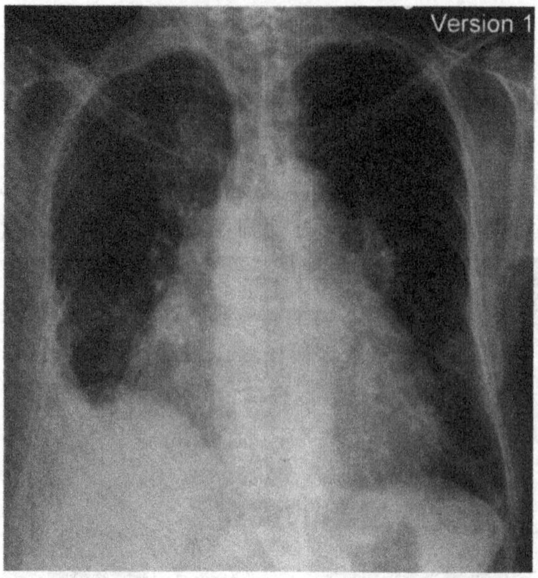

图 2 - 30　右心衰竭

上腔静脉影增宽，肝脏瘀血肿大致右膈肌抬高；双侧肺野内见轻度肺瘀血。右侧中等量胸腔积液

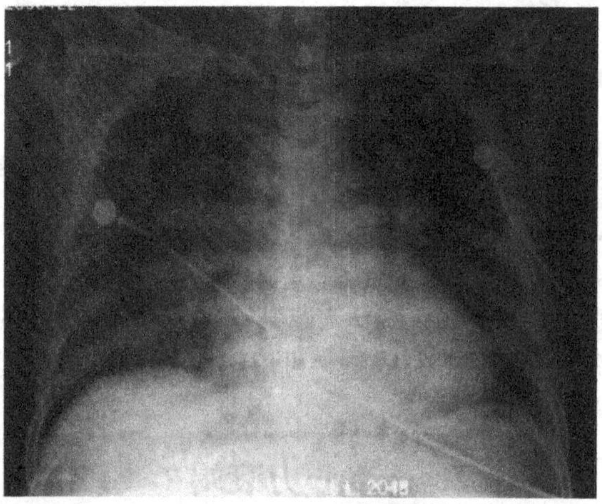

图 2 - 31　左心衰竭

两肺透亮度减低，肺纹理普遍增粗模糊，上肺静脉扩张。肺门影增大，轮廓模糊

3. 鉴别诊断　X 线需对左心衰竭、右心衰竭和全心衰竭做一个鉴别诊断，根据其相应临床表现及特征性 X 线表现，鉴别不是很困难。

4. 临床评价　左心衰竭、右心衰竭的 X 线征象与临床表现一致，但近 1/4 左心衰竭的患者中，X 线表现早于临床；而右心衰竭 X 线表现常晚于临床。左心衰竭用药控制后，肺部瘀血水肿征象多可迅速消失，肺门影缩小，肺纹理亦减少，肺野变为清晰。X 线胸片可评价治疗效果。

四、支气管扩张症

1. 临床特点　支气管扩张是指支气管内径的异常增宽。少数患者为先天性，多数患者为后天发生。根据形态可分为：柱状支气管扩张、静脉曲张型支气管扩张、囊状支气管扩张。临床表现有咳嗽、咳脓痰、咯血。患者的病史较长，反复发生感染。

2. X 线表现　如下所述。

（1）支气管扩张症的粗索条纹理改变，多位于两下肺以及右肺中叶或左肺舌叶，少数位于上肺。

（2）支气管影不规则增粗、扭曲，索条纹理的远端增粗更为明显，有时呈卷发状（图 2 - 32）。

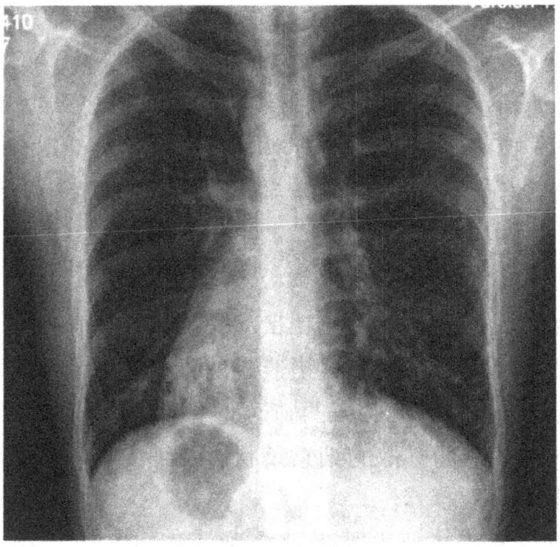

图 2-32　Kartagener 综合征

左下肺见柱状扩张支气管影，远端扩张，呈杵状指。此例有全内脏反位

（3）充气的管状透亮区或为薄壁圆囊状透亮区，大小约 1cm，相互重叠。个别圆腔中伴有小液平。有时索条影间可夹杂有炎症性模糊斑片影（图 2-33）。

（4）受累的肺叶或肺段常有萎缩肺不张改变。

（5）支气管造影检查，充盈的支气管呈囊状、柱状或囊柱状的扩张改变。

3. 鉴别诊断　当中青年患者有咯血或反复肺部感染的病史，X 线平片见两下肺片状阴影不易吸收，肺纹理明显增粗，特别是有多发环状阴影时提示本病的可能性。

4. 临床评价　X 线平片对本病的诊断有限度，既往确定诊断需做支气管造影检查，现可行 CT 检查，尤其是 HRCT（图 2-34）可明确支气管扩张的存在、累及肺叶范围、严重程度及其扩张类型。

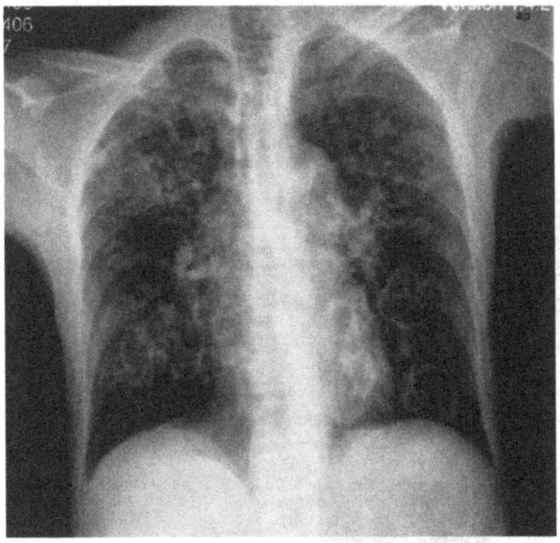

图 2-33　囊状支气管扩张

两肺支气管影不规则增粗、扭曲，呈卷发状，内见类圆形薄壁囊状透亮区

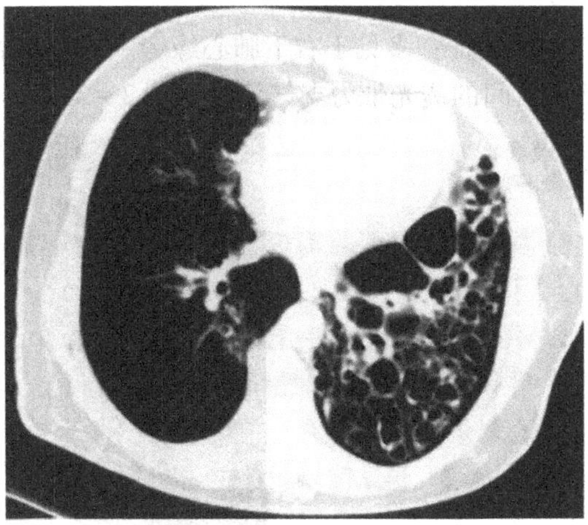

图 2-34　支气管扩张

HRCT 示左下肺多发薄壁囊状低密度影

五、急性毛细支气管炎

1. 临床特点　多见于婴、幼儿，由于急性感染，产生广泛的细支气管管壁炎性水肿增厚伴痉挛收缩。病理改变是毛细支气管上皮细胞坏死和周围淋巴细胞浸润，黏膜下充血、水肿和腺体增生、黏液分泌增多。毛细支气管狭窄甚至堵塞，导致肺气肿和肺部不张，出现通气和换气功能障碍。

临床表现主要是喘憋和肺部哮鸣。呼吸困难可呈阵发性，间歇期呼气性哮鸣消失，严重发作者，面色苍白、烦躁不安，亦口周和口唇发绀。全身中毒症状较轻，可无热、低热、中度发热、少见高热。体检发现呼吸浅而快，伴鼻翼翕动和三凹征；心率加快，肺部体征主要为喘鸣音，叩诊可呈鼓音，喘憋缓解期可闻及中、细湿啰音，肝、脾可由于肺气肿而推向肋缘下，因此可触及肝脾。由于喘憋，PaO_2 降低，$PaCO_2$ 升高，SaO_2 降低而致呼吸衰竭。本病高峰期在呼吸困难发生后的 42 ~ 72 小时，病程一般为 1 ~ 2 周。

2. X 线表现　如下所述。

（1）两肺见有弥散的细索条状影，两肺内、中带为多，下肺多于上肺。

（2）由于两肺细支气管痉挛以及管腔内分泌物造成的不全性细支气管阻塞，极易产生末梢细支气管性肺泡气肿，两肺出现明显的弥散性肺气肿，两肺透亮度明显增强。

3. 鉴别诊断　本病主要 X 线表现为弥散的细索条状影及细支气管性肺泡气肿，影像改变无特殊性。结合典型临床症状，一般鉴别诊断不难。

4. 临床评价　急性毛细支气管炎主要由呼吸道合胞病毒（RSV）引起，副流感病毒之某些腺病毒及肺炎支原体也可引起本病，最近发现人类偏肺病毒（HMPV）也是引起毛细支气管炎的病原体。毛细支气管炎常常在上呼吸道感染 2 ~ 3 天后出现持续性干咳和发作性喘憋，常伴中、低度发热。病情以咳喘发生后的 2 ~ 3 天为最重。咳喘发作时呼吸浅而快，常伴有呼气性喘鸣音即呼气时可听到像拉风箱一样的声音，以喘憋、三凹征和喘鸣为主要临床特点。典型的临床病史结合影像改变，可确立诊断。

六、慢性支气管炎

1. 临床特点　诊断标准：慢性进行性咳嗽、咳痰，每年至少 3 个月，连续 2 年以上。并除外全身性或肺部其他疾病。冬季发病较多。易发生急性呼吸道感染。

2. X 线表现　如下所述。

（1）两肺纹理普遍增粗、增多，呈粗细不均、排列不齐、交错紊乱的索条影，有时伴有支气管扩张的改变。

（2）轨道征：多见于右下肺心缘旁。在支气管走行部位可见到互相平行的线状阴影，为增厚的支气管壁，其间的透光带为支气管腔（图 2 - 35）。

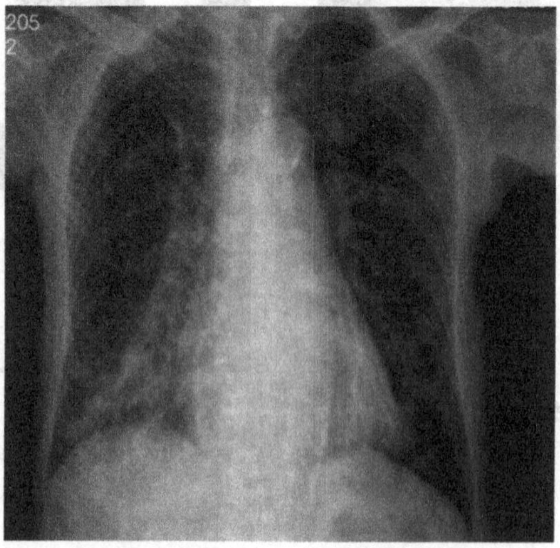

图 2 - 35　慢性支气管炎伴肺气肿

两肺纹理普遍增粗、增多，紊乱。右下肺心缘旁见支气管“轨道”征。两肺弥散性肺气肿（肋间隙增宽，两肺透亮度增高，横膈面低平，心影狭长）

（3）刀鞘状气管：是指气管胸段冠状径较小，矢状径增宽（气管横径与矢状径之比小于 2/3）。形如刀鞘状。发生机制是因用力咳嗽及呼吸，使气管内压力增加，在气管壁炎症的基础上而引起刀鞘状变形（图 2－36）。

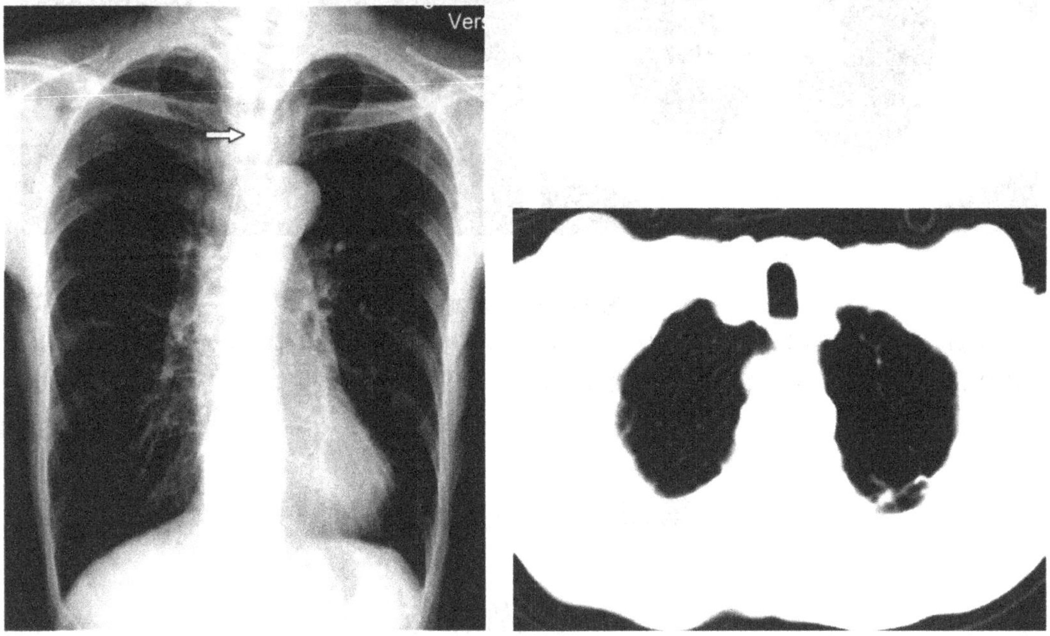

A　　　　　　　　　　B

图 2－36　刀鞘状气管

A. 胸片示气管呈刀鞘状改变（箭头），两肺呈肺气肿改变；B. CT 肺窗示气管呈刀鞘状改变

（4）老年性慢性支气管炎的患者，常伴有弥散性肺气肿。胸廓呈桶状，两肺透亮度增高，横膈面低平，呼吸运动幅度降低。心影狭长。

3. 鉴别诊断　临床病史结合典型线片诊断不难。

4. 临床评价　慢性支气管炎是常见的老年呼吸系统疾病，常伴发感染，并发肺大泡、肺气肿。X 线检查简便快捷，可监测病程发展，及时发现并发症。

七、肺梗死

1. 临床特点　由于血液循环障碍导致肺组织坏死，称肺梗死。临床症状主要表现为突发的呼吸困难和胸疼。有时可有咯血。

2. X 线表现　如下所述。

（1）肺体积缩小和肺缺血：当肺叶或肺段动脉栓塞时，相应区域内肺血管纹理减少或消失，透亮度升高。

（2）肺缺血区见楔状实变阴影或锥状阴影，底部与胸膜相连，尖端指向肺门。

（3）肺梗死病灶吸收后，梗死部位残留条索状纤维化阴影，并引起胸膜皱缩、局限性胸膜增厚及粘连。

3. 鉴别诊断　本病的 X 线表现无特征。对于下肢静脉血栓的患者，临床表现起病急、咯血和剧烈胸痛。X 线平片有局限性肺纹理稀少或肺段阴影时应考虑到本病。

4. 临床评价　确诊可行 CTPA（图 2－37）或肺动脉造影检查。

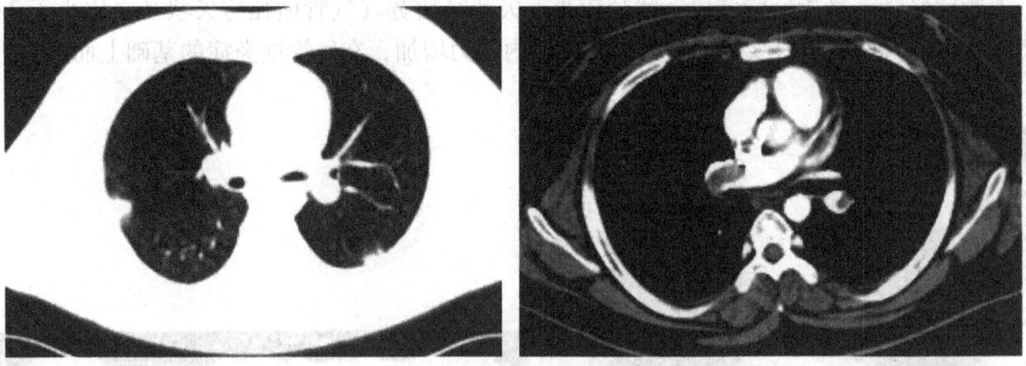
A　　　　　　　　　　B

图 2－37　肺梗死

A. CT 肺窗示两下肺胸膜下楔形高密度影，底部与胸膜相连，尖端指向肺门；B. 同一患者对应 CTPA示两动脉内低密度充盈缺损，为肺动脉栓塞

（周晨曦）

第四节　肺内阴影

一、支气管肺炎

1. 临床特点　又称为小叶肺炎。常见致病菌是肺炎链球菌、溶血性链球菌、葡萄球菌。支气管肺炎多见于婴幼儿、老年人及极度衰弱的患者。在临床上以发热为主要症状，可有咳嗽、呼吸困难、发绀及胸痛。病理上为小叶范围的实变，肺泡和细支气管内充满黏液脓性渗出物，含白细胞、吞噬细胞和纤维素。

2. X 线表现　如下所述。

（1）支气管炎和支气管周围炎引起肺纹理增强，边缘模糊。

（2）斑片状阴影病灶多位于两肺下野内带，肺叶后部病变较前部多，沿支气管分支分布（图 2－38）。

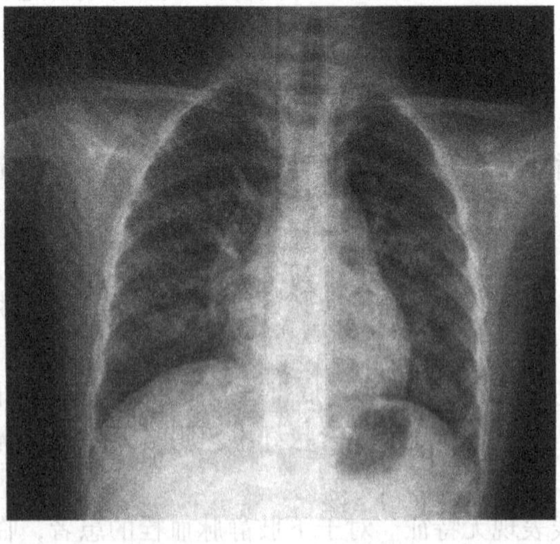

图 2－38　儿童支气管肺炎

两肺纹理增多，中、下肺野见沿支气管分布的斑片状致密影

（3）如遇黏液阻塞细支气管，则可并发为小三角形肺不张阴影，周围间杂以局限肺气肿影或肺大泡影。

（4）有时小片状阴影可在 2～3 天内演变为融合大片状密度不均匀阴影，呈假大叶性分布。经抗感染治疗病灶可在 1～2 周内吸收。

3. 鉴别诊断　各种病原菌均可引起支气管肺炎，仅根据影像表现，鉴别支气管肺炎的病原性质比较困难。

4. 临床评价　支气管肺炎患者常有发热症状，实验室检查白细胞计数升高明显，血沉正常。本病经抗感染治疗后做追踪复查，胸部病灶吸收往往较快，病程较短。治疗过程中及时复查 X 线胸片，以了解肺内病况变化，可与其相关疾病相鉴别。

二、浸润型肺结核

1. 临床特点　浸润型肺结核是继发性肺结核，多为已静止的肺内原发灶重新活动，偶为外源性再感染。临床症状有低热、乏力、盗汗，重者可有高热、咳嗽、咯血、胸痛及消瘦。血沉加快，痰检可检出抗酸杆菌。

2. X 线表现　如下所述。

（1）渗出性斑片状或云絮状边缘模糊的致密影，好发于两肺上叶尖、后段及下叶背段，由于以上部位氧分压较高所致。有时还可见引流支气管，也可出现空洞（图 2－39）。

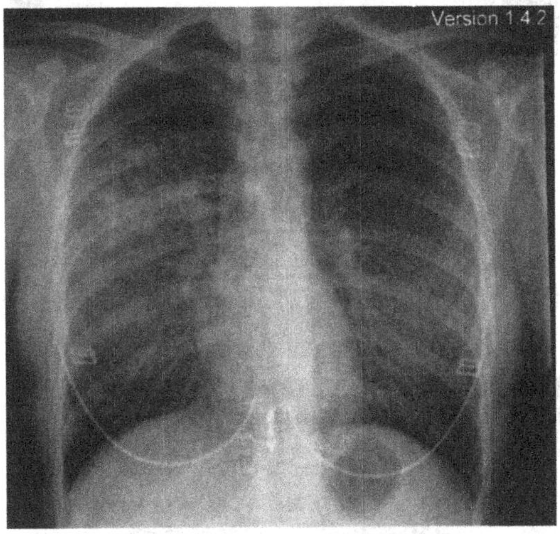

图 2－39　右肺浸润型肺结核

右上肺见云絮状模糊的致密影，其内似见小空洞

（2）干酪性肺炎，表现为肺段或肺叶实变，其中可见不规则透明区为急性空洞形成表现。

（3）可伴有同侧、对侧或两侧肺支气管性广泛播散，造成两肺广泛播散性渗出与干酪性病灶。

（4）经过抗结核治疗，渗出病灶能完全吸收或转变成纤维增殖病灶。

3. 鉴别诊断　浸润型肺结核类似支气管肺炎表现，因予以鉴别。

支气管肺炎好发于两肺下叶，浸润型肺结核好发于两肺上叶尖、后段及下叶背段，但往往合并空洞存在。对于肺部斑片状阴影诊断困难的，可予以非抗结核的抗菌药物治疗，如无明显好转，应考虑到浸润型肺结核的可能。确诊需痰中找到抗酸杆菌和痰培养阳性。

4. 临床评价　X 线对于浸润型肺结核无确诊价值。但可对确诊肺结核的抗结核治疗进行评价，监测病情的转归。病变好转愈合时，渗出性病灶可完全吸收，也可纤维组织增生使病灶收缩形成瘢痕。

三、肺水肿

1. 临床特点　病理是肺静脉压力增高，肺毛细血管通透性增高，引起肺间质至肺泡实质内充满液体。肺间质水肿，胸片上则表现为肺间质纹理模糊、粗糙，同时血流动力学逆转，血液分布改变而使上肺野纹理多于下肺野。心脏影可增大，可以发展成肺泡性水肿。

临床症状有极度气急、端坐呼吸，气管内有痰声、粉红血性泡沫痰、发绀，两肺听诊闻满布水泡性湿啰音。

2. X线表现　如下所述。

（1）两肺散在分布腺泡结节状及小片状阴影，边缘模糊，常分布于两肺内中带。

（2）当融合时呈典型的蝶翼状阴影。水肿影亦有含气支气管影存在（图2-40）。

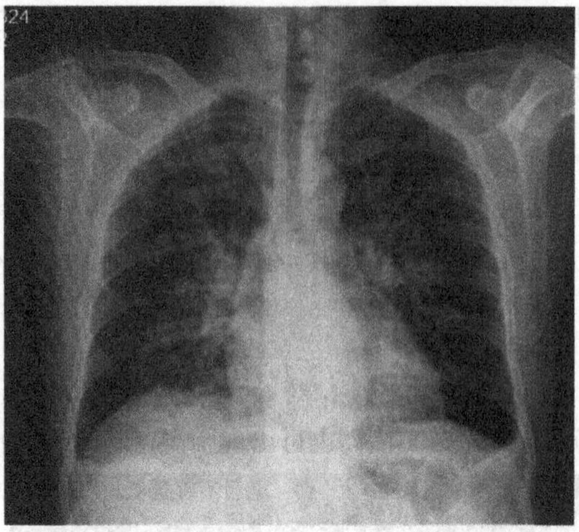

图2-40　感染性心内膜炎

心力衰竭。双肺野透亮度减低，肺纹理增多、模糊。两侧肺门旁见蝶翼状阴影，左侧少量胸腔积液

（3）部分患者表现为单侧性肺水肿，系单侧肺毛细血管通透性改变、血流量增加所致。这一类小片状水肿可以类似肺炎表现，但单侧性水肿往往伴水肿间隔线（B线）而且经过适当治疗，很快可以吸收，这两点可以同肺炎鉴别（图2-41）。

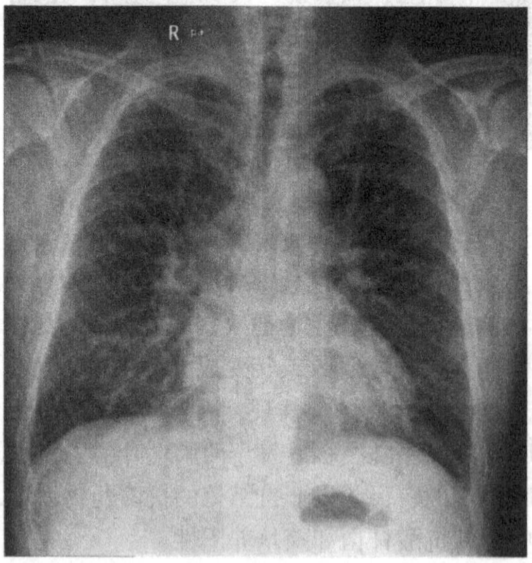

图2-41　肺水肿

双侧肺门影增大。两肺野透亮度减低，肺纹理增多，模糊，两下肺见Kerley B线

3. 鉴别诊断　急性肺水肿的主要X线表现是肺泡实变阴影，与肺炎的影像相似。肺水肿与肺炎的鉴别应注意以下几点。

（1）肺水肿的阴影密度较均匀，有时如毛玻璃状。

（2）肺水肿有间质异常阴影，如肺纹理模糊，增粗，有间隔线阴影。

（3）肺水肿阴影动态变化快，几天或数小时内有显著增多或减少，而肺炎阴影明显变化一般在2周左右。

（4）肺水肿不具备肺炎的临床表现，缺乏急性炎症的发热和白细胞增多等特点。

（5）肺水肿的病因和临床表现对鉴别诊断也有重要的参考价值。

4. 临床评价 X 线检查是诊断肺水肿的重要方法，可用于肺水肿的早期诊断和了解病变的动态变化。X 线与临床表现相结合有助于肺水肿的病因判断及与其他疾病相鉴别。

四、支原体肺炎

1. 临床特点 本病由肺炎支原体经呼吸道感染，多发于冬春、夏秋之交。本病主要病理为肺段范围的肺间质炎症浸润，在细支气管及血管周围，有炎性淋巴细胞浸润，肺泡壁增厚，同时肺泡腔内亦有胶状渗出液填充，内含淋巴细胞、大单核细胞及红细胞。患者多系青壮年，症状多轻微，可有咳嗽、微热、头痛、胸闷或疲劳感，重症可有高热，体温可达39～40℃。血冷凝集试验在发病后 2～3 周比值较高。

2. X 线表现 如下所述。

（1）病变早期可仅表现肺纹理增多，边缘模糊，呈网格状改变，提示间质性炎症。

（2）中、下肺野见密度较低斑片状或肺段阴影，为肺间质性炎症或肺泡炎表现。病灶阴影多在 1～2 周完全吸收（图 2－42）。

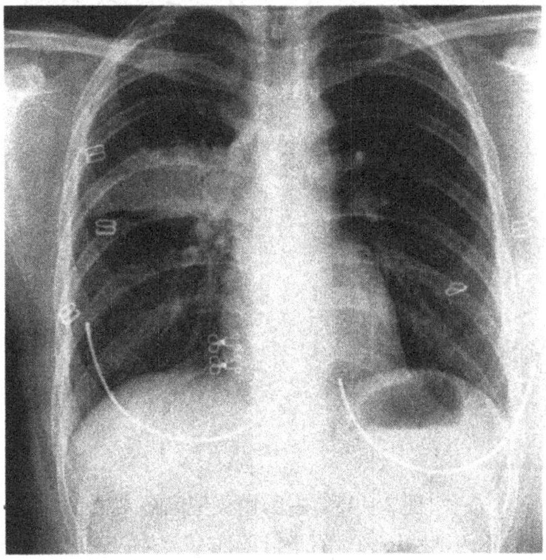

图 2－42 支原体肺炎

右肺上叶见片状致密影，边界欠清，右肺门影模糊不清。右肺上叶部分不张

3. 鉴别诊断 如下所述。

（1）肺炎支原体肺炎的 X 线表现需与细菌性肺炎、病毒性肺炎及过敏性肺炎鉴别。冷凝试验对于肺炎支原体肺炎的诊断有价值。

（2）肺炎支原体肺炎在影像上与浸润型肺结核相似。肺炎支原体肺炎一般 1～2 周可以明显吸收，而浸润型肺结核经抗结核治疗，其影像有明显变小需要 1 个月以上。

4. 临床评价 支原体肺炎是肺炎支原体引起的急性呼吸道感染伴肺炎，过去称为“原发性非典型肺炎”的病原体中，肺炎支原体最为常见。可引起流行，约占各种肺炎的 10%，严重的支原体肺炎也可导致死亡。其发病机制主要由于支原体穿过宿主呼吸道黏膜表面的黏液纤毛层，黏附于黏膜上皮细胞上，此黏附作用与肺炎支原体表面的 P1 蛋白的末端结构有关。当此黏附因子附着于呼吸道黏膜上皮细胞时，释放的有毒代谢产物可导致纤毛运动减弱，细胞损伤。感染肺炎支原体后，可引起体液免疫和细胞免疫反应。

X 线多表现为单侧病变，大多数在下叶，有时仅为肺门阴影增重，多数呈不整齐云雾状肺浸润，从肺门向外延至肺野，尤以两肺下叶为常见，少数为大叶性实变影。可见肺不张。往往一处消散而他处有新的浸润发生。有时呈双侧弥散网状或结节样浸润阴影或间质性肺炎表现，而不伴有肺段或肺叶实变。体征轻微而胸片阴影显著，是本病特征之一。

五、支气管肺癌

1. 临床特点　支气管肺癌是肺部最常见的恶性肿瘤。系原发于支气管黏膜和肺泡的恶性肿瘤，病因至今尚不完全清楚，一般认为与大气污染、吸入某些工业废气和工矿粉尘、放射性物质、长期吸烟等因素有密切关系。

2. X线表现　如下所述。

（1）肺段型肺癌系发生于肺段支气管内的癌肿，好发于上叶的前段、后段，下叶背段或在中叶、舌叶的肺段。由于肺段支气管癌的阻塞，常引起肺段的阻塞性肺炎和肺不张，形成楔状致密影，易误诊为肺炎。但细致地观察，可见节段性炎症和不张阴影的根部常有密度较高的肿块影。

（2）肺叶支气管肺癌（中央型）的后期常形成一侧肺门肿块影，以及所属肺叶的不张、阻塞性炎症的大叶性致密影，右上叶支气管肺癌引起整个右上叶不张，其下缘（水平裂）的大部分向上凹陷，在靠近肺门处的下缘则向下隆凸（肺门肿块），构成典型的横S形弯曲（图2-43）。中叶支气管肺癌的肺不张呈三角形阴影，其上、下缘常呈弧形隆凸改变。

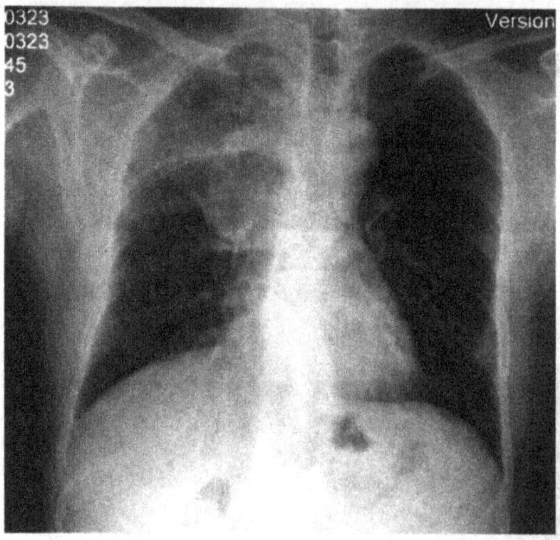

图2-43　右肺中央型肺癌

右侧肺门见不规则肿块影，右上叶不张呈大片致密影。水平裂向上凹陷，肿块向下隆凸，形成横S征

3. 鉴别诊断　周围型支气管肺癌易与肺结核球混淆。肺结核球多见于年轻患者，病变常位于上叶尖、后段或下叶背段，一般增长不明显，病程较长，在X线片上块影密度不均匀，可见到稀疏透光区，常有钙化点，边缘光滑，分界清楚，肺内常另有散在性结核病灶。粟粒型肺结核的X线征象与弥散型细支气管肺泡癌相似。

粟粒型肺结核常见于青年，发热、盗汗等全身毒性症状明显，抗结核药物治疗可改善症状，病灶逐渐吸收。肺门淋巴结结核在X线片上的肺门块影可能误诊为中央型肺癌。肺门淋巴结结核多见于青幼年，常有结核感染症状，很少有咯血，结核菌素试验常为阳性，抗结核药物治疗效果好。值得提出的是少数患者支气管肺癌可以与肺结核合并存在，由于临床上无特殊表现，X线征象又易被忽视，临床医师常易满足于肺结核的诊断而忽略同时存在的癌肿病变，以致往往延误肺癌的早期诊断。因此，对于中年以上的肺结核患者，在肺结核病灶部位或其他肺野内呈现块状阴影，经抗结核药物治疗肺部病灶未见好转，块影反而增大或伴有肺段或肺叶不张，一侧肺门阴影增宽等情况时，都应引起结核与肺癌并存的高度怀疑，必须进一步做痰细胞学检查和支气管镜检查等。

早期肺癌产生的阻塞性肺炎易被误诊为支气管肺炎。支气管肺炎一般起病较急，发热、寒战等感染症状比较明显，经抗菌药物治疗后症状迅速消失，肺部病变也较快吸收。如炎症吸收缓慢或反复出现，应进一步深入检查。还需与肺脓肿相鉴别，肺癌中央部分坏死液化形成癌性空洞时，X线征象易与肺脓肿混淆。肺脓肿病例常有吸入性肺炎病史。急性期有明显的感染症状，痰量多，呈脓性，有臭味。X线片上空洞壁较薄，内壁光滑，有液平面，脓肿周围的肺组织或胸膜常有炎性病变。支气管造影时造影剂多可进入空洞，并常伴有支气管扩张。

支气管肺癌有时须与肺部良性肿瘤相鉴别。肺部良性肿瘤一般不呈现临床症状，生长缓慢，病程长。在 X 线片上显示接近圆形的块影，可有钙化点，轮廓整齐，边界清楚，多无分叶状。

肺部孤立性转移癌很难与原发性周围型肺癌相区别。鉴别诊断主要依靠详细病史和原发癌肿的症状和体征。肺转移性癌一般较少呈现呼吸道症状和痰血，痰细胞学检查不易找到癌细胞。

中央型肺癌有时可能与纵隔肿瘤混淆。诊断性人工气胸有助于明确肿瘤所在的部位。纵隔肿瘤较少出现咯血，痰细胞学检查未能找到癌细胞。支气管镜检查和支气管造影有助于鉴别诊断。纵隔淋巴瘤较多见于年轻患者，常为双侧性病变，可有发热等全身症状。

4. 临床评价 CT 检查可提供更多信息，可以发现肿块及支气管管壁的情况（图 2－44）。核素扫描、血清肺癌标志物测定（癌胚抗原、神经元特异性烯醇化酶）等检查有助于肿瘤组织类型的鉴别。另外，可做胸腔积液瘤细胞检查，淋巴结穿刺涂片或活检，以及纵隔镜检查等。确诊需穿刺活检或手术后病理检查。

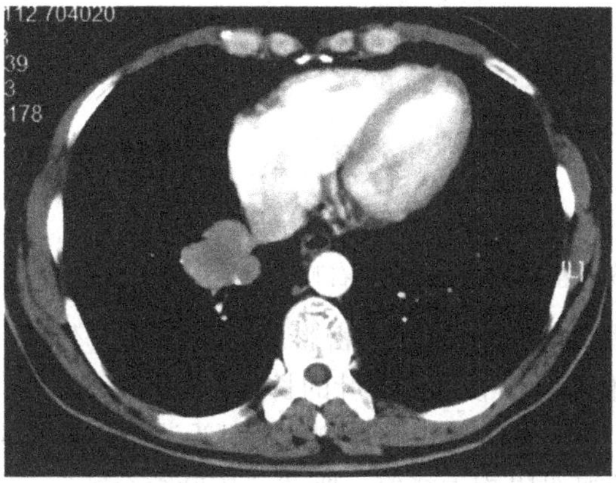

A

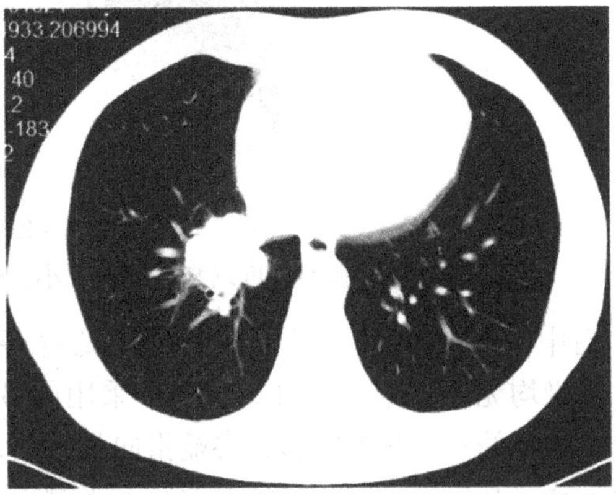

B

图 2－44 周围型支气管肺癌

A. CT 增强纵隔窗示右下肺内基底段分叶状软组织肿块影，病灶中度均匀性强化；B. 同一患者对应 CT 纵隔窗示右下肺内基底段分叶状软组织团块影，边界尚清

六、肺不张（肺叶、肺段）

1. 临床特点 形成肺叶（图 2－45）、肺段的不张是由于支气管的完全阻塞所致。支气管阻塞的原因，大致可分为支气管腔内病变（如支气管肿瘤、支气管内膜结核所致肉芽组织或瘢痕，支气管异物、支气管结石、支气管腔内黏稠分泌物或凝血块等引起）；或为支气管腔外病变的压迫引起阻塞（如肺门淋巴结肿大、主动脉瘤、左心房扩大、心包积液等）。

2. X 线表现 支气管完全阻塞后 18～24 小时，所属肺叶、肺段的肺泡腔气体，很快被吸收而引起肺组织的萎陷、容积缩小，形成密度增高的致密影，其范围相当于一个肺叶或肺段。由于肺不张的肺叶、肺段体积缩小，可使肋间隙变窄，心脏纵隔向病侧移位，吸气时移位更为明显，叶间裂亦移位（图 2－45）。上叶不张肺门上移，下叶不张肺门下移，而中叶、舌叶不张并不影响肺门的位置，患侧的横膈可上升。在不张肺叶的邻近肺叶常产生代偿性肺气肿，局部肺纹理散开、稀疏。急性肺不张在阻塞原因消除后，患肺即可充气张开而恢复正常；慢性肺不张为时过久，可导致不可恢复性的肺纤维变，并发支气管扩张病变。

（1）右上叶不张：在右上肺野呈大片均匀性浓密阴影，其下缘（水平裂叶间线）向上移位呈凹弧线状，气管偏向病侧，肺门上移，右上肋间隙变窄。长期不张而显著缩小的右上叶，可形成三角形阴影，紧贴右上纵隔旁，其尖端指向肺门。右上叶不张时，右中、下肺呈代偿性气肿，血管纹理影分散稀疏。右上叶不张的常见原因为结核或肺癌。肺段不张形成的致密影范围较小，由于容积小，故并不影响气管肺门纵隔或横膈的位置。右上叶尖端不张，在右上纵隔旁形成三角状阴影，气管无移位。右上叶前段不张形成长方块影，其下缘向上凹陷。右上叶后段不张的阴影与前段不张相似，但位置偏向外侧，侧位片可明确前后段的位置所在。

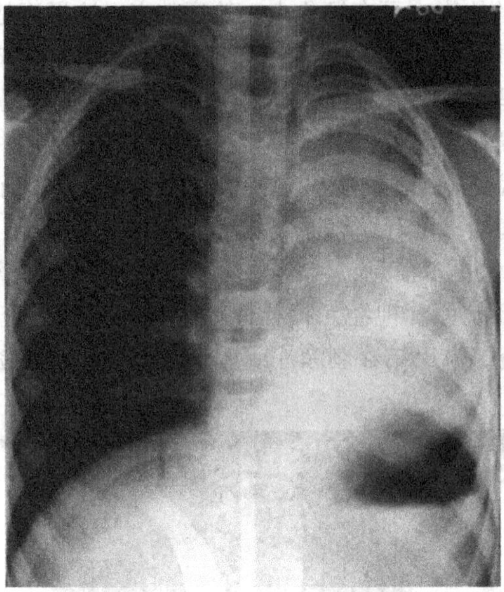

图2-45　左肺不张

胸片示左肺野密度增高，体积缩小，纵隔左移，左膈抬高，右肺代偿性气肿

（2）右中叶不张：在后前位胸片只见右心缘旁肺野有一片模糊增密影，右心缘模糊不清，不张中叶的上、下缘均无明显界线（图2-46）。采用前弓位摄片，使不张中叶的长轴与X线平行，乃在右中、下肺可见一狭长的三角状致密影，尖端指向胸外围，上、下边缘锐利。侧位片更为清楚，狭长的三角状影与心影重叠，其尖端指向肺门。右中叶不张时，心脏纵隔均无移位。所谓“中叶综合征”，系指右中叶慢性炎症合并不张与支气管扩张，形成机制是由于中叶支气管狭长而细，其周围有多个淋巴结包绕，炎症性或结核性淋巴结肿大，易压迫中叶支气管，引起阻塞性炎症、继发支气管扩张与不张。临床上患者有反复发热、咳嗽、咳脓痰、咯血等病史。

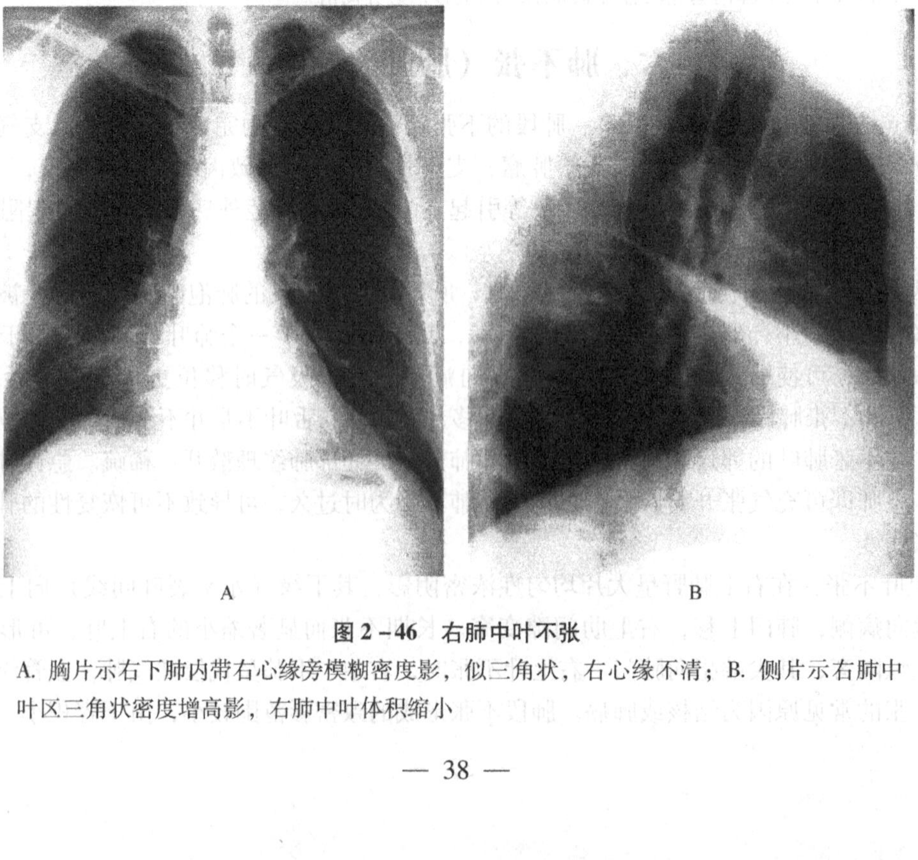

A　　　　B

图2-46　右肺中叶不张

A. 胸片示右下肺内带右心缘旁模糊密度影，似三角状，右心缘不清；B. 侧片示右肺中叶区三角状密度增高影，右肺中叶体积缩小

（3）右下叶不张：呈三角形阴影，位于心脏右缘旁，右肺门下移，右膈升高，心影向右侧偏移，透视下吸气期观察尤为明显；在侧位片上，可见不张下叶的楔状致密影位于胸部后下方，其前缘为后移的斜裂线，清晰可见。

右下叶背段不张。正位片上显示为肺门旁楔状影，与肺门影重叠，侧位片背段不张影与脊柱影重叠。下叶前底段及外底段不张呈宽带状致密影，正位片上在下肺野中带，侧位片上在下肺野的中部。下叶后底段不张，正位显示为右心膈角区致密影，侧位片上在下肺野后方，部分与胸椎影重叠。

（4）左上叶不张：在正位片上显示为左上、中肺野内侧有大片致密影，其下缘为一模糊斜行线，自左肺门伸向左肺外上方；在侧位片上显示左上叶缩小的致密影偏于前上方，其后缘为斜裂线，明显地前移，呈弧形凹陷（图 2－47）。左上叶不张多由支气管肺癌引起。上叶尖后段不张可见左上肺内带有楔状致密影，将主动脉球影湮没。侧位片阴影位于上肺顶部，斜裂上缘前移。左舌叶段不张，在正位片上显示为左心缘旁淡薄阴影，在侧位片上可见一界线清楚的舌状影，位于胸部前下方，与心影重叠。

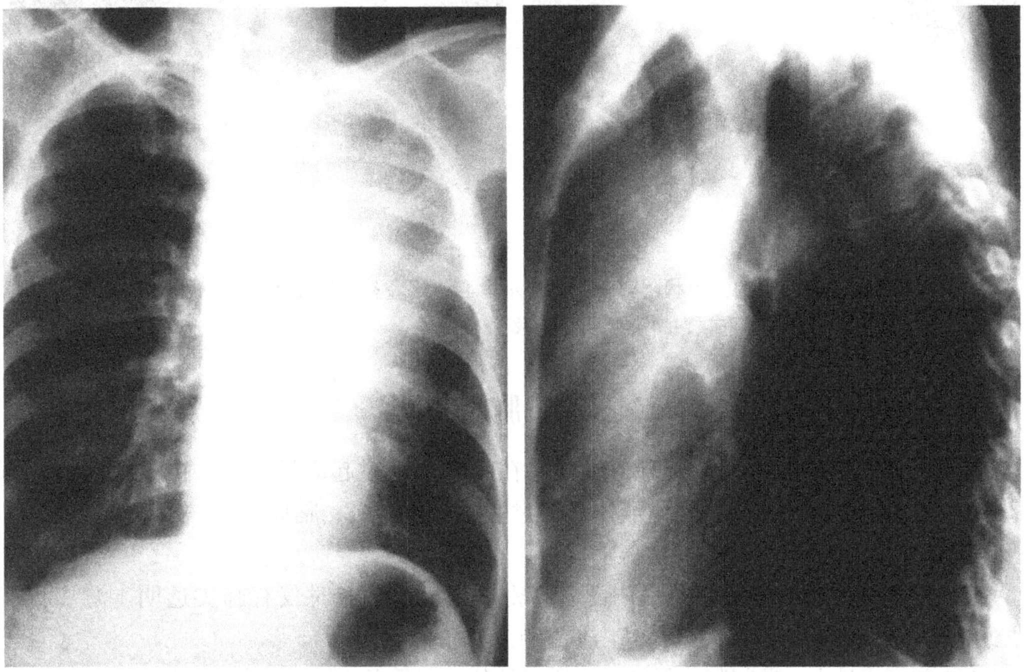

A　　　　　　B

图 2－47　左肺上叶不张

A. 正位胸片示左上、中肺野内侧有大片致密影，其下缘为一模糊斜行线，自左肺门伸向左肺外上方，心脏纵隔左移，左膈抬高，右肺及左肺下叶代偿气肿；B. 侧位胸片示左上叶缩小的致密影偏于前上方，其后缘为斜裂线，明显地前移，呈弧形凹陷，下肺代偿气肿

（5）左下叶不张的三角状阴影：在正位片上常被心影遮盖，故不易显示，而只见心影左移；须用斜位摄片或用高电压滤线器摄片始能显示（图 2－48）。在侧位片上可见不张的下叶位于胸部后下方，部分与脊柱影重叠，斜裂线明显后移。

3. 鉴别诊断　肺不张主要是与相应肺叶的实变相鉴别，前者有肺叶体积的缩小，并且近端支气管有引起肺不张的病变原因；而后者一般没有肺叶体积的缩小，一般无近端支气管病变，病变区支气管是通畅的。

4. 临床评价　引起肺不张的原因是近端支气管由于本身或邻近病变累及而致的支气管变窄所导致的气道不通畅。常规 X 线胸片常常仅能显示引起支气管变窄的结果，即相应肺段、肺叶的不张，而真正引起支气管变窄的病变常不能显示，进一步支气管镜检查及 CT 检查是非常必要的，常能检出真正的病因。因此，当常规 X 线胸片发现有肺段、肺叶不张时，应建议进一步检查，找出引起肺不张的原因。

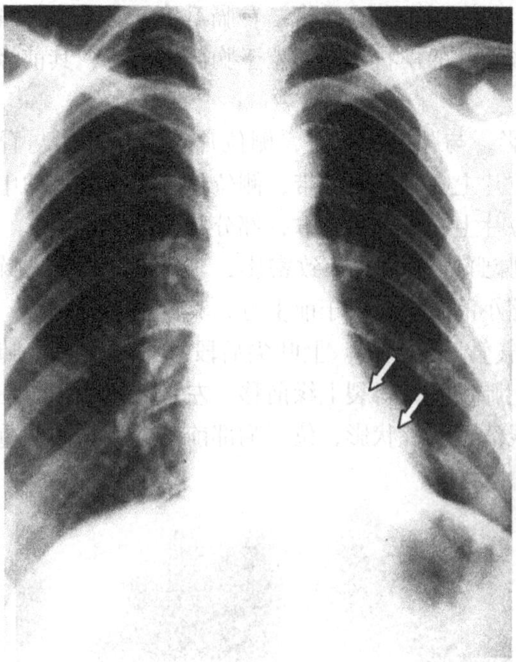

A

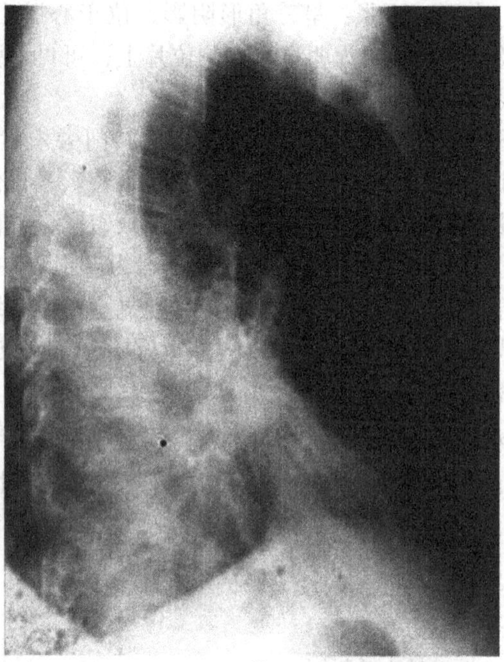

B

图2－48　左肺下叶不张

A. 正位胸片示被心影遮盖的三角状阴影，不易显示，心影略左移；B. 侧位胸片示不张的下叶位于胸部后下方，部分与脊柱影重叠，斜裂线明显后移

七、大量胸腔积液

1. 临床特点　正常人胸腔内有3～15mL液体，在呼吸运动时起润滑作用。由于全身或局部病变破坏了滤过与吸收动态平衡，致使胸膜腔内液体形成过快或吸收过缓，临床产生胸腔积液。

2. X线表现　如下所述。

（1）大量胸腔积液，使一侧整肺野呈广泛、高密度致密影，有时仅有肺尖透明。游离积液上缘由于胸腔负压和液体表面张力的作用而呈外高内低的弧形。

（2）患侧胸廓容积扩大，肋间隙明显增宽，横膈低位，气管及心脏、纵隔均向对侧移位（图2－49）。

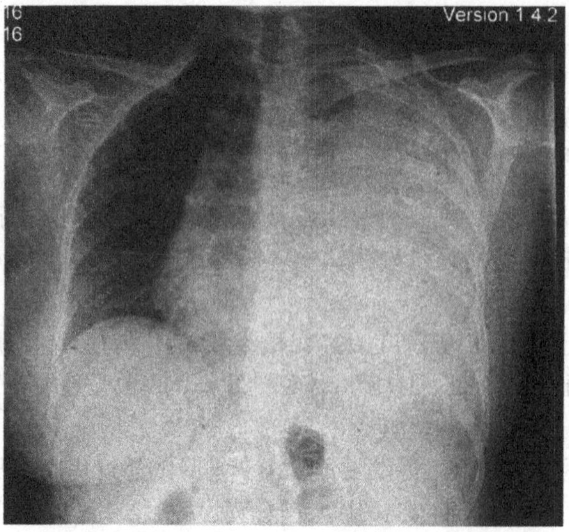

图2－49　左侧大量胸腔积液

左肺野见大片致密影，其上缘呈外高内低弧形。气管、心脏及纵隔均向右侧移位

3. 鉴别诊断　引起胸腔积液的原因很多，当胸部影像检查发现胸腔积液时，应结合临床病史、实验室检查等结果，分析出导致胸腔积液的原因。

4. 临床评价　结核性胸膜炎产生渗出液；心肾疾病、充血性心力衰竭或血浆蛋白过低，可产生漏出液；恶性肿瘤引起的胸腔积液为血性或渗出性；外伤性胸腔积液为血液；胸腔内乳糜性积液为恶性肿瘤侵及胸导管及左锁骨下静脉所致。仅根据胸片表现不能鉴别胸腔积液性质。

（周晨曦）

第三章

消化系统疾病的 X 线诊断

第一节　咽部病变

一、咽部异物

1. 临床特点　咽部异物多属意外情况下经口进入。尖锐细长物品如鱼刺、麦芒、竹丝等，可刺入腭扁桃体、咽侧壁、舌根或会厌谿等处。较大异物常停留于梨状窝。尖锐异物可刺透并穿过咽黏膜，埋藏于咽后壁，引起继发感染，甚或酿成脓肿。

2. X 线表现　咽部异物有高密度及低密度两种。高密度异物，平片即可完全显现异物位置、形态和大小，并可见咽部软组织肿胀和脓肿；低密度异物，需做钡餐检查，表现为充盈缺损即异物的一个侧面，以及咽部功能紊乱、咽部软组织改变。异物很小时，造影不一定显现，可以钡剂拌棉絮观察，显示钡絮滞留咽部，结合病史进行诊断。

3. 鉴别诊断　结合临床病史及颈部 X 线透视、摄片和服钡检查，可以判断有无异物及并发病的存在。

4. 临床评价　详细询问病史和分析症状可以初步诊断。大多数患者有异物咽下史并在查体时发现异物，部分患者开始有刺痛，检查时未见异物，可能是黏膜擦伤所致，此症状一般持续时间较短。对于疼痛部位不定，总觉咽部有异物存留，发生数日后来就诊者，应注意与咽异感症或慢性咽炎相鉴别（图 3－1、图 3－2）。

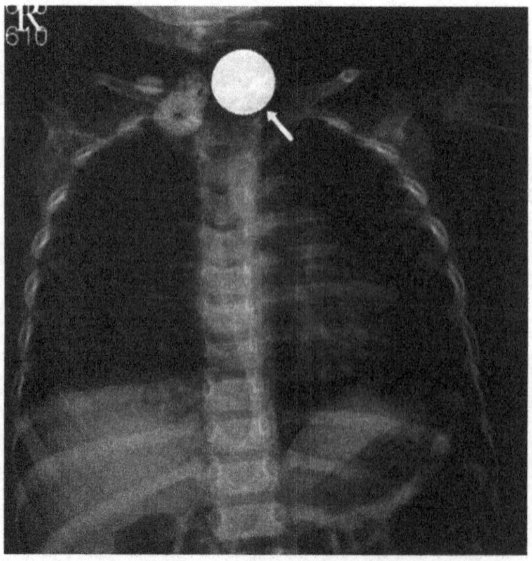

图 3－1　咽部金属异物

咽部见圆形金属密度影，有异物误服史

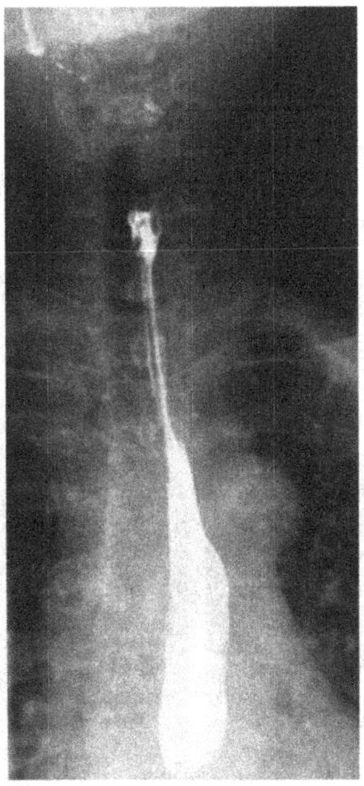

图 3-2　咽部异物

食管钡棉透视示咽部见钡棉悬挂，有鱼刺误服史

二、咽壁脓肿

1. 临床特点　本病多见于异物刺伤后，亦可因颈椎化脓性或结核性感染所造成。脓肿多位于咽后壁，由于软组织肿胀或脓肿的压迫使咽部变形。

2. X 线表现　除 X 线平片可见咽壁软组织肿胀、咽部受压，以及咽部移位、咽部与颈椎间距离增加外，有时可于肿胀影内见有积气或小液平面。

三、颈椎病

1. 临床特点　颈椎退行性改变，常使椎体骨赘形成，颈椎顺列变直，增生骨刺可压及下咽部，造成吞咽困难及异物感。

2. X 线表现　颈椎间隙狭窄，椎体骨赘增生，压迫下咽部后壁形成一明显压迹。

（尹　培）

第二节　食管病变

一、食管癌

1. 临床特点　食管癌是我国常见的恶性肿瘤之一，也是引起食管管腔狭小与吞咽困难的一种最常见的疾病。绝大多数食管癌为鳞状上皮细胞癌，但食管下端也可以发生腺癌。统计表明，食管癌好发于胸中段，胸下段次之，颈段与胸上段最少。

早期食管癌（限于黏膜及黏膜下层）的病理形态可分为平坦型、轻微凹陷型与轻微隆起型。随着癌的深层浸润，以及不同的生长方式，一般可分为息肉型、狭窄型、溃疡型与混合型。早期食管癌很少有症状，需做脱落细胞学检查才能发现。但肿瘤生长至一定大小，则出现持续性、进行性吞咽困难。一般说来，男性多于女性，40 岁以上患者多见。

2. X 线表现　如下所述。

（1）早期食管癌：食管黏膜纹增粗、中断、迂曲，可见单发或多发的小龛影，局限性充盈缺损，局限性管壁僵硬（图3－3）。

（2）中、晚期食管癌：黏膜纹破坏、充盈缺损、管壁僵硬、管腔狭窄、通过受阻与软组织肿块等。根据大体标本结合X线表现分述如下：

1）息肉型：肿瘤向腔内生长为主，呈不规则的充盈缺损与偏心性狭窄。但也有的肿块向壁外生长为主，犹如纵隔肿瘤，有人称之为外展型（图3－4）。

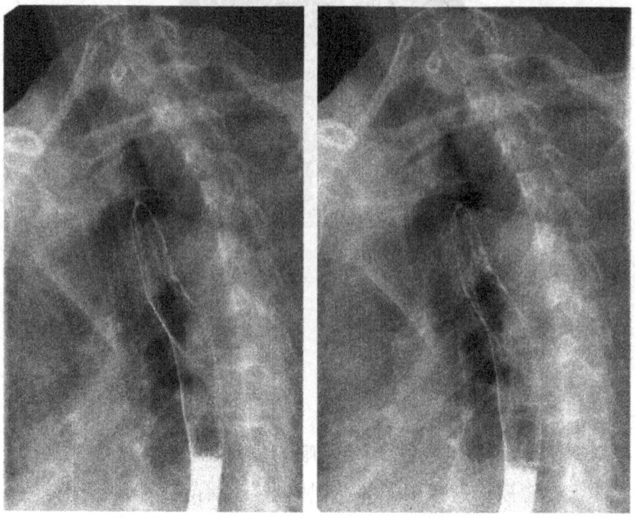

A　　　　　　B

图3－3　早期食管癌

食管中段黏膜中断、破坏，管壁稍僵硬，管腔未见明显狭窄

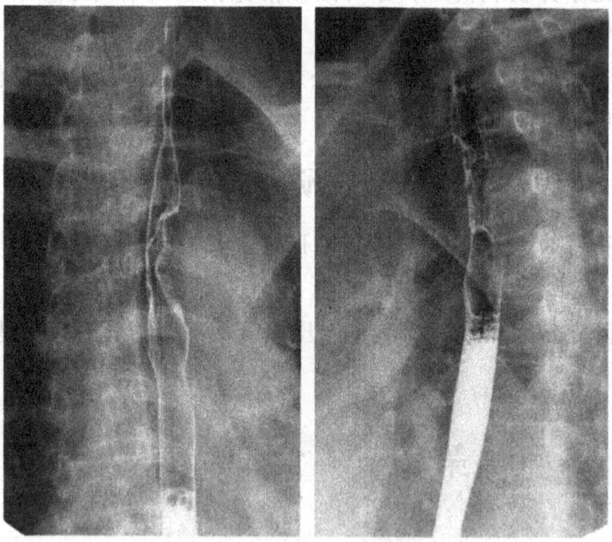

A　　　　　　B

图3－4　食管癌（息肉型）

食管中段腔内可见不规则的充盈缺损，食管偏心性狭窄

2）狭窄型：即硬性浸润癌，以环形狭窄为其主要特点，范围为3～5cm，上段食管明显扩张（图3－5）。

3）溃疡型：呈长条状扁平形壁内龛影，周围隆起，黏膜纹破坏，管壁僵硬，扩张较差，但无明显梗阻现象（图3－6）。

4）混合型：具备上述两种以上的X线特征。

（3）并发症

1）穿孔与瘘管形成：仅少数病例可出现食管气管瘘，也可向纵隔穿破，形成纵隔炎与纵隔脓肿。

2）纵隔淋巴结转移可出现纵隔增宽，气管受压等X线征。

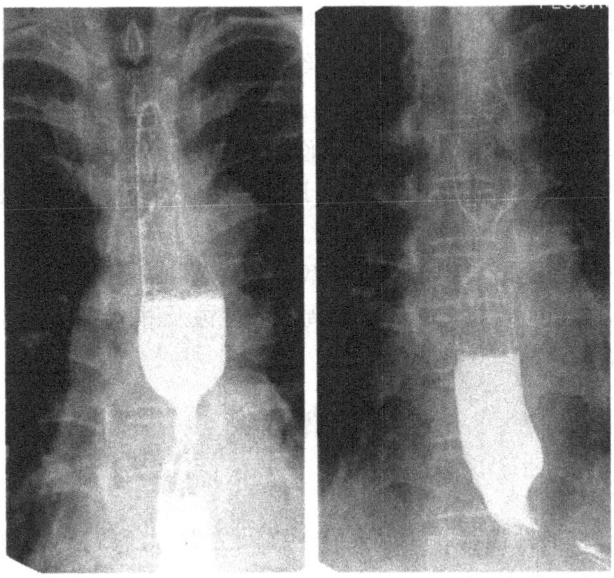

A　　　　B

图 3-5　食管癌（狭窄型）

食管中段见环形狭窄，黏膜破坏，管壁僵硬，钡剂通过受阻，狭窄段上方食管扩张

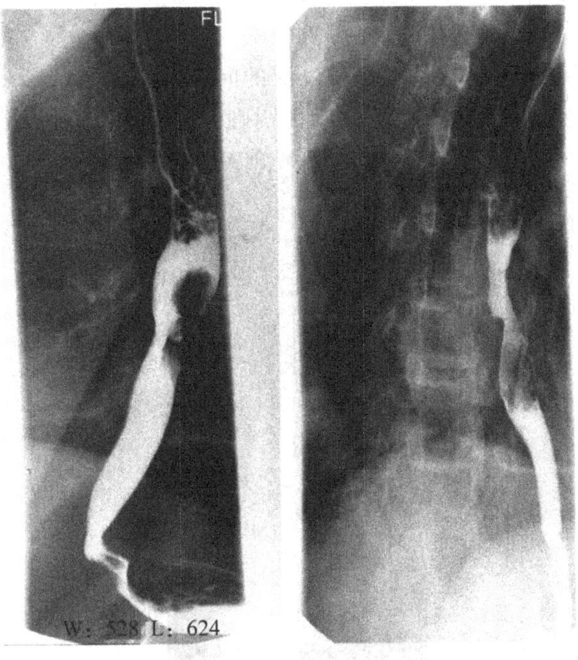

图 3-6　食管癌（溃疡型）

食管中段见管腔狭窄，黏膜中断、破坏，内见不规则龛影

3. 鉴别诊断　如下所述。

（1）食管良性肿瘤：表现为向腔内凸出的偏心性充盈缺损，呈半球状或分叶状。切线位肿瘤上、下端与正常食管分界清楚，钡剂通过肿瘤时呈偏流或分流，转动体位可发现管腔增宽，肿物不造成梗阻，上方食管无扩张。肿瘤局部食管黏膜皱襞展平消失，其对侧黏膜光整，无破坏改变，附近食管壁柔和光滑。

（2）贲门失弛缓症：贲门失弛缓症的狭窄段是胃食管前庭段两侧对称性狭窄，管壁光滑呈漏斗状，食管黏膜无破坏。用解痉药可缓解梗阻症状，吸入亚硝酸异戊酯后贲门暂时舒展，可使钡剂顺利通过。

（3）消化性食管炎：易与食管下段浸润癌混淆。炎症后期瘢痕狭窄常在下 1/3，但仍能扩张，无黏膜破坏。食管壁因癌肿浸润而僵硬，不能扩张，边缘不规则，黏膜皱襞有中断、破坏。

（4）食管静脉曲张：食管静脉曲张管壁柔软，没有梗阻的征象，严重的食管静脉曲张，管张力虽低，但仍有收缩或扩张功能，而癌的食管壁僵硬，不能扩张或收缩，局部蠕动消失。

（5）食管外压性改变：纵隔内肿瘤和纵隔淋巴结肿大等压迫食管，产生局限性压迹，有时并有移位，黏膜常光滑完整无中断、破坏。

4. 临床评价　食管癌的放射学检查主要是确定诊断及侵蚀范围。食管癌的中晚期 X 线改变较为明显，诊断并不困难。而早期食管癌由于癌组织仅限于黏膜及黏膜下层，病变表浅，范围小，因此 X 线改变很不明显，容易漏诊和误诊。所以 X 线检查时，必须多轴透视和点片，并采取双对比造影检查，能显示得更清楚。在诊断过程中，既要确定肿瘤类型，又要对肿瘤侵犯范围、黏膜皱襞的变化、狭窄的程度、食管壁僵硬程度等指标进行观察记录，食管周围的侵蚀及淋巴结转移则必须依靠 CT 或 MRI 进行检查，以指导分期，便于临床治疗。

二、食管炎

（一）腐蚀性食管炎

1. 临床特点　吞服化学性腐蚀性制剂（如强酸、强碱之类）所致，重者可发生食管破裂而引起纵隔炎，轻者则引起不同程度的瘢痕狭窄。

2. X 线表现　如下所述。

（1）病变较轻时，早期可见食管下段痉挛，黏膜纹尚存在，一般无严重后果。重症病例则表现为中、下段，甚至整个食管，都有痉挛与不规则收缩现象，边缘呈锯齿状，可见浅或深的溃疡龛影，有时因环肌痉挛严重，下段可呈鼠尾状闭塞（图 3－7）。

（2）病变后期，因瘢痕收缩而出现范围比较广泛的向心性狭窄，狭窄多为生理性狭窄部位，狭窄上段食管扩张程度较轻，病变食管与正常食管之间无明确分界，呈逐渐移行性过渡。

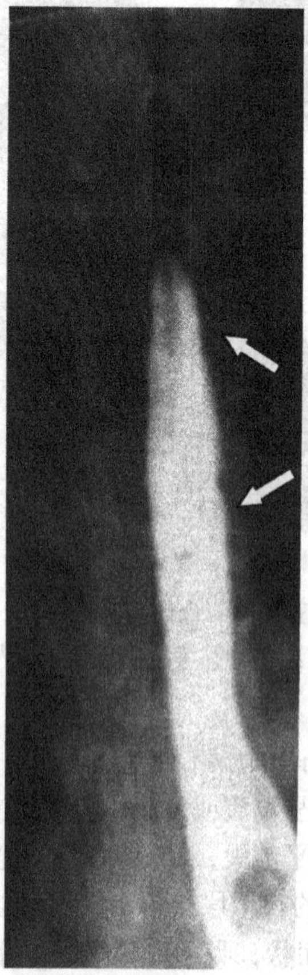

图 3－7　腐蚀性食管炎

食管钡餐透视检查示食管上段壁边缘毛糙，患者有误服强碱病史

3. 鉴别诊断 浸润型食管癌：狭窄上段食管明显扩张，病变与正常食管之间分界截然。

4. 临床评价 应在急性炎症消退后进行钡餐造影检查，以观察病变的范围与程度。如疑有穿孔或有食后呛咳的患者，宜用碘油造影。由于腐蚀性食管炎后期可以发生癌变，因此 X 线检查对本病的随访非常重要。

（二）反流性食管炎

1. 临床特点 系胃内容物包括胃酸及胃消化酶逆流到食管内对鳞状上皮的自身性消化所致。主要见于食管下段，多合并黏膜糜烂与浅表性溃疡，病变后期因纤维组织增生，可形成食管管腔狭窄与食管缩短。临床上多见于食管裂孔疝、贲门手术后、十二指肠球部溃疡的患者。主要表现胃灼热、胸骨后疼痛，进食时加重；因食管下段痉挛与瘢痕狭窄，故可有吞咽困难与呕吐等症状；严重者还可发生呕血。

2. X 线表现 如下所述。

（1）早期或轻度反流性食管炎在钡餐造影时，一般只能看到食管下段痉挛性收缩，长达数厘米，边缘光整，有时出现第 3 收缩波而致管壁高低不平或呈锯齿状，但难以显示黏膜糜烂与浅小溃疡。

（2）晚期因管壁纤维组织增生及瘢痕组织收缩，可见食管下段持续性狭窄及狭窄上段食管代偿性扩大。如发现胃内钡剂向食管反流或合并食管裂孔疝，则支持反流性食管炎的诊断。

3. 鉴别诊断 要与浸润型食管癌相鉴别：食管癌时食管狭窄较局限，病变与正常食管之间分界明显，当服大口钡剂时可见狭窄部位管壁僵直，表面不规则，不易扩张。而食管炎时病变食管与正常食管之间无明确分界，呈逐渐移行性过渡，狭窄部位比较光滑，偶见小龛影。

4. 临床评价 X 线钡餐检查对于判断病变的有无、病变部位及程度、病变原因很有帮助。一般来说采用双对比造影易于发现早期的细微黏膜管壁，但非特异性。诊断应结合临床病史、内镜活检及实验室检查结果进行综合诊断。

三、食管瘘

食管瘘按其病因来看，可分先天性和后天性两类，如按瘘管部位与相通的器官不同，又可分为食管 – 气管瘘、食管 – 支气管瘘、食管 – 纵隔瘘及食管 – 纵隔 – 肺瘘。

（一）食管 – 气管或食管 – 支气管瘘

1. 临床特点 主要症状即进食后呛咳、肺部感染等。

2. X 线表现 造影时见造影剂进入气管或支气管，比较容易诊断。但要排除各种因素所造成的造影剂由咽喉部吸入气管内的假象，有怀疑时，应特别注意第 1 口造影剂通过的情况及瘘管影的显示（图 3 –8）。

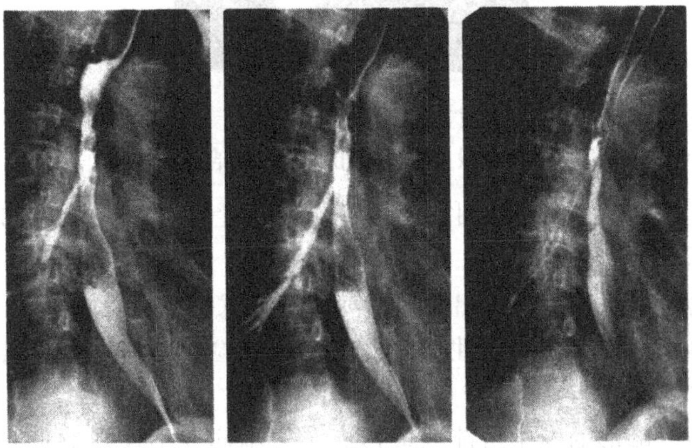

A B C

图 3 –8 食管 – 气管瘘（食管癌病例）

口服造影剂后见食管中段造影剂外溢，与支气管沟通

（二）食管－纵隔瘘/食管－纵隔－肺瘘

1. 临床特点　单纯食管－纵隔瘘少见。主要症状为高热及胸骨后疼痛。

2. X线表现　X线下显示纵隔阴影明显增宽，造影时造影剂溢入纵隔内。当纵隔脓肿逐步增大，最后则向肺或支气管穿通，而形成食管－纵隔－肺瘘。这种病大多发生于肺脓肿，必要时进行碘油食管造影，可显示瘘管及造影剂进入肺内，X线诊断较容易建立。

四、食管重复畸形（先天性食管囊肿）

1. 临床特点　食管重复畸形又称先天性食管囊肿，是较少见的先天性消化道畸形。系胚胎时期原始消化管头端的前肠发育畸形所致，多位于食管中段或下段，呈囊状或管状，可与食管相通，其囊内黏膜多数为胃黏膜，部分为肠黏膜、支气管黏膜组织或食管黏膜，可产生溃疡，可无临床症状。食管重复又称为副食管，较大的副食管可压迫气管引起呼吸困难，压迫食管产生吞咽困难，或副食管内溃疡出血，甚至穿孔等症状。

2. X线表现　如下所述。

（1）正侧位胸片：可见副食管呈边缘清晰、密度均匀之块影，并压迫纵隔使之移位，或突向邻近肺野的块影（图3－9）。

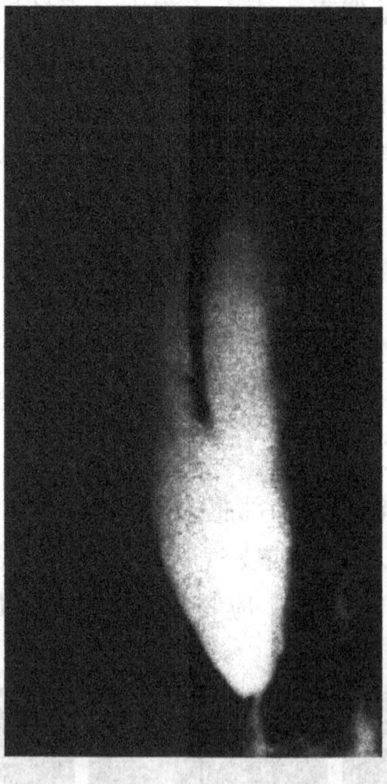

图3－9　食管重复畸形

食管上段见重复畸形，下段融合扩张

（2）若副食管与食管相通，钡餐造影可显示副食管与食管平行，其远端为盲端，内有黏膜纹。

3. 鉴别诊断　如下所述。

（1）食管憩室：食管壁局限性腔外膨出而呈陷窝或盲袋状，易于鉴别。

（2）缺铁性吞咽困难综合征：有缺铁性贫血表现，内镜检查见咽下部和食管交界处附近有食管黏膜赘片形成，其特征性改变有利于鉴别。

4. 临床评价　食管重复畸形的发生可能与遗传有关。本病变不仅影响食管正常功能，而且易反复损伤继发炎症，旷久可能诱发恶变，故应提醒患者注意饮食方式及自我保护，追踪观察，定期复查，酌情处理。CT和超声检查有助于本病的诊断和鉴别诊断。

五、食管黏膜下血肿

1. 临床特点　食管黏膜下血肿，主要是由于动物性尖锐骨性异物通过食管生理狭窄时所产生的继发性食管黏膜急性损伤性病变，偶尔也可由于烫伤或进食过快引起。在有血小板减少症、血友病或抗凝药治疗的患者中也可自行出现。主要发生于食管第 1、第 2 生理狭窄处，甚少见。主要症状为突发的胸骨后疼痛、呕血、吞咽痛、吞咽困难。

2. X 线表现　食管腔内黏膜层轮廓光滑的圆形或椭圆形充盈缺损，边缘清楚，形态轻度可变；如血肿破裂钡剂渗入血肿内，则形成腔内液 - 钡平面或腔内囊状钡剂充填影，钡剂渗入少并在立位时表现为腔内液 - 钡平面；当钡剂渗入多或卧位时表现为腔内囊状钡剂充填影（图 3 - 10）。

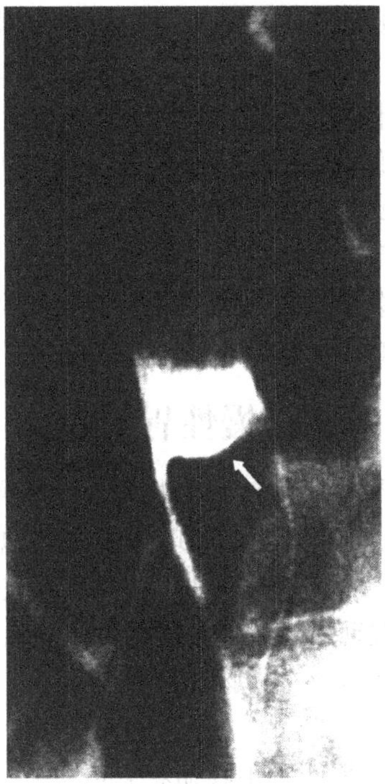

图 3 - 10　食管黏膜下血肿

食管钡棉透视点片示食管腔内椭圆形囊状钡剂充填，边缘清楚（箭头）

3. 鉴别诊断　如下所述。

（1）黏膜层良性肿瘤：血肿患者有明确的尖锐异物误吞史，疼痛不适大多较广泛或最痛点与发现病变部位相一致，短期复查血肿消失或明显缩小；良性占位性病变患者无症状或症状轻，短期复查病灶无变化。

（2）食管外压性病变或黏膜下占位性病变：通过切线位显示黏膜下层隆起性病变；血肿临床表现及病史典型，来源于黏膜层隆起性病变。

（3）食管憩室：憩室切线位于腔外，黏膜向内延伸，形态可变性大，钡剂可排空；血肿始终位于腔内，短期复查变小或消失。

（4）食管内气泡：气泡多发、圆形，通过重复服钡，可消失或下移；血肿位置固定且始终存在。

4. 临床评价　食管黏膜下血肿多由细小血管损伤引起，血肿往往较为局限，极少引起大出血。食管黏膜下血肿根据临床表现的特点及 X 线影像表现，结合短期复查血肿变小或消失等特点，不难做出明确诊断。

（尹　培）

第三节　胃部病变

一、慢性胃炎

1. 临床特点　慢性胃炎是成人的一种常见病，主要由于黏膜层水肿、炎症细胞浸润及纤维组织增生等造成黏膜皱襞增粗、迂曲，以致走行方向紊乱。

2. X 线表现　如下所述。

（1）胃黏膜纹有增粗、迂曲、交叉紊乱改变。

（2）由于黏膜皱襞盘旋或严重上皮增生及胃小区明显延长，则形成较多的约 0.5cm 大小息肉样透亮区。

（3）半充盈相上胃小弯边缘不光整及胃大弯息肉状充盈缺损，缺损形态不固定，触之柔软。

3. 鉴别诊断　胃恶性肿瘤：胃壁僵硬、蠕动消失，胃黏膜中断破坏，充盈缺损形态恒定不变。

4. 临床评价　X 线上只从黏膜皱襞相的变化来诊断胃炎是不可靠的。一些慢性胃炎就其本质来讲为萎缩性胃炎，进而加上增生及化生等因素，致使从肉眼及 X 线上都为肥厚性胃炎之征象。这样，从皱襞的宽度来判断为肥厚性胃炎还是萎缩性胃炎就不准确了。此外，皱襞的肥厚还受自主神经系的影响，甚至黏膜肌层的挛缩、药物的影响等也会导致皱襞的变化。

二、慢性胃窦炎

1. 临床特点　慢性胃窦炎是一种原因不太清楚而局限于胃窦部的慢性非特异性炎症，是消化系统常见疾病之一。临床上好发于 30 岁以上的男性，表现为上腹部饱胀，隐痛或剧痛，常呈周期性发作，可伴有嗳气、泛酸、呕吐、食欲减退、消瘦等，慢性胃窦炎还可表现为厌食、持续性腹痛、失血性贫血等。本症与精神因素关系密切，情绪波动或恐惧紧张时，可使症状加剧。副交感神经系统兴奋时也易发作。有些胃窦炎患者，上腹部疼痛症状与十二指肠球部溃疡相似。

2. X 线表现　如下所述。

（1）胃窦激惹：表现为幽门前区经常处于半收缩状态或舒张不全，不能像正常那样在蠕动波将到达时如囊状，但能缩小至胃腔呈线状。若有幽门痉挛，则可造成胃排空延迟。

（2）分泌功能亢进：表现如空腹滞留，黏膜纹涂布显示不良。

（3）黏膜纹增粗、增厚、紊乱，可宽达 1cm 左右，胃窦黏膜纹多呈横行，胃黏膜息肉样改变出现靶样征或牛眼征，胃壁轮廓呈规则的锯齿状，锯齿的边缘也甚光滑。

（4）当病变发展至肌层肥厚时，常表现为卧位时胃窦向心性狭窄，形态比较固定，一般可收缩至极细，但不能舒张，与正常段呈逐渐过渡或分界比较清楚。狭窄段可显示黏膜纹，多数呈纵行。而立位观察形态多接近正常。

（5）胃小区的形态不规则、大小不一，胃小沟密度增高且粗细不均、变宽模糊（图 3－11）。

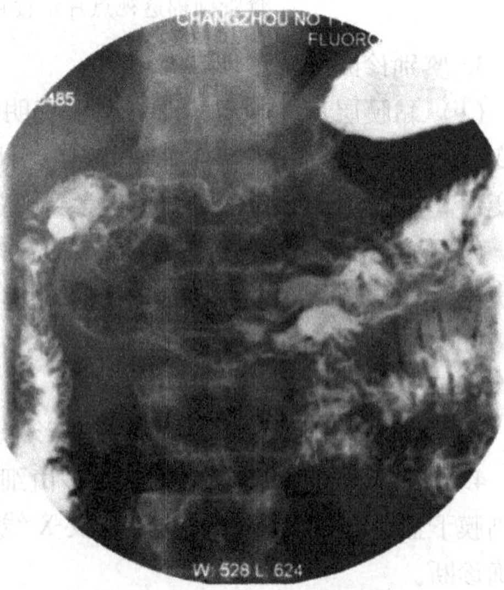

图 3－11　慢性胃窦炎

胃钡透气钡双重造影示胃窦部胃小区形态不规则，大小不一，胃小沟增宽，胃窦部胃壁边缘欠光整

3. 鉴别诊断　胃窦癌：黏膜纹显示僵硬、破坏，可伴有黏膜纹紊乱。胃窦多呈偏侧性狭窄变形，轮廓呈缺损性不规则。胃壁僵硬，蠕动完全消失。与正常胃壁边界截然、陡峭。扪诊检查，大多有质硬的肿块。胃窦炎

黏膜纹主要表现增粗、迂曲、走行紊乱，无黏膜纹僵硬、破坏；胃窦多呈向心性狭窄变形，轮廓光整或锯齿状；病变区胃壁柔软度及蠕动存在或减弱，病变区边界常系移行性，故其边界多不够明确，多无肿块。胃镜在区分慢性胃窦炎与胃窦癌时有优势。

4. 临床评价　常规钡餐只能显示黏膜纹的改变，黏膜纹的宽度 >5mm，边缘呈波浪状，是诊断胃窦炎的可靠依据。而低张力气钡双重造影能显示胃小区的改变，有利于胃窦炎的诊断。临床研究证明胃癌与萎缩性胃窦炎之间有着密切的关系。因此，早期诊治慢性胃窦炎非常重要。而上消化道钡餐造影检查与临床体征相结合，是诊断慢性胃窦炎的可靠依据。在实际工作中要注意胃窦炎与胃窦癌相区别。

三、浸润型胃癌

1. 临床特点　浸润型胃癌是胃癌中最少见的一型，癌肿主要沿着胃壁浸润型生长，胃壁增厚，黏膜面粗糙，颗粒样增生，黏膜层固定，有时伴有浅表溃疡。根据病变范围，可分为局限型及弥散型。

2. X 线表现　病变范围可广泛或局限，病变区表现如胃壁僵硬、蠕动消失、胃腔缩小，黏膜纹破坏、紊乱，严重者如脑回状黏膜纹，可伴有不规则的浅在性的龛影。充盈相上胃轮廓不规则。如病变范围广，可使全胃缩小、僵硬如皮革囊袋，故又称革袋状胃或皮革胃。当幽门被癌肿浸润而失去括约能力时，则胃排空加快。个别病例可仅有胃壁僵硬、蠕动消失，而无黏膜纹破坏，亦应加以注意（图 3－12）。

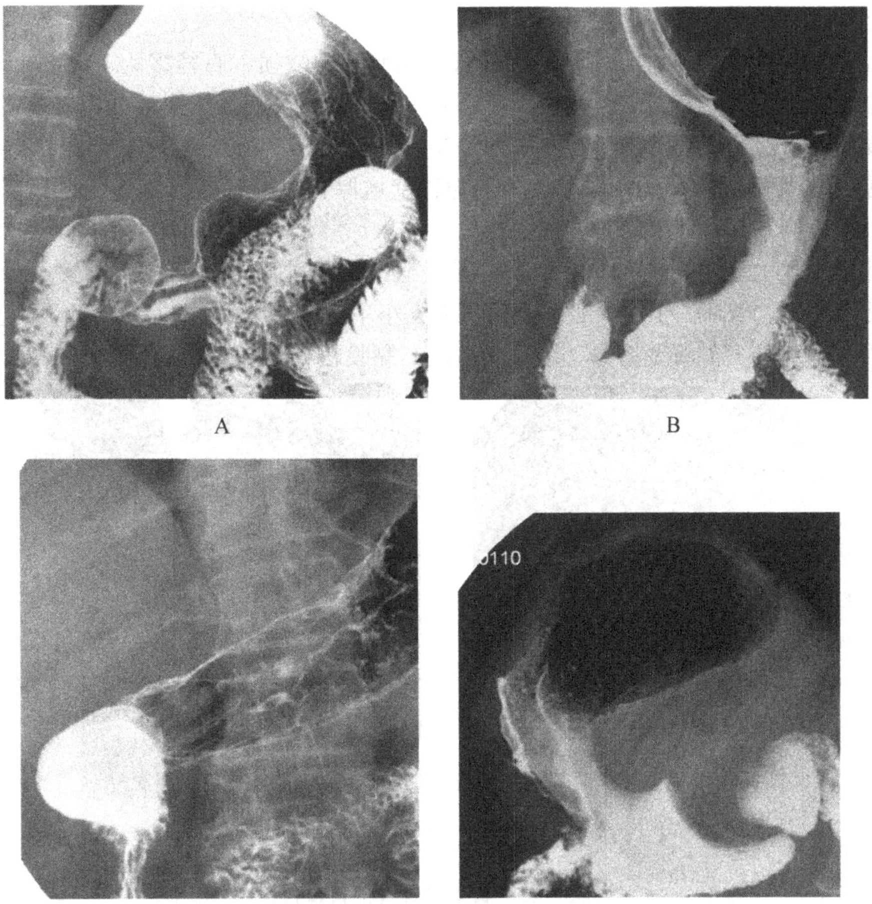

A　B

C　D

图 3－12　浸润型胃癌（胃体）

胃体胃壁僵硬、蠕动消失、胃腔缩小，黏膜纹破坏、紊乱

3. 鉴别诊断　如下所述。

（1）高张力角型胃：浸润型胃癌，黏膜皱襞消失，无蠕动波，且因幽门受浸润排空增快，有时可见因贲门口受浸润僵硬而引起的食管扩张，而角型胃及其食管柔软，不会出现食管扩张和排空增快，有助于两者的鉴别。

（2）胃淋巴瘤：见本节。

4. 临床评价　浸润型胃癌发病率较其他类型少，传统单对比造影检查时容易误诊为胃炎或正常。双对比检查，可降低胃张力，增加胃扩张程度，容易发现胃壁僵硬和胃腔狭窄，有利于诊断和鉴别。

四、胃淋巴瘤

1. 临床特点　起源于胃黏膜下层的淋巴滤泡组织，沿黏膜下层浸润生长，易导致管壁增厚，黏膜粗大及肿块形成。黏膜表面可保持完整，亦可产生溃疡。临床表现与胃癌相似，胃淋巴瘤发病率相对偏小，发病年龄较年轻，临床表现主要取决于肿瘤的病理学改变及生物学特征。但总的说来临床症状不太严重，而X线已明显提示胃部病变严重，这种临床表现与X线不相一致是一个特征。

2. X线表现　其X线表现一般可分为6型。

（1）溃疡型：表现为龛影，其发生率较高，为最多的一种类型。溃疡的形态、大小、数目不一，多位于充盈缺损内，形态不规则或为盘状、分叶状、生姜状等。溃疡环堤常较光滑规则，部分尚可见黏膜皱襞与溃疡型胃癌的环堤常有明显的指压痕和裂隙征有所不同。邻近黏膜粗大而无中断破坏，病变区胃壁呈不同程度僵硬但仍可扩张，胃蠕动减弱但仍存在。

（2）肿块型：常表现为较大的充盈缺损，多见于胃体、窦部，呈分叶状，边界清楚，其内可有大小不等、形态不规则的龛影。

（3）息肉型：表现为胃内（体、窦部）多发性息肉状充盈缺损，直径多为1～4cm，大小不等，边缘多较光整，也可呈分叶状，其表面可有大小不一的溃疡；周围环以巨大黏膜皱襞。病变范围广，但仍保持一定扩张度及柔软性，胃蠕动仍能不同程度地存在为其特征。

（4）浸润型：累及胃周径的50%以上，表现为胃壁增厚，蠕动减弱但不消失，病变范围和程度与胃腔狭窄程度不成比例，有时胃腔反而扩张。

（5）胃黏膜皱襞肥大型：表现为异常粗大的黏膜皱襞，为肿瘤黏膜下浸润所致。粗大的黏膜皱襞略显僵硬，但常无中断、破坏。于粗大皱襞之间可见大小不等的充盈缺损。

（6）混合型：多种病变如胃壁增厚、结节、溃疡，黏膜粗大等混合存在（图3－13）。

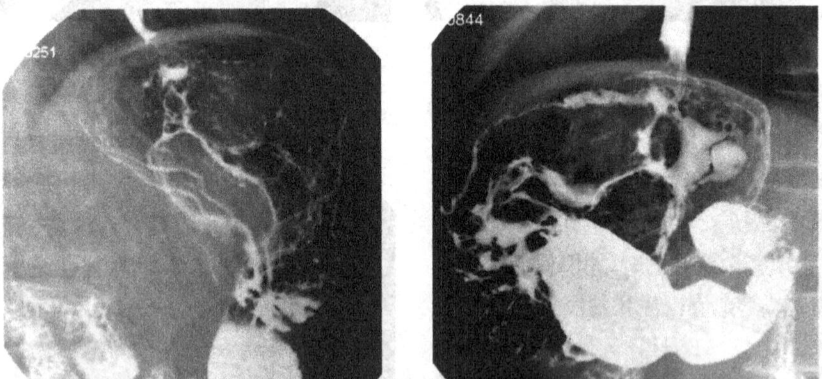

A　　　　B

图3－13　胃淋巴瘤（混合型）

胃底胃体广泛黏膜破坏，可见充盈缺损、龛影

3. 鉴别诊断　如下所述。

（1）浸润型胃癌：首先，淋巴瘤胃壁僵硬、蠕动消失似浸润型胃癌的“革袋状胃”，但淋巴瘤压迫时胃壁可有一定的形态改变，不似胃癌僵直。同时，其胃壁边缘可见弧形充盈缺损，较多则呈“波浪”状，胃癌无此征象。其次，淋巴瘤黏膜破坏表现特殊，似多数大小形态不等的结节样充盈缺损构成，呈现凹凸不平状，充盈缺损表面不光整，可见不规则龛影。这与胃癌的黏膜中断、消失不同。此外，淋巴瘤多为全胃受累、病变广泛，浸润型胃癌如未累及全胃，病变区与正常胃壁分界截然，有时可见癌折

角，鉴别诊断不难。

（2）肥厚性胃炎：肥厚性胃炎可形成大小不等的凸起状结节，其结节为黏膜增生肥厚形成，表现为与黏膜相连，似黏膜扭曲形成，而淋巴瘤的结节表现为彼此“孤立”，与黏膜皱襞不连；此外，较重的肥厚性胃炎胃壁柔韧度降低，有时蠕动亦不明显，但不僵硬，与淋巴瘤不同。

4. 临床评价　胃淋巴瘤患者临床表现无特殊性，内镜活检有时难以取到深部浸润的肿瘤组织而不能做出准确诊断。GI 检查时多表现为多发结节状充盈缺损或多发肿块，周围黏膜皱襞推移、破坏不明显，可见收缩和扩张；CT 扫描可见胃壁增厚，多密度均匀，呈轻、中度均匀强化，或呈黏膜线完整的分层强化，可伴有大溃疡或多发溃疡形成，在三期扫描中胃的形态可变。由于胃淋巴瘤对胃的形态和功能的影响均与胃癌有所不同，因此，联合 GI 和 CT 两种检查方法既了解胃的病变形态和范围，又观察胃的扩张和蠕动功能，做出胃淋巴瘤的提示诊断；胃镜活检时多点深取，或在 CT 引导下肿块穿刺活检，不需手术而做出胃淋巴瘤的正确诊断。

五、胃溃疡

1. 临床特点　常见慢性病，男多于女，好发于 20～50 岁，主要大体病理是黏膜、黏膜下层溃烂深达肌层，使胃壁产生圆形或椭圆形溃疡，深径 5～10mm、横径 5～20mm，溃疡底可为肉芽组织、纤维结缔组织，溃疡口部主要是炎性水肿。临床主要症状即规律性上腹部饥饿痛。

2. X 线表现　龛影即溃疡腔被钡剂充填后的直接 X 线征象，正位显示为圆形或椭圆形钡斑，侧位观显示壁龛，据溃疡位于壁内、周围黏膜水肿、肌纤维收缩及瘢痕纤维组织增生等，而形成下述良性溃疡 X 线特征。

（1）壁龛位于腔外：若溃疡位于胃窦前、后壁或伴有胃窦变形时，壁龛影的位置往往难以确定，因而这一征象不易判断（图 3－14）。

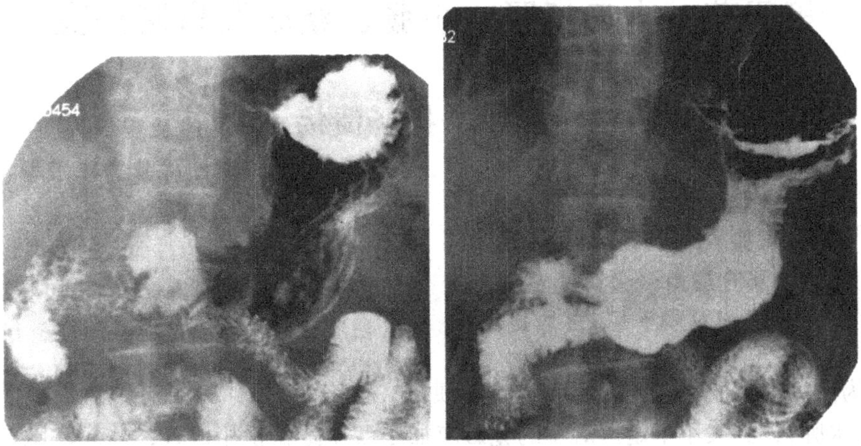

A　　　　B

图 3－14　胃角溃疡

胃角处见小腔外龛影，周围黏膜呈放射状

（2）Hampton 线：不常见，系残留于溃疡口缘水肿的黏膜所形成，犹如溃疡口部一“垫圈”，切线位于龛影口边的上侧或下侧，呈宽 1～2mm 的窄透亮线，亦可见于整个龛边，使充盈钡浆的壁龛与胃腔分隔开。此征虽较少见，却是良性溃疡的特征。

（3）“狭颈”征和“项圈”征：系 Hampton 线及溃疡口周围肌层中等度水肿而构成。表现为 Hampton 线的透亮区明显增宽，至 5～10mm，位于壁龛上、下侧。轴位相加压时，于龛影周围形成“晕轮”状透亮带。

（4）“环堤”影：系溃疡口部以黏膜层为主的高度炎性水肿。钡餐检查，在适当压迫下取轴位观，呈一环状透亮带，内界较为明确，外界模糊不清，如同“晕轮”状；切线位则表现为一“新月”样透亮带，亦为溃疡侧边界明确，外界模糊不清。该透亮带无论是轴位还是切线位观，其宽度均匀，边缘较光整，黏膜纹直达环堤影边缘，此为良性“环堤”影特征。

（5）以溃疡为中心、分布均匀的放射状黏膜纹，为溃疡瘢痕组织收缩的表现，系良性溃疡的特征：壁龛旁黏膜纹略增粗或伴有黏膜纹轻度扭曲现象。纠集的黏膜纹大多到达龛边，但部分病例由于溃疡口部严重水肿，靠近壁龛的黏膜纹逐渐消失而显示不清。

另有认为，龛影边缘“点状投影”，系钡浆存留于皱襞内所造成，它提示该溃疡周围有黏膜增厚和放射状黏膜皱襞存在，因此是良性溃疡较为特征性表现。

上述黏膜纹无论它是何种表现，均应有一定的柔软度和可塑性，这一点不可忽视。

（6）新月形壁龛：它的产生是由于溃疡口缘黏膜严重的炎性水肿，并突向溃疡腔内而构成。钡餐造影时壁龛显示如新月形，其凹面指向胃腔，凸面指向胃腔外。

3. 鉴别诊断　溃疡型胃癌：癌肿内的恶性溃疡，大而浅，形态不规则，为“腔内龛影”，周围见高低、宽窄、形态不规则“环堤”，环堤内可见“尖角”征，龛影边缘有“指压”迹，龛影周围纠集的黏膜纹中断、破坏，邻近胃壁僵硬，蠕动消失等。骑跨于胃小弯的溃疡型癌，切线位加压投照时，呈“半月”征图像。这些均与良性溃疡不同，同时，良性溃疡临床上有节律性疼痛症状。

4. 临床评价　关于良性溃疡与溃疡性胃癌的鉴别，主要是依据龛影的大小形态和周围黏膜等情况。少数情况下慢性胃溃疡和溃疡性胃癌临床上缺乏特异性。X 线检查时，对溃疡大小、形态缺乏新的认识，X 线诊断有一定难度。“恶性特征”对恶性溃疡诊断意义虽然重要，但并非其独有，有些良性溃疡病变时间很长，瘢痕修复不能填充愈合坏死组织形成的龛影，反而因瘢痕收缩可使胃小弯缩短，形成假“腔内龛影”，且龛影大小可因溃疡周围瘢痕收缩较实际扩大。

（边　浩）

第四节　十二指肠、小肠、结肠及盲肠病变

一、十二指肠溃疡

1. 临床特点　十二指肠溃疡绝大多数发生在十二指肠球部，少见于十二指肠球后部，多数病例为单发性溃疡。主要见于青壮年患者，男性多于女性。主要症状是上腹部周期性、节律性疼痛。多数患者胃酸增高。

2. X 线表现　如下所述。

（1）十二指肠球部溃疡

1）龛影：为溃疡直接征象，呈圆形或椭圆形钡斑（龛影），加压时可见钡斑周围呈车轮样环形透亮带（溃疡口部水肿），其大小不定。对小的龛影应加压点片做黏膜相检查，并应注意左右斜位摄片以显示壁龛，低张双重造影检查，均可提高龛影发现率（图 3－15）。

2）畸形：是最常见的 X 线征象。黏膜水肿、肌层痉挛、瘢痕收缩、周围粘连等，均可导致畸形，表现为侧缘凹陷、花瓣样变形、憩室样囊袋、不规则缩窄等。

3）黏膜改变：黏膜纹增粗、变平或模糊，有时也可见以龛影为中心的放射状黏膜纹。

4）其他征象：如十二指肠球部激惹现象、压痛等。同时可合并胃窦炎、幽门梗阻。

5）溃疡愈合：若溃疡很浅小，无明显纤维增生，愈合后十二指肠恢复正常，黏膜纹也是正常的。溃疡愈合过程表现为龛影变小、变浅，以至消失，周围水肿消退。较深的溃疡大多伴有较明显的纤维增生，即使溃疡已经愈合仍可见黏膜纠集和十二指肠球部畸形。若有前、后胃肠片比较，从正常轮廓内有龛影发展到畸形和龛影缩小，不能认为十二指肠球部溃疡恶化，相反应认为溃疡在愈合过程中。有的溃疡愈合后留下一侧壁变形，这是瘢痕形成的缘故，在瘢痕区黏膜消失。十二指肠球部的刺激征象减轻或消失也是溃疡好转和愈合中的征象。

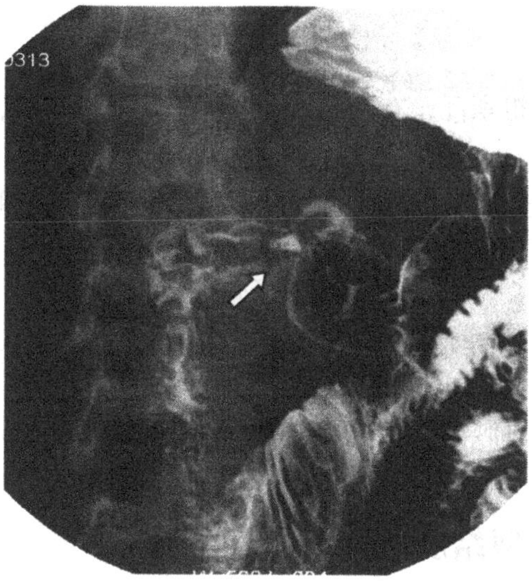
A

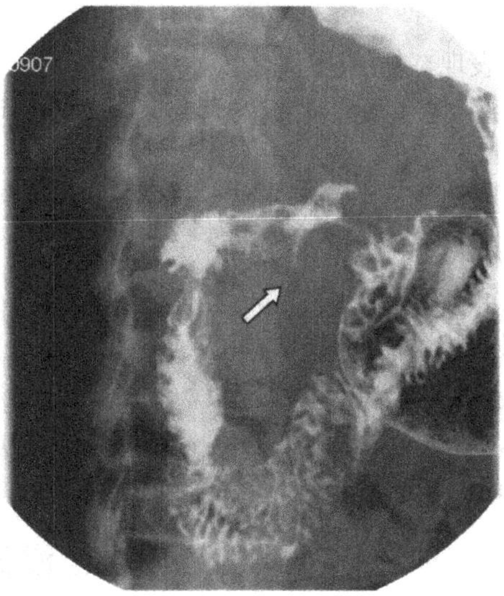
B

图 3-15 十二指肠球部溃疡

十二指肠球部变形，可见小钡斑

（2）十二指肠球后部溃疡：钡餐检查十二指肠球部后部溃疡，由于十二指肠球部后段走行屈曲重叠，故应采用右前斜位及右侧位为佳。其主要 X 线表现为有龛影，大小不一，一般 2～3mm，所以有时不易显示。常见征象为局部肠管狭窄，长约 2cm，黏膜纹紊乱或消失，有十二指肠球部激惹现象，可伴有狭窄十二指肠球部前部扩大征象。

3. 鉴别诊断　十二指肠球部溃疡主要要与十二指肠球炎相鉴别。较大的溃疡易于在 X 线检查时发现，球部畸形、龛影、激惹等表现，易于诊断。但是小部分病例，并无球部变形、激惹现象，仅在压迫黏膜相方可显示出龛影，因而易漏诊，应加以充分注意。在球部畸形情况下，由于 X 线对于浅小溃疡显示有一定局限性，因此不能片面地根据未见龛影而武断地做出排除十二指肠球部溃疡的结论，常需借助内镜检查。

4. 临床评价　十二指肠溃疡出现出血、穿孔、幽门梗阻、瘘管形成等并发症，内镜检查能明确诊断。

二、十二指肠倒位

1. 临床特点　本病为先天性的位置变异，无明显临床症状，可因排空不畅而产生十二指肠淤积现象。

2. X 线表现　十二指肠球部位置正常，自十二指肠降部开始呈顺时针方向走行弯曲，与正常十二指肠曲走行方向正好相反，反位部分肠曲可固定，亦可有一定的移动度。本病诊断不难。

三、十二指肠冗长

1. 临床特点　亦为先天性发育异常所致，较多见，主要是指十二指肠上部的长度超过 5cm，可达 10～12cm，再由于肝、十二指肠韧带除正常固定十二指肠上部外，同时又固定了十二指肠降部上部，故使冗长、迂曲。

2. X 线表现　钡餐检查，冗长段呈 U 形或蛇形弯曲，充盈后方充盈其余十二指肠各部。

四、十二指肠结核

1. 临床特点　多系淋巴血行感染，或邻近脏器结核的直接蔓延。病理上可分为溃疡型与增殖型。多伴有腹膜后淋巴结增大，广泛性肉芽组织增生与瘢痕组织收缩，可引起不同程度的十二指肠腔狭窄与狭窄上扩张。

2. X线表现　如下所述。

（1）溃疡型：可见十二指肠病变区黏膜皱襞增粗紊乱，有激惹征，肠管边缘毛糙不整，可见浅小溃疡。

（2）增殖型：可见局限性肠管变形狭窄，局部有呈息肉状之结核性肉芽组织增生。有时肠腔内可见息肉状充盈缺损。

（3）也可有肠外肿块（邻近淋巴结肿大），致十二指肠曲扩大及对肠管外压性改变。

3. 鉴别诊断　增殖型十二指肠结核需注意与十二指肠癌鉴别诊断。与之相比，前者病变范围较长，肠管局部存在激惹征，钡剂通过快，钡剂通过时肠管仍稍可扩张，与癌之狭窄僵硬仍有不同。

4. 临床评价　结合临床表现很重要，若同时患有肺结核或回盲部肠结核，有助于本病之诊断。一般需结合内镜活检确诊。

五、浸润型结肠癌

1. 临床特点　结肠癌是发生于结肠部位的常见的消化道恶性肿瘤。好发部位为直肠及直肠与乙状结肠交界处，以40～50岁年龄组发病率最高。浸润型结肠癌以向肠壁各层呈浸润生长为特点。病灶处肠壁增厚，表面黏膜皱襞增粗、不规则或消失变平。早期多无溃疡，后期可出现浅表溃疡。如肿瘤累及肠管全同，可因肠壁环状增厚及伴随的纤维组织增生使肠管狭窄，即所谓的环状缩窄型，此时在浆膜局部可见到缩窄环：切面肿瘤边界不清，肠壁因肿瘤细胞浸润而增厚。

左半结肠胚胎起源于后肠，肠腔较细，肠内容物呈固态，主要功能为贮存及排出粪便，癌肿多属浸润型，易致肠腔环形绞窄。常见症状为排便习惯改变、血性便及肠梗阻。肠梗阻可表现为突然发作的急性完全性梗阻，但多数为慢性不完全性梗阻，腹胀很明显，大便变细形似铅笔，症状进行性加重最终发展为完全性梗阻。

2. X线表现　如下所述。

（1）腹部平片检查：适用于伴发急性肠梗阻的病例，可见梗阻部位上方的结肠有充气胀大现象。

（2）钡剂灌肠检查：可见癌肿部位的肠壁僵硬，扩张性差，蠕动至病灶处减弱或消失，结肠袋形态不规则或消失，肠腔狭窄，黏膜皱襞紊乱、破坏或消失，充盈缺损等（图3－16）。

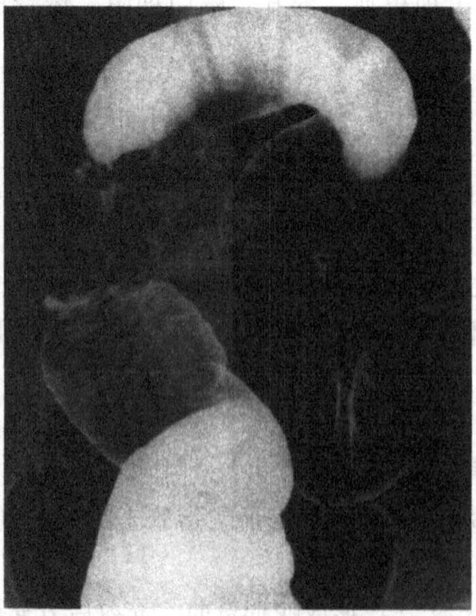

图3－16　浸润型结肠癌

乙状结肠管腔向心性狭窄，黏膜破坏，病变与正常肠壁分界清楚

3. 鉴别诊断　需与以下疾病鉴别：①特发性溃疡性结肠炎。②阑尾炎。③肠结核。④结肠息肉。⑤血吸虫病肉芽肿。⑥阿米巴肉芽肿。

4. 临床评价　对结肠腔内形态变化的观察，一般气钡灌肠检查优于 CT。CT 有助于了解癌肿侵犯程度，CT 可观察到肠壁的局限增厚、突出，但有时较早期者难鉴别良性与恶性，CT 最大优势在于显示邻近组织受累情况、淋巴结或远处脏器有无转移，因此有助于临床分期。

CT 分期法：第 1 期：消化道管壁厚度正常（一般为 5mm），息肉样病变向腔内突出。第 2 期：管壁局部增厚，呈均匀的斑块或结节状表现，无壁外扩展。第 3 期：管壁局部增厚，周围组织已有直接侵犯；可有局限或区域性淋巴结受累，但无远处转移。第 4 期：有远处转移（如肝、肺、远处淋巴结）。对肠道肿瘤的诊断仍未能明确者，MRI 可弥补 CT 诊断的不足，MRI 对直肠周围脂肪内浸润情况易于了解，故有助于发现或鉴别第 3 期患者。

六、子宫内膜异位症

1. 临床特点　见于直肠、乙状结肠，偶见于盲肠、小肠与阑尾。由于病变肠壁内周期性出血，可引起邻近组织反应性纤维组织增生，形成粘连包块，而致肠腔呈环形或压迫性狭窄。临床上多见于20～50 岁女性患者，有周期性痛经、腹胀、腹泻症状。

2. X 线表现　钡剂灌肠有两种 X 线表现：①环形狭窄，但黏膜纹可以正常。②病变肠曲有弧形或分叶状压迹（图 3－17）。

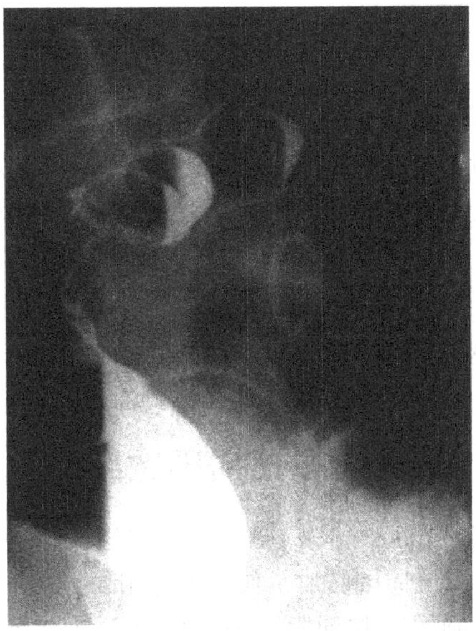

图 3－17　子宫内膜异位症

直肠环形向心性狭窄

3. 鉴别诊断　上述两种 X 线表现难以与肿瘤鉴别需结合临床，才能做出诊断。

七、盲肠类癌

1. 临床特点　结肠类癌起源于肠黏膜腺体的嗜银 Kultschitzkx 细胞，又称嗜银细胞瘤。这种细胞是一种特殊的上皮细胞。在结肠呈弥散性分布，能产生多种肽胺类激素，与肾上腺细胞甚相似，具有嗜铬性，所以类癌又有嗜铬细胞瘤之称。是一种少见的低度恶性肿瘤；在结肠类癌中 68% 位于右半结肠，其中盲肠占 50%。有半结肠与阑尾、回肠同起源于中肠，其类癌细胞类型 65% 属亲银性，30% 属嗜银性。绝大多数类癌体积较小时无明显症状，临床上也多在偶然情况下发现。若瘤结节长到一定大小或生长于特殊部位时，常可引起一些肠道功能紊乱、腹痛或不同程度的梗阻症状。

2. X 线表现　钡剂灌肠检查，由于病灶一般较小，所以常易漏诊，待发展到一定大小，可表现为轮廓光整的充盈缺损或肠管环状狭窄。在 X 线上，结肠的损害可表现出 4 种类型：①肿块型：呈多个结节融合。②息肉型：充盈缺损样改变。③浸润型：肠段浸润狭窄。④肠梗阻型：钡剂通过受阻。

3. 鉴别诊断　结肠类癌与盲肠癌很难鉴别，但本病往往比肠腔内充盈缺损病变要大，甚至大数倍于腔外肿块，且易侵及邻近肠襻或使之受压移位之特征，借以可与一般结肠癌进行鉴别。

4. 临床评价　结肠类癌早期无症状，随着肿瘤的进展，大部分都有不同程度的症状出现。但结肠类癌的临床表现缺乏特异性，与结肠腺癌较难鉴别，术前诊断较困难。临床上在诊断结肠疾病时，应考虑结肠类癌存在的可能性，并根据需要辅以X线钡剂造影检查、B超、结肠镜检查等以帮助诊断。病理检查，是目前对类癌重要的诊断方法，根据肿瘤的组织学特点，一般不难做出诊断。

八、结肠阿米巴病

1. 临床特点　为肠道传染病之一，常发生于青壮年，个别病例可侵犯肝、肺、脑及皮肤等。肠道阿米巴病易侵犯盲肠及升结肠，其次为乙状结肠、直肠及阑尾。慢性期可导致盲肠变形。急性期临床表现为起病缓慢，以腹痛、腹泻开始，大便次数逐渐增加，便时有不同程度的腹痛与里急后重，后者表示病变已波及直肠。大便带血和黏液，多呈暗红色或紫红色，糊状，具有腥臭味，病情较重可为血便，或白色黏液上覆盖有少许鲜红色血液。患者全身症状一般较轻，在早期体温和白细胞计数可有升高，粪便中可查到滋养体。

2. X线表现　如下所述。

（1）肠道功能紊乱改变：如盲肠、升结肠之肠袋较深，大小不一，肠腔窄小，由于刺激性增强而钡剂易于排空。黏膜纹理紊乱，有时可见突出肠腔外龛影。

（2）因肠壁瘢痕收缩致盲肠腔窄小、缩短及肠袋消失，有时形成所谓锥状盲肠。

3. 鉴别诊断　本病应与盲肠结核鉴别：结肠阿米巴病呈跳跃性分布于盲肠、升结肠及横结肠，一般末端回肠多不侵犯，以此与盲肠结核进行鉴别。少数病例表现为多发性，常于肠腔某一侧产生较大的边缘缺损或圆形凹迹，使肠管产生偏心性狭窄，形态类似肿瘤，这类病例称之为阿米巴瘤。由于这类患者的病变为多发性，累及范围较长，病变与正常肠壁间边界为移行性，以内科治疗有较好的疗效，从而可与结肠癌进行区别。

4. 临床评价　本病以粪便内找到阿米巴滋养体而得以确诊，一般不用X线检查，X线征象虽非特征性改变，但可提示做进一步的粪便检查或乙状结肠镜检查而进行确诊。慢性期可用钡剂造影检查。

九、阑尾周围脓肿

1. 临床特点　急性阑尾炎化脓坏疽或穿孔，如果此过程进展较慢，大网膜可移至右下腹部将阑尾包裹并形成粘连，形成炎性肿块或阑尾周围脓肿。细菌感染和阑尾腔的阻塞是阑尾炎发病的两个主要因素。由早期炎症加重而致，或由于阑尾管腔梗阻，内压增高，远端血运严重受阻，感染形成和蔓延迅速，以致数小时内即成化脓性甚至蜂窝织炎性感染。阑尾肿胀显著，浆膜面高度充血并有较多脓性渗出物，部分或全部为大网膜所包裹。临床表现：患者多有右下腹疼痛，或者转移性右下腹疼痛病史，可有发热、恶心、呕吐等表现，亦可有轻微腹泻等表现。少数患者可因大网膜压迫肠管，造成不完全肠梗阻症状。

2. X线表现　如下所述。

（1）钡剂造影检查可见右下腹包块与肠管粘连，不能分开；盲肠变形，边缘不规则，但黏膜皱襞无破坏，局部有压痛。

（2）盲肠有激惹征象，钡剂通过快，盲肠也可处于痉挛状态。

（3）盲肠局部可出现压迹，末端回肠可同时向上推移。

（4）若脓肿与盲肠相同，可使之显影，为肠道外不规则窦腔（图3－18）。

3. 鉴别诊断　根据上述阑尾脓肿的X线特点，结合临床，多数诊断应无困难，但少数病例由于临床表现复杂，须与下列回盲部病变鉴别：包括回盲部良、恶性肿瘤及炎性病变，有些表现与脓肿相似，但均有相应的临床及X线特点可资鉴别。如结肠癌时的肠腔狭窄、充盈缺损、形态恒定、管壁僵硬、黏膜破坏、无弧形压迹、能触及肠腔内包块、临床可有黏液血便等。炎性病变可见肠腔狭窄、短缩、牵拉移位及激惹等，且有弧形压迹及包块。

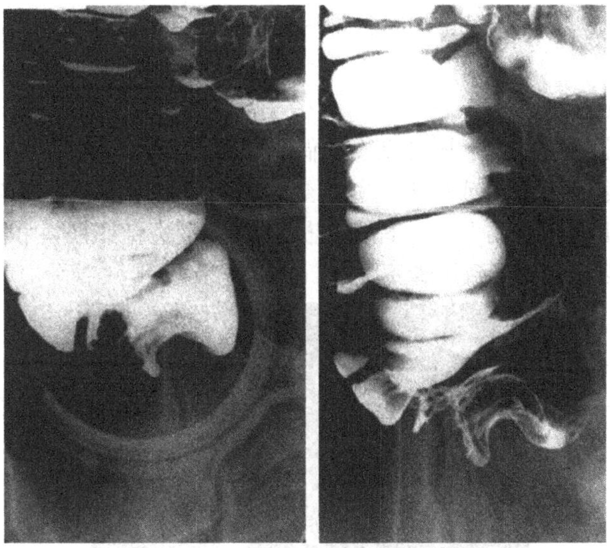

A　　B

图 3－18　阑尾周围脓肿

盲肠下端管腔狭窄，见弧形压迹影，术后病理为阑尾脓肿

4. 临床评价　阑尾脓肿有以下 X 线特征：回盲部弧形压迹和触及肠腔外包块，压迹边缘毛糙不整，肿块多数较软，边缘不清，有明显压痛。回盲肠痉挛性狭窄变形，边缘呈锯齿状或毛刷状，肠壁软，形态多变。黏膜无异常，阑尾不显影。钡剂灌肠能很好地观察结肠及回盲部的充盈情况和黏膜有无异常，为首选方法。但钡餐检查由于回盲部往往充盈不满意而不常用，但能较好地观察功能性改变，如激惹、痉挛等，必要时可做气钡双重造影。CT 检查示病灶呈圆形或类圆形，其密率低于脑脊液，CT 值在 5 ~ 50Hu，边缘光整，与周围组织界限清晰，无占位效应，对于阑尾脓肿的诊断有较大意义（图 3－19）。

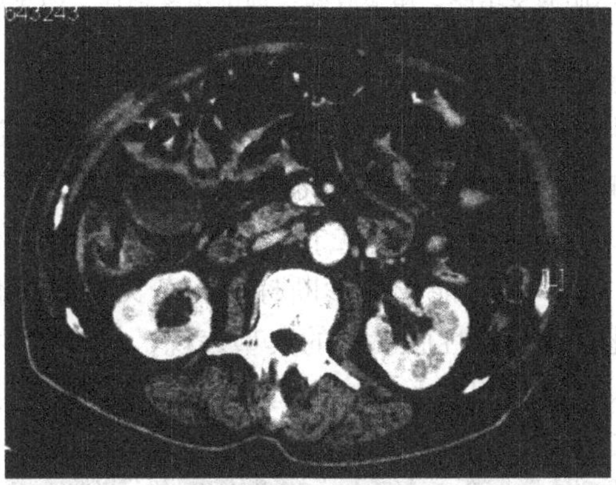

图 3－19　阑尾周围脓肿

阑尾区见类圆形水样密度肿块影，边缘欠清晰，局部盲肠等肠壁增厚，
增强后呈环形强化，中央低密度无强化

（边　浩）

第五节　胆囊及胆管异变

一、慢性胆囊炎

1. 临床特点　为常见病，系指胆囊慢性炎症性病变，大多为慢性结石性胆囊炎，占 85% ~95%，少数为非结石性胆囊炎，如伤寒带菌者。主要病理有胆囊壁增厚、瘢痕性收缩、囊腔缩小及其周围粘连等。本病可由急性胆囊炎反复发作迁延而来，也可慢性起病。临床表现无特异性，常见的是右上腹部或

心窝部隐痛，食后饱胀不适，嗳气，进食油腻食物后可有恶心，偶有呕吐。在老年人，可无临床症状，称无症状性胆囊炎。

2. X线表现　如下所述。

（1）平片：有时所见胆囊壁钙化、阳性结石，偶见有胆囊积气。

（2）造影所见：①胆囊明显缩小或扩大。②胆囊轮廓不规则、平直或固定的屈曲改变。③浓缩功能和收缩功能明显差。④胆囊“脂肪”征，即胆囊浆膜下大量炎性脂肪沉积。⑤由于合并结石、胆囊管炎性闭塞或胆囊充满脓液，均可导致胆囊不显影（图3-20）。

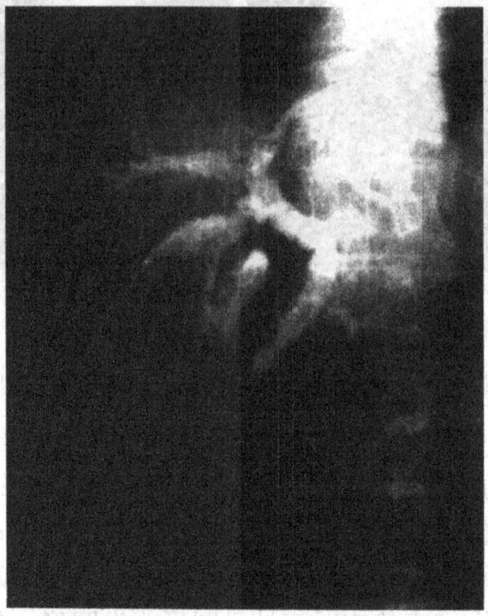

图3-20　慢性胆囊炎

胆结石造影，示胆囊壁增厚、瘢痕收缩，周围组织粘连，内见低密度结石影

3. 鉴别诊断　由于慢性胆囊炎的临床症状不典型，临床常易误诊，以下疾病常被误诊为慢性胆囊炎，故应注意鉴别：①消化性溃疡。②慢性胃炎。③食管裂孔疝。④原发性肝癌。⑤胆囊癌。

4. 临床评价　慢性胆囊炎的诊断主要依赖临床表现及超声检查。CT诊断慢性胆囊炎的价值有限，能看到胆囊壁增厚，胆囊内结石影，但胆囊壁厚度个体差异较大，充盈及排空时间相差也很大。若充盈良好，壁厚>3mm有一定意义，但一般不能作为诊断标准；若无结石，仅发现胆囊壁增厚不能做出明确诊断，有时可看到胆囊壁钙化，这是慢性胆囊炎的典型表现，但非常少见，胆囊体积多缩小，表现胆囊壁纤维化。少数可见增大，表示胆囊积液，但均无特征性。MRI表现与CT类似，但对结石及胆囊壁钙化的显示较CT差些（图3-21）。

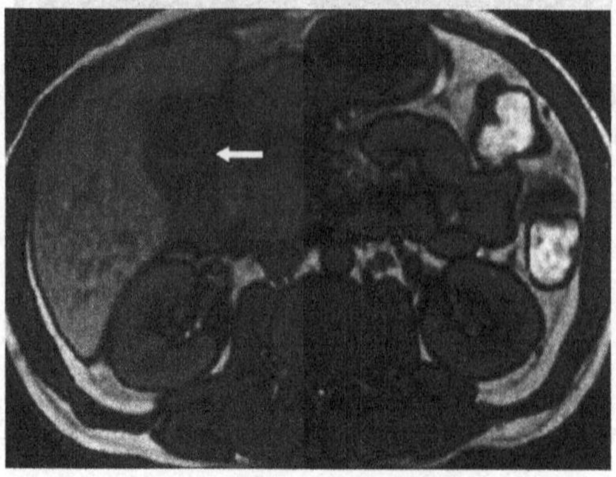

图3-21　慢性胆囊炎

MRI T_1WI示胆囊壁增厚，胆囊窝见液性低密度影

二、胆囊结石

1. 临床特点　属于胆囊腔内可移动性的充盈缺损。由于结石的化学成分不同，可分为：①胆固醇结石：多为单发、圆形，较大的可透 X 线结石。②胆色素结石：常系多发的、较小的、无一定形态的可透 X 线结石。③胆固醇胆色素结石：可单发或多发的、大小形态不定的可透 X 线结石。④凡钙盐含量较多的混合结石：往往是多发的、状如石榴样的不透 X 线结石。前三种称为阴性结石，X 线胆囊造影显示为可移动性的充盈缺损。

2. X 线表现　如下所述。

(1) 阳性胆结石：平片即可发现。可单发或多发，呈多种形态，如圆形、类圆形、近方形，周围致密中央较透亮的阴影。较大的结石常表现中间透亮，周围有向心性成层钙化改变。需与右上腹其他钙化影鉴别，必要时可做胆囊造影进一步检查。

(2) 阴性结石：需造影检查方可发现，表现为边缘光滑之负影，可移动，其大小、数目、形态依据存在的结石而定，多发性结石影相互重叠呈蜂窝状。直立摄片检查，直径 2mm 以下的小结石则沉积于胆囊底，呈一堆透亮阴影，或成层地漂浮在含造影剂的胆汁中，形成一层横贯胆囊的串珠样带状透亮区，称为浮形结石（图 3－22）。

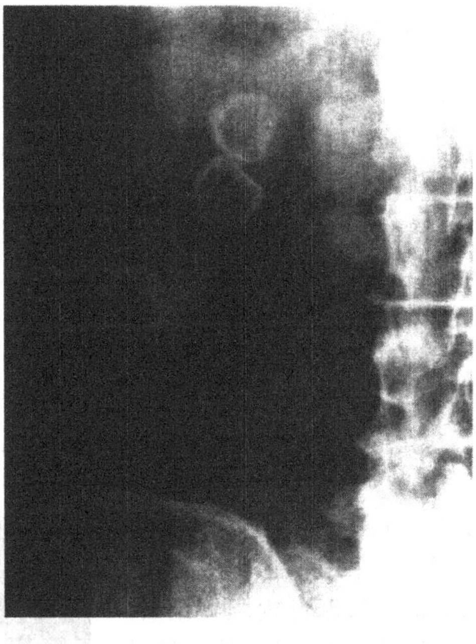

图 3－22　胆囊结石

胆囊内见多发大小不等结节样充盈缺损，胆囊壁粗糙

3. 鉴别诊断　主要与肠腔积气影区别，与胆囊重叠的肠气影，其范围一般均超过胆囊影之外，同时伴有明显的结肠积气，因此鉴别不难。若仍有困难的，可在做造影检查时，视其阴影是否仍然存在，及其与胆囊的关系。还需与右侧肾结石鉴别，右肾结石有时与胆囊结石很难鉴别，但侧位片时，肾结石与脊柱重叠，而胆囊结石位于脊柱前缘，两者可鉴别。

4. 临床评价　有急性发作史的胆囊结石，一般根据临床表现不难做出诊断。但如无急性发作史，诊断则主要依靠辅助检查如 B 超检查可显示胆囊内光团及其后方的声影，诊断正确率可达 95% 以上。CT 扫描对于胆囊结石的诊断意义较大。对于阴性结石及阳性结石，因为 CT 密度分辨率较高，都可显示。磁共振胰胆管造影（MRCP）是不同于 ERCP 的无创性检查方法，不需要做十二指肠镜即可诊断胆囊结石及肝内、外胆管结石，但价格较贵，不易普及（图 3－23）。

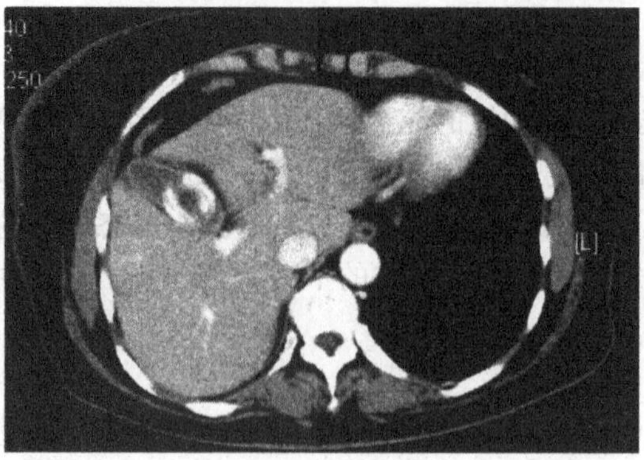

图 3－23　胆囊结石

胆结石、胆囊炎，CT 扫描示胆囊壁增厚，内见类圆形高密度结石影

三、胆管结石

1. 临床特点　胆管结石是指肝内外胆管内有结石形成，是最常见的胆管系统疾病。

结石阻塞胆管引起胆汁淤滞，继发细菌感染而导致急性胆管炎发生。胆管反复炎症可造成局部管壁增厚或瘢痕性狭窄，而胆管炎症和狭窄又可以促进结石形成。胆管狭窄近端被动扩张，内压增高。临床上患者常出现上腹绞痛、寒战发热、黄疸，即夏科（Charcot）三联征。感染严重可出现休克和精神异常（Reynolds 五联征），症状反复久之出现胆汁性肝硬化，继而出现门静脉高压症。

胆管结石分为原发性胆管结石和继发性胆管结石，原发性胆管结石系指在胆管内形成的结石，主要为胆色素结石或混合性结石。继发性胆管结石为胆囊结石排至胆总管者，主要为胆固醇结石。根据结石所在部位分为肝外胆管结石和肝内胆管结石。肝外胆管结石多位于胆总管下端；肝内胆管结石可广泛分布于两叶肝内胆管，或局限于某叶胆管，其中以左外叶和右后叶多见。

2. X 线表现　胆道 X 线检查主要如下。

（1）静脉胆道造影法：造影剂经静脉注射或滴注进入血液循环，80% 与血浆白蛋白结合，10% 与红细胞表面的蛋白结合，循环至肝，与肝细胞小分子蛋白结合，由胆汁排出。常用造影剂有胆影钠、胆影葡胺、碘甘葡胺等。主要不良反应是低血压、过敏反应、肝肾功能损害等。轻度不良反应率为 5% ~ 20%，对肝内胆管结石的诊断效果较差。随着 ERCP 及 PTC 的应用，临床较少用此法。

（2）术中胆道造影：可分为术中穿刺胆总管法，经肝内胆管法、T 形管法等。对肝内胆管结石，采用非手术治疗者不适用，但适用手术切除胆囊、术中造影诊断肝内胆管结石。其中 T 形管法是在胆囊手术中，切开胆总管，清除胆总管结石，做 T 形管引流。术后可经 T 形管注入泛影葡胺，观察胆总管及肝内胆管结石的病情是否存在，图像清晰，对诊断肝内胆管结石有较大意义。

X 线所见：除有胆管扩张外，显示管腔有类圆形透亮区，其形态与胆囊结石相同。但需考虑到，胆管宽径正常，不一定能完全排除胆管内小结石存在的可能。再者，若用 T 形管胆道造影，应避免将气体注入，因为气泡影可被误认为阴性胆管结石，必要时可重复造影检查（图 3－24）。

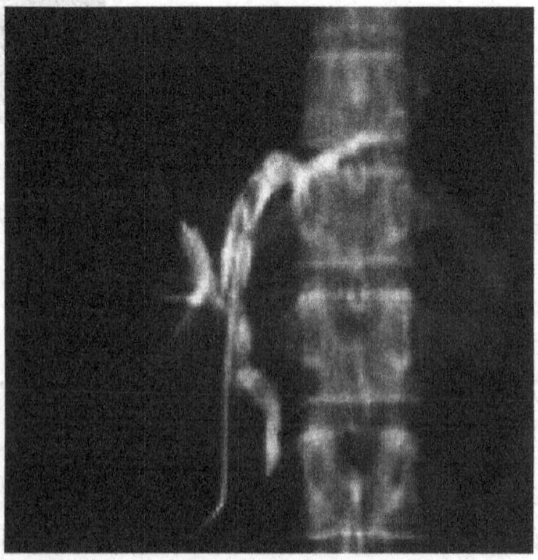

图 3－24　胆管造影

示左肝内胆管见类圆形低密度影，边缘光整

3. 鉴别诊断　胆管结石需与胆管肿瘤鉴别。胆管良性肿瘤极为少见。多见的胆管癌，阻塞端常有破坏、狭窄、僵直及不规则充盈缺损。胆管结石的阻塞端多为圆形充盈缺损，典型者则显示“杯口”状充盈缺损是其特征，无破坏、狭窄及僵直改变。胆管癌扩张的肝内胆管往往呈“软藤”状，而结石扩张的肝内胆管则显示“枯枝”状，两者表现不同（图 3－25）。

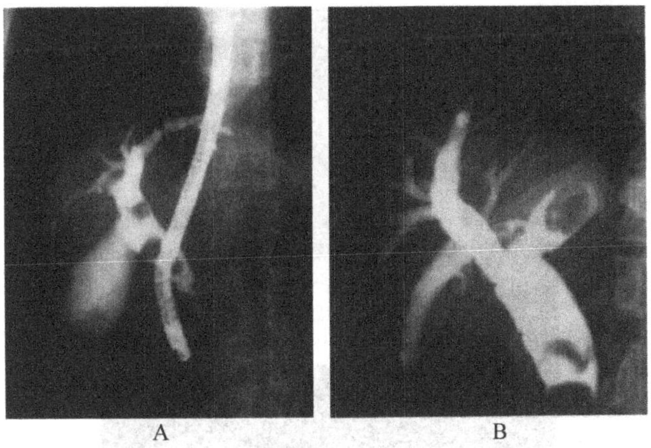

图 3-25 胆管结石 ERCP 造影

示类圆形充盈缺损，边缘光整，肝内胆管则显示“枯枝”状

4. 临床评价 B 超检查可发现胆管内结石及胆管扩张影像，故胆管结石一般首选 B 超检查，必要时可加行 ERCP 或 PTC。PTC 的 X 线特征有：①肝总管或左右肝管处有环形狭窄，狭窄近端胆管扩张，其中可见结石阴影。②左右肝管或肝内某部分胆管不显影。③左右叶肝内胆管呈不对称性、局限性、纺锤状或哑铃状扩张。ERCP 可选择性胆管造影，对肝内胆管结石具有较高的诊断价值，可清晰显示肝内胆管结石，确定结石的部位、大小、数量，肝内胆管的狭窄或远端扩张。CT 扫描对于肝内胆管结石的诊断意义较大。胆总管结石由于较大而容易被发现，而胰腺钩突内结石则较小，尤其是含钙量少时只表现为小致密点，因为 CT 密度分辨率较高，则可显示。胆总管扩张时，胆总管的横断面呈边界清楚的圆形或椭圆形低密度影，自上而下逐渐变小。MRCP 不管结石，对肝内胆管结石有较大诊断价值，但价格较贵。总之，B 超、ERCP、胆道镜等方法诊断价值较大，简便易行，是诊断肝内胆管结石的首选方法。尤其是 ERCP 和胆道镜，对肝内胆管结石诊断的准确性高于 B 超。在 B 超检查发现肝内胆管结石后，应常规进行上述方法的检查。

四、胆管肿瘤

1. 临床特点 近 50% 肝外阻塞的患者是由非结石性病因引起的，其中以恶性肿瘤最多见。这些恶性肿瘤大多数发生于远端胆总管所在的胰头部，少数发生于肝胰壶腹部、胆管、胆囊和肝内。由转移性肿瘤和淋巴结阻塞胆管的现象极为少见。发生在胆管的一些良性乳头状瘤或绒毛状腺瘤也可阻塞胆管。早期肿瘤较小时，多无临床症状。随着胆管阻塞的症状和体征进行性加重，可见黄疸、不同程度的腹部不适、厌食、体重下降、皮肤瘙痒、腹部可触及包块或胆囊等，但寒战、高热少见。

2. X 线表现 X 线所见：早期多为偏侧性充盈缺损而造成胆管狭窄，其范围多在 1cm 以下，边缘光滑者应考虑为良性肿瘤，边缘不规则者多为癌，同时伴有狭窄上端胆管扩张；晚期则胆管不显影。本病术前 X 线确诊者少见，经皮肝脏穿刺可提高本病的诊断率。

3. 鉴别诊断 胆管肿瘤需与胆管结石鉴别。胆管良性肿瘤极为少见。多见的胆管癌阻塞端常有破坏、狭窄、僵直及不规则充盈缺损。胆管结石的阻塞端多为圆形充盈缺损，典型者则显示“杯口”状充盈缺损是其特征，无破坏、狭窄及僵直改变。胆管癌扩张的肝内胆管往往呈“软藤”状（图 3-26），而结石扩张的肝内胆管则显示“枯枝”状，两者表现不同。结节型胆管癌影像学有时需与胆管良性肿瘤如乳头状腺瘤相鉴别，后者少见，其在胆管内可形成广基底或带蒂的充盈缺损，轮廓光整，胆管壁光滑无内陷。而浸润型胆管癌所致胆管不规则狭窄，管壁粗糙、僵硬，与硬化型胆管炎累及范围较长、管腔狭窄、管壁光滑的影像也不同。

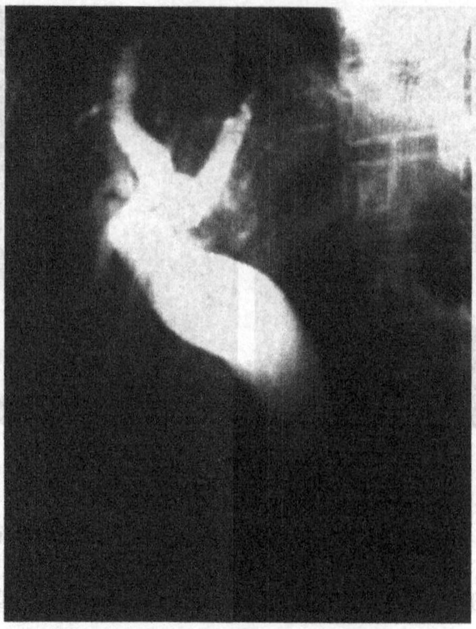

图 3－26　胆管癌胆管造影

胆总管下端梗阻，上端扩张，肝内胆管亦扩张呈“软藤”状

4. 临床评价　胆管肿瘤的 X 线诊断作用不大，需结合其他多种检查才能确诊，如：①实验室检查：主要表现为梗阻性黄疸的肝功能异常，如胆红素和碱性磷酸酶的增高等。②B超检查：B 超检查可显示扩张的胆管及梗阻的部位，胆管癌的超声像可呈肿块型、条索状突起型及血栓状，由于胆管扩张发生在黄疸之前，B 超具有诊断早期胆管癌的价值。③PTC：是诊断胆管癌的主要方法，它能显示胆管癌的位置和范围，确诊率可达 94% ~100%。④CT：胆管癌的 CT 基本表现为：胆管癌之近端胆管明显扩张，接近肿瘤的胆管壁增厚，于增强扫描时胆管更清晰，可被强化，管腔呈不规划的缩窄变形，一般可发现软组织密度的肿瘤影。肿瘤多数沿胆管壁浸润型生长，胆管壁增厚，边缘欠清晰，增强扫描时可被强化而易显示。少数呈息肉状或结节状向管腔内生长，结节呈软组织密度。肿瘤也可向腔外浸润扩展，管壁边缘模糊，常侵犯胆囊、肝脏毗邻的血管及淋巴组织，而呈不均密度软组织影，形态不规整，组织结构模糊、界限不清。⑤MRCP：对于胆管癌诊断意义较大。⑥ERCP：可直接观察十二指肠大乳头造影，能显示梗阻远端胆管。

（刘立强）

第六节　肝脓肿

一、X 线诊断要点

较大的脓肿，腹部平片有时可见肝区含气或液平的脓腔影，改变体位投照，液平可随之移动。同时可见右膈膨隆、右下肺盘状不张、右胸膜增厚及胸腔少量积液。有并发症还可见膈下脓肿、肺脓肿、脓胸等。

二、临床联系

本病男性多见，全身症状明显，持续肝区疼痛，并放射到右肩，有时出现黄疸，还有消化系统症状。

（刘立强）

第七节　原发性肝癌

一、X 线诊断要点

1. 透视和平片检查　肝影可增大，右侧膈肌升高，活动正常或受限，膈面可不规则呈波浪状或结节状。有时在横结肠内积气的对比下，可见肝下缘向下伸展，其外下缘圆钝。肿瘤钙化可为散在的斑点状或不规则条状，但少见。病变侵及膈肌或胸膜时出现胸腔积液。

2. 肝动脉造影　肝动脉肝内分支显示扭曲、移位，肿瘤区内出现血管数量明显增加的肿瘤循环；有时肿瘤供应血管见于肿瘤周围，其中心区无血管。

二、临床联系

本病好发于 30 ~ 60 岁男性，症状多出现在中晚期，表现肝区疼痛、消瘦乏力、腹部包块，晚期出现黄疸。

（秦　涛）

第四章

泌尿系统疾病的 X 线诊断

第一节　泌尿系统结石

一、肾结石

（一）常见症状与体征

肾区疼痛伴肋脊角叩击痛、血尿。

（二）X 线表现

X 线平片肾盂肾盏内均匀致密影，肾盂饱满，肾盏杯口圆钝变形，肾脏轮廓较小。静脉肾盂造影片示肾盂肾盏形态与 X 线平片一致，健侧肾盂肾盏显影形态正常。输尿管及膀胱充盈显影正常（图 4－1）。

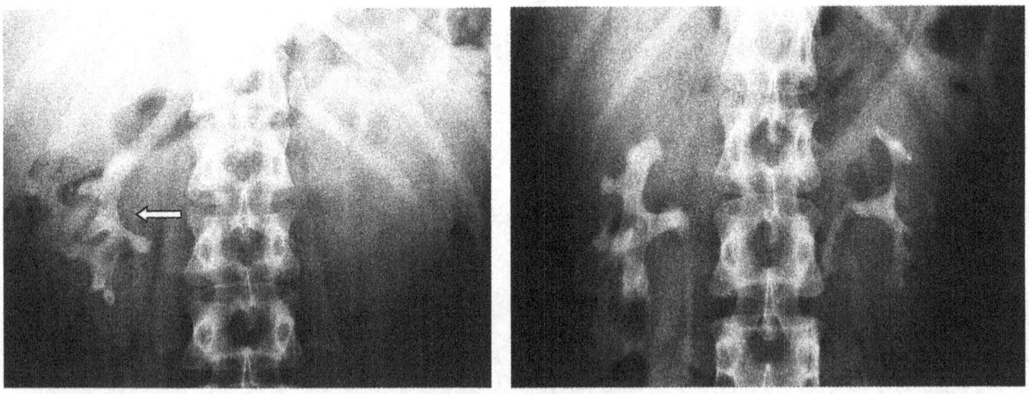

图 4－1　肾结石

（三）诊断要点

（1）平片肾窦区及其附近单个或多个致密影。

（2）IVU 肾盂、肾盏积水，不显影或延迟显影。

（3）阴性结石肾盂肾盏内充盈缺损。

（四）鉴别诊断

1. 结核的钙化　后者在皮质内，有相应肾盏的破坏。

2. 胆石症　胆性结石位置偏前，肾结石偏后与脊柱重叠。

（五）比较影像学与临床诊断

（1）透视对 X 线平片上有疑问的阳性结石做多角度、多体位检查效果较好。

（2）阴性结石或 X 线平片难以确认的阳性结石，超声、CT 可提供较大的帮助。

二、输尿管结石

（一）常见症状与体征

肾绞痛，间歇性血尿。镜检：尿液红细胞阳性，肉眼血尿。

（二）X 线表现

尿路平片示横突旁“粒状”致密影，边缘光滑，逆行造影相对应的位置造影剂截断，肾盂、肾盏积水（图 4－2）。

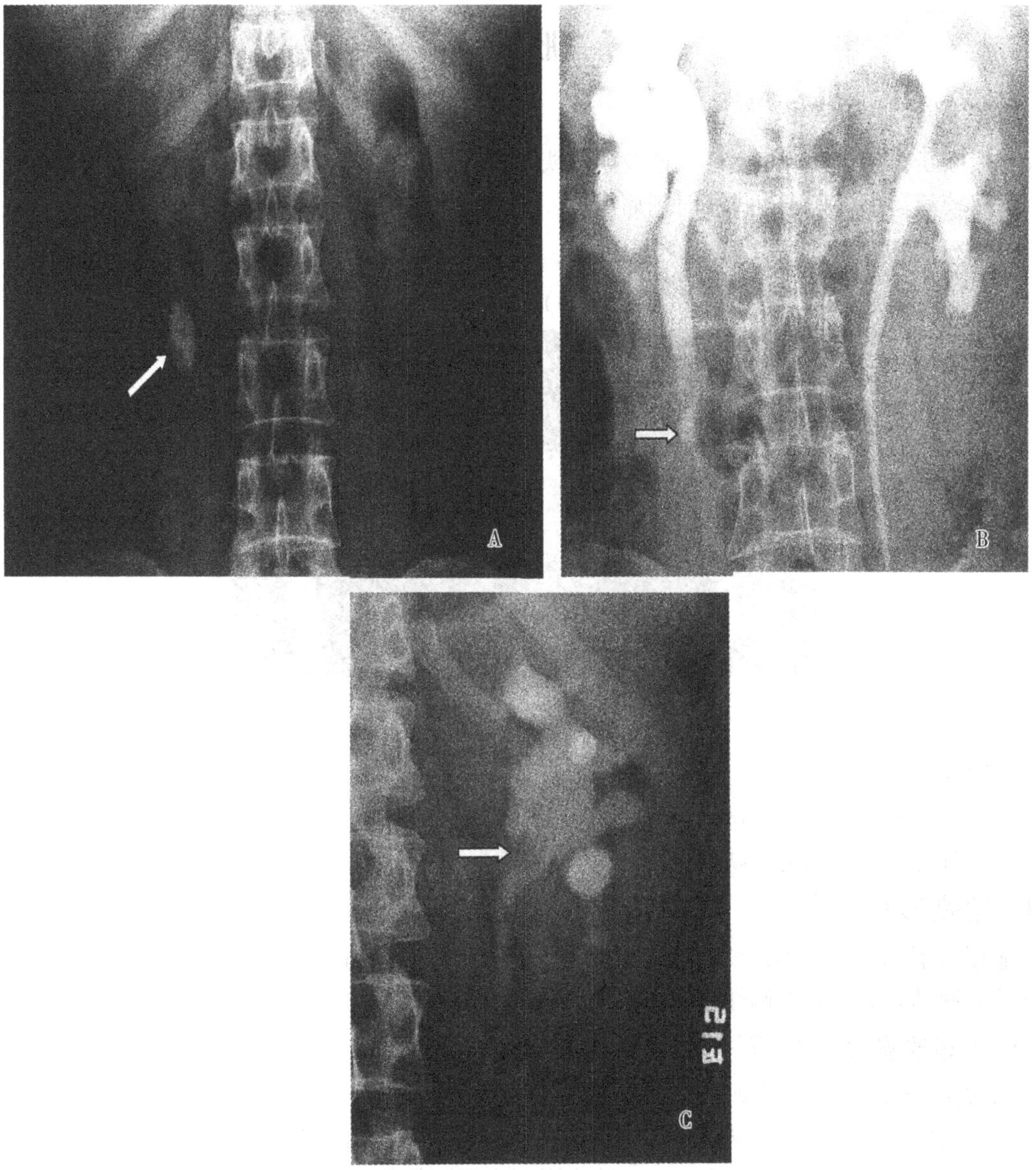

图 4－2　输尿管结石

（三）诊断要点

（1）X 线平片常呈圆形、类圆形、枣核形等，位置与输尿管行径相符。

（2）结石嵌顿于输尿管生理狭窄处。

（3）造影表现为肾盂、肾盏显影延迟；肾实质显影密度高；肾盂、肾盏积水。

（4）阴性结石在静脉肾盂造影或逆行尿路造影时，可见输尿管扩张，充盈缺损，呈杯口状改变，在同一部位中断，输尿管中断处 X 线平片上无表现。

（四）鉴别诊断

结石常与肠袋及骨组织影相重叠不易确定，须与淋巴结钙化、盆腔静脉石、胰腺钙化、横突端骨影等相鉴别。

（五）比较影像学与临床诊断

（1）大多数输尿管结石在尿路平片上明确显示，可多发，甚至相邻排列在输尿管内呈串珠状改变。

（2）输尿管阴性结石在静脉肾盂造影或逆行尿路造影时显示，CT 平扫、强化诊断准确。

（3）MRI 较少应用于该病，B 超对下段结石不敏感。

三、膀胱结石

（一）常见症状与体征

排尿突然中断，疼痛放射至远端尿道及阴茎头部，伴排尿困难和膀胱刺激症状。常有终末血尿，小便困难，日间较甚。小腹胀痛，排尿时刺痛。

（二）X 线表现

膀胱区内椭圆形致密影，边缘光滑（图4－3）。

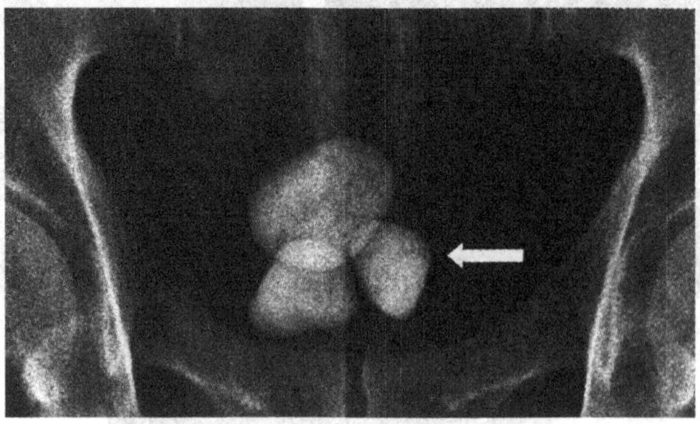

图4－3　膀胱结石

（三）诊断要点

（1）平片小骨盆中部圆形、椭圆形致密影，随体位而移动。

（2）造影片显示膀胱内充盈缺损。

（四）鉴别诊断

（1）输尿管下端结石较小，长轴与输尿管走行一致，位置偏高、偏外。

（2）前列腺结石通常为两侧性多发，位于耻骨联合附近。

（五）比较影像学与临床诊断

（1）膀胱阳性结石，X 线一般诊断不难。

（2）对疑有阴性结石或平片所见模棱两可时，造影检查能检出结石。

（3）B 超检查能发现强光团及声影，膀胱内强回声团随体位而改变。

（4）膀胱镜检查直接见到结石。

（5）直肠指检较大者可扪及。

（秦　涛）

第二节　泌尿系统结核

一、肾结核

（一）常见症状与体征

尿频、尿急、尿痛，终末血尿，脓尿，腰痛和肾区肿块。

（二）X 线表现

肾上极肾盏顶端杯口边缘不齐如虫蚀状，密度不均匀，与之相连的肾盏、肾盂部分变形狭窄（图 4－4）。

（三）诊断要点

（1）X 线平片肾轮廓增大突出。

（2）肾区钙化或自截肾（图 4－4C）。

（3）造影肾实质破坏形成空洞与邻近肾盏相通，小盏的外侧有造影剂呈湖状或云絮状（图 4－4B）。

（4）肾小盏破坏形成狭窄（图 4－4A）。

（5）肾盂、肾盏不显影或显影延迟。

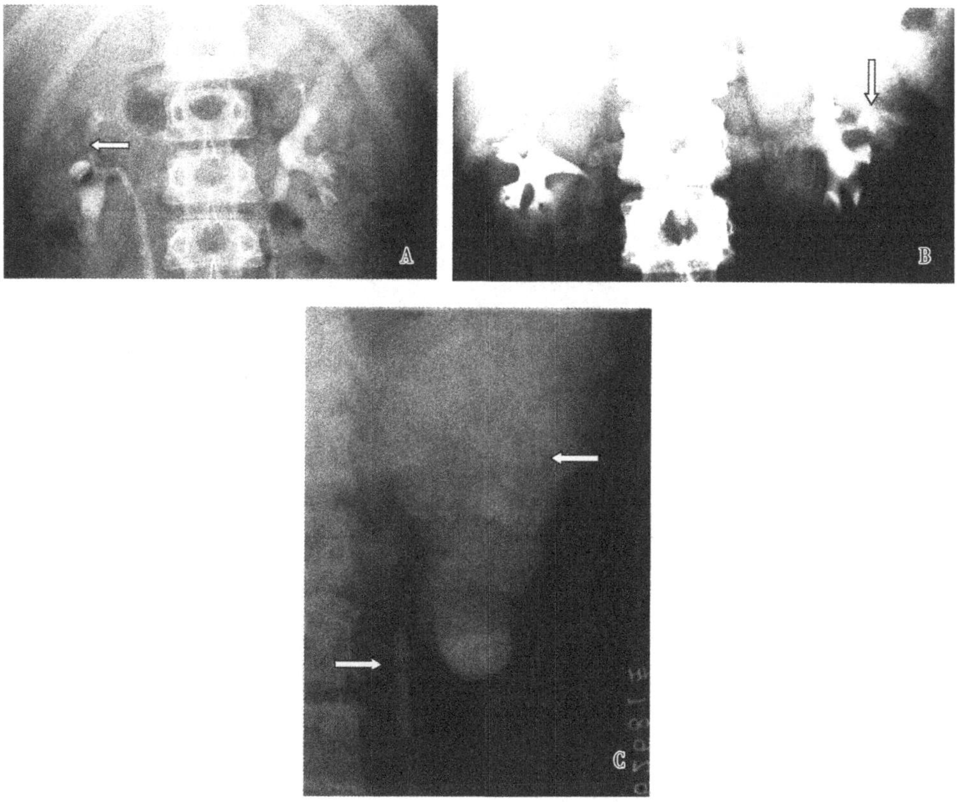

图 4－4　肾结核

（四）鉴别诊断

1. 肾的钙化与肾结石区别　后者多在肾盂肾盏内，密度较高，边缘清晰，侧位与脊柱重叠。

2. 肾结核的血尿需与非特异性膀胱炎的血尿进行鉴别　前者尿呈酸性，尿蛋白阳性，有较多红细胞和白细胞，可找到抗酸杆菌，血沉较快，有肺结核病史。

（五）比较影像学与临床诊断

（1）泌尿系结核表现为一侧结核、对侧积水、挛缩膀胱。

（2）超声简单易行，对于中晚期病例可确定病变部位，常显示肾结构紊乱。KUB 可检出病肾局灶或斑点状钙化影或全肾广泛钙化。CT 对于中晚期肾结核能清楚地显示扩大的肾盏肾盂、皮质空洞及钙化灶。MRI 水成像对诊断肾结核和对侧肾积水有重要价值。

二、输尿管结核

（1）平片输尿管走行区钙化影。

（2）呈典型“串珠”状改变及不规则狭窄与扩张相间，呈“串珠”状充盈，输尿管管壁僵硬，粗细不均，边缘毛糙。

（李　宇）

第二篇

CT 诊断

第五章

计算机体层成像（CT）技术

第一节　CT扫描机成像原理与软、硬件设备

一、CT扫描机的成像原理

CT扫描机的成像过程为：X线管发出X线→穿过人体→探测器采集数据→计算机进行数据处理→图像重建→输出图像。

X线管发出的X线经准直器准直后成为一窄束X线，这一窄束X线对人体的某一特定层面从各个角度进行投射。透过人体的射线由探测器进行接收后进行光电模/数转换，将模拟信号转换成数字信号后，送到计算机进行数据处理，处理后的数据进行图像重建。重建的图像再经数/模转换器变成模拟信号，最后显示在监视器上，或传输给多幅照相机摄片和传输给光盘、磁盘等进行储存。

1. X线产生　首先由操作人员在控制台上输入信息向计算机发出指令，计算机接受指令后，其中央处理器输出“产生X线”的指令。经单总线、缓冲寄存器、X线产生电路，送到产生X线高压电路。高压发生器收到该信号以后产生高压加在X线管的两端，这一高电压使X线管产生X线。

当计算机的中央处理器发出“X线停止”的指令后，该信号经单总线、X线停止指令电路传送给高压初级电路。高压初级电路在收到停止发送X线的指令以后，切断高压，X线管停止发出X线。

2. 数据采集　CT扫描机在进行扫描时，分布均匀的一束X线穿过人体时，由于人体各个部位、组织、器官之间厚度、密度的差异很大，使得X线的衰减不一致。这种X线衰减不一致就代表了人体被扫描部位其内部结构的信息，该信息是人眼看不见的“X线图像”信息。该信息由探测器接收，并被输送到计算机进行处理。

3. 数据处理　探测器接受的“X线图像”信息被转换成与X线量成正比的电流，该电流被称为模拟信号。这些模拟信号经过模/数转换器转换成数字信号，成为数字数据。为获得较准确的重建图像数据，在进行图像重建之前，用计算机对这些数据进行处理，处理方法如下：

（1）减除空气值和零点漂移值：由于探测器在电子电平上工作，此工作环境为非真空状态，它必然存在一定的空气值，需将此值扣除。在数据收集和转换时，探测器常常发生零点漂移，为得到准确的重建图像数据，需将此零点漂移值加以校正。

（2）线性化：对X线束硬化效应进行校正，称为线性化。穿过扫描部位的X线应尽量接近单色射线，以减少硬化效应的影响，但实际上线束硬化效应仍然存在。

（3）X线束硬化效应：X线束硬化效应是指低能X线比高能X线衰减快的现象。在连续不断的X线穿过人体各个扫描部位时，X线在同一密度和厚度的扫描部位中，X线的衰减与扫描部位的厚度成正比。即当扫描部位的厚度增加时X线的衰减也增加。由于低能X线比高能X线的衰减大，因此，低能X线很快被衰减掉。由于存在着X线束硬化效应现象，因此，在X线穿过人体某一均匀的部位后X线吸收曲线接近高能，使人体该部位的实际厚度变薄。

用事先制定好的相应校正曲线表，由模/数转换器对X线束硬化效应进行校正，并且对每一个探测

器。应将该校正用线性表编写成文件储存在数据库中。

（4）正常化：正常化是指对扫描数据的总和进行检验和校正。在对人体同等密度的部位进行 CT 扫描时，每条 X 线或一束 X 线在同一次扫描中，环绕人体被扫描部位在不同方向上进行扫描，所采集到的数据经内插的总和应相等。

4. 图像重建　如下所述。

（1）数据的传输与处理：采集到的信息被转变成数字数据之后，按序被输送到模/数微处理器。并在模/数微处理中进行减除空气和零点漂移值、线性化和正常化处理。处理后的数字数据经存储器被送到摺积器中，用重建滤波器对数字数据进行摺积处理。摺积后的数字数据经存储器被送入反投影器，并在其中进行反投影计算。反投影后的数字数据被填入事先设置在存储器内的矩阵像素中，并利用该数字数据形成人体该部位的 CT 扫描数字图像。

（2）显示图像：经跟踪器、窗位和窗宽对数字图像进行控制后，使要显示的部位显示得更加清晰，它们可被记录在磁带或磁盘上，还可用激光型多幅照相机摄片。数字图像由显示控制器将其转变成模拟图像，即所有的像素都被转变成为电流，并将其显示在视频监视器上，或用多幅照相机把视频监视器上的图像摄片，供医师诊断。

二、CT 常用概念与术语

（一）常用概念

1. 密度分辨率　又被称为对比度分辨率，即能分辨组织结构密度差的能力。在背景与细节之间对比度较低时，将细节从背景中鉴别出来的能力称为密度分辨率。CT 扫描机的密度分辨率大多数都在 0.3% ~2%/cm 范围之内。密度分辨率受到以下因素的影响：①像素噪声，该因素是主要影响因素；②物体的大小；③物体的对比度；④系统的 MTF 等。

密度分辨率用像素噪声的标准偏差表示。像素噪声是匀质水模在限定范围内 CT 值的标准偏差，它是在匀质 CT 扫描断面图像中像素点与点之间 CT 值的随机波动和它的平均值离散的测量。固有噪声只能在没有伪影的图像中进行测量。

2. 空间分辨率　在高对比度的情况下，鉴别物体大小及微细结构的能力，即显示较小体积病变的能力，它是由 X 线管焦点与像素的尺寸决定。

CT 的空间分辨率有一定的极限，不可能被无限地提高，限制它的因素有：①颗粒度的大小；②探测器孔径的大小和相互间的距离；③采样频率；④重建算法和重建矩阵及显示像素的大小；⑤扫描设备的精度及 X 线管焦点的大小等。常采用增加探测器数目和提高采样频率的办法提高空间分辨率。

3. 部分容积效应　又称局部容积效应。进行 CT 扫描时，其每一个层面都具有一定的厚度。在这个立方体内，很有可能出现密度差异，或呈斜面，这就导致了局部密度与 CT 值不符的现象。在 CT 扫描显示图像上出现异常，此种情况被称之为部分容积效应。为了提高 CT 扫描图像的质量应采用薄切层和密行矩阵以重建显示图像，有的情况下还应采用适当的切层部分重叠扫描，以减少部分容积效应对 CT 扫描图像的影响。

4. CT 值　人体组织对 X 线的局部衰减特性在 CT 检查中被用于离散成像，而在常规 X 线摄片时，它被重叠在 X 线片上。

人体组织对 X 线的局部衰减特性，是在 X 线与物质若干相互作用过程中形成的。这一过程中的每一种过程都有其自身的发生概率，概率也是辐射能量的函数。X 线管所产生的 X 线是由全能谱所组成，并被称为线衰减系数 U。组织的衰减性质是一个复杂的函数，按辐射情况的不同可有不同的值。

在 X 线穿过某物质时，由于它的能量与物质的原子相互作用而减弱，X 线减弱的程度与物质的厚度、物质成分、吸收系数有关，并且按指数规律衰减。

物质的线性吸收系数与 X 线的能量、物质的原子系数、密度有关，当物质的厚度增加时 U 也增加，同时 X 射线衰减也就越大。

人体是由多种物质组成，在进行 CT 扫描时，所有所测射线的路径都是由骨骼、肌肉、脂肪、空气等不同的物质组成。因而，出现不同的 U，它们都对这一测量起作用。X 线强度由所有 U 的总和来决定。U 在一般情况下是连续变化的，这个总和常表示为一个积分值，即线积分。它是沿所测射线路径上 U 的线积分，将这种取衰减因素 I_0/I 的自然对数所得到的线积分值称为 U 值，或 CT 值。

X 射线能 T 与衰减系数 U 之间的关系是：能量越低，U 值越大，U 值随着能量增加而减小。

由于 X 线光谱中的低能 X 线比高能 X 线更容易被过滤掉，当 X 线束通过某组织时，低能的 X 线比高能的 X 线的衰减大。组织的有效线吸收系数 U 在 X 线束穿过患者身体时，随着距离的增加而减少。为了避免该效应对 CT 图像产生不均匀性影响，必需对其进行校正。

X 线束硬化的校正方法：即把某 U 值当成是从单一能量的 X 线扫描中获得的。为使校正简单化，应采用 73keV 的能量进行扫描。

在医学上，Hounsfield 将空气至致密骨之间的 X 线线性衰减系数的变化分成 2 000 个单位，并被命名为 H，即以 H 为 CT 值的单位，作为表达组织密度的统一单位。CT 值的计算方法：将被检体的吸收系数 U 与水的吸收系数 U 作为比值进行计算，并以空气和致密骨的吸收系数分别作为上下限进行分度。

空气的吸收系数 U 为 0. 001 3，接近于 0；水的吸收系数 U 为 1；致密骨的吸收系数 U 为 1. 9 ~ 2. 0，近于 2。按 CT 值的计算公式得出水的 CT 值为 0H，空气的 CT 值为 －1 000H，骨密质的 CT 值为 1 000H。人体所有组织的 CT 值有 2 000 个分度，骨最大，其 CT 值为 +1 000H，空气最低，其 CT 值为 －1 000H。

人体各组织的 CT 值从高到低依次为：骨密质为 1 000H；钙质为 60H；凝血为 40H；脑灰质为 36H；脑白质为 24H；血液为 16H；水为 0H；脂肪为 －100H；气体为 －1 000H。

线衰减系数大的组织密度和原子序数高，CT 值也大；反之，CT 值就小。根据 CT 值图像重建所求出的 CT 值和被检断层面各部位应有的 CT 值的对比，对 CT 图像诊断有很大的帮助。

5. CT 扫描图像的重建方法　将人体各部位扫描时所采集到的数据，在检测中被转换成电信号以后被送到计算机。经过计算机对这些数据进行一系列处理后，重建成图像，并将其显示在监视器上。图像重建的速度与计算机的功能有关。重建的方法有几种，但原理是相同的，下面介绍三种 CT 图像的重建方法：

（1）直接反投影法：将测量得到的各个方向上对物体剖面的投影在反方向上投影，再组成该物体的剖面图像。

（2）迭代法：将近似重建图像的投影同实测的剖面进行比较，再将比较得到的差值反投到图像上，每次反投影后可得到一幅新的近似图像。将所有的投影方向都作上述处理，一次迭代就完成了，并将前一次迭代的结果作为下一次迭代的初始值，连续进行，直到结果非常准确为止。

迭代重建技术有三种方法：联立迭代重建法、代数重建法和迭代最小二乘法。

（3）解析法：该方法是目前 CT 图像重建技术中应用最多的一种方法，它是基于傅立叶变换投影定理上的，其主要方法有：①二维傅立叶变换重建法；②空间滤波反投影法；③褶积反投影法。其特点为：①不需进行傅立叶变换；②速度快；③图像质量好；④变换简单。

6. 常见伪影　如下所述。

（1）运动条纹伪影：CT 扫描时，由于患者的点头运动、侧向运动、屏不住气、吞咽动作、心脏跳动、肠蠕动等，可造成 X 线从一次检测到另一次检测的不一致性，这些都有可能产生粗细不等的、黑白相间的条状伪影。

（2）交叠混淆伪影：假定在被照射体内出现高于采样频率的空间频率而产生的。

（3）杯状与角度伪影：杯状伪影是在 X 线穿过人体时，假定 X 线束能量保持不变而产生的。当投影曲线作等角分布时产生角度伪影。

（4）模糊伪影与帽状伪影：当图像重建中心与 CT 扫描旋转中心重合时产生模糊伪影。当患者处于扫描域内时，会产生截止边缘处的强帽状伪影。

（5）环状伪影：大多数是由于探测器的灵敏度不一致、采样系统故障等造成的。常常出现在图像的高对比度区，并可向低对比度区扩散，影响图像的诊断价值。

产生伪影的原因很多，机器故障造成的伪影可通过修理和校正加以解决。CT 正常运转时也会产生伪影，如运动伪影、高密度界面伪影等，在工作中应尽量避免和减少伪影。

7. 图像灰阶　在黑白图像上的每一个点都表现出从黑到白不同深度的灰色。将白色与黑色之间分成许多级，称为“灰度等级”。其灰度信号的等级差别被称为灰阶。灰阶有 16 个刻度，每一刻度内有 4 级连续变化的灰度，共有 64 个连续的不同灰度等级。CT 扫描图像是将重建后矩阵中每个像素的 CT 值转换成相应的不同明暗度的信号，并将其显示在图像上或显示器上。图像或显示器所显示的明暗度信号的等级差别称为灰阶，它是根据人的视觉所设定的最大等级范围。

8. 噪声与信噪比　噪声是指各种频率和各种强度的声音，无规律地组合在一起所形成的。而在电路中的噪声是指由于电子持续或冲击性的杂乱运动在电路中形成频率范围相当宽的杂波。在 X 线数字成像中将噪声定义为：影像上看到的亮度中随机出现的波动。

信噪比是信号与噪声之比的简称。实际信号中大多包含有两种成分：信号和噪声。有信号就有噪声，噪声是无处不在的。信号噪声比是用来表示有用信号强度与噪声之比的一个参数。该值越大，噪声的影响愈小，信息传递质量越好。信噪比是评估灵敏电子设备的一项重要技术指标。

9. 滤波函数　是一种数学计算程序，常被用于图像重建。它的计算方法有：①反投影法；②分析法——傅立叶反演法；③滤波反投影法；④卷积投影法；⑤二维傅立叶变换法等。各种成像设备所采用的计算程序也各不相同。前四种重建算法在 CT 扫描机和 MRI 中常用，二维傅立叶变换图像重建法仅在 MRI 中使用。各种算法所得到的图像效果也有较大差别。例如 CT 扫描机，为了满足诊断的需要，重建算法常采用以下三种算法，即高分辨率算法、标准算法和软组织算法。高分辨率算法可突出轮廓，它在图像重建时可提高对比度和空间分辨率，但增加了图像噪声。软组织算法是一种使图像边缘平滑、柔和的算法。虽然图像的对比度下降，但可减少图像噪声，提高密度分辨率，软组织层次分明。标准算法是不采取附加平滑和突出轮廓的措施。

（二）常用术语

1. CT 值标度　在 Hounsfield 标度中，将空气与水衰减的 CT 值作为标度，空气的 CT 值为 -1 000H，水的 CT 值为 0H。

2. 探测器孔径　是探测器阵列面向 X 线方向孔径的大小。

3. 双窗技术　例如在观察一幅胸部 CT 扫描图像时，由于图像中的密度相差很大，要想同时看清低密度组织和高密度组织，需采用双窗技术，即肺窗和纵隔窗。

4. 窗口技术（window technology）　用合适的窗宽和窗位将病变部位显示出来，它是分析数字化图像的重要方法。

5. 窗宽和窗位（window width or window level）　窗宽是指显示信号强度值的范围。窗位是指图像显示过程中代表图像灰阶的中心位置。

6. 阵列处理机　部分软件指令已被“硬件”化的计算机，它能快速重建计算与数据处理。

7. 算法　图像重建时，解决某数学问题的程序。

8. 反投影　是图像合成的一种方法，在某个方向上用投影一个横断图像的剖面来重建图像，它的方向正好与测量该剖面的方向相反。

9. 摺积　用权函数对原始数据进行处理，是数学图像处理方法的一种。

10. 扇形角　产生透射量信号的检测器阵列所对的角度，它的顶点在 X 线管焦点上。

11. 模型　它被用以代替被检查的患者，是用来测量 CT 扫描机响应的物体或模具，也是用以测量 CT 扫描机图像质量的工具。

12. 扫描　执行至少重建一幅图像的透射测量所需要的整套机械运动。

13. 扫描时间　X 线穿透辐射从开始到结束所经历的时间。该穿透辐射至少要保证重建一幅图像的透射测量。

14. 矩阵（matrix）　将计算机所计算的人体横断面每一个点的 X 线吸收系数按数学上的矩阵进行排列，并形成分布图。在相同的采样范围内，像素点多少与矩阵大小成正比，即矩阵越大，像素点就越多，同时图像质量也就越高。但是，矩阵越大，计算机的工作量就越大，存储器容量也要相应增大，患者受到的X线辐射剂量也就越大。

15. 采集矩阵（acquistion matrix） 每幅图像所含像素的量。

16. 显示矩阵（display matrix） 显示在监视器上的图像像素的量。为确保显示图像的质量，显示矩阵通常应等于或大于采集矩阵。

17. 像素与像体素（pixel or voxel） 像素是组成图像矩阵的基本单元。图像实际是代表含有人体某一部位一定厚度的三维空间的体积单元，通常被称为像体素。像体素是一个三维的概念，而像素是一个二维概念。像素是像体素在成像时的表现。

18. 原始数据与显示数据（raw data or display data） 原始数据是指由探测器接收到的，再经放大，最后由模/数转换后所得到的数据。显示数据是指构成某层面图像的数据。

19. 采集时间（acquistion time） 是指获取一幅图像所需要的时间。

20. 重建（reconstruction） 将扫描所获得的原始信息，经检测器被变成电信号，再经计算机的运算与处理后，得到显示数据的过程被称之为重建。

21. 重建时间（reconstruction time） 是指将原始数据重建成显示数据矩阵所需要的时间。重建时间与重建矩阵的大小成正比，即重建矩阵越大所需的重建时间就越长。同时还与运算速度和内存容量有关，即运算速度越快，重建的时间就越短；内存容量大，重建时间就短。

22. 比特（bit） 是一种信息量单位。在数字通讯中，用被称为“码元”或“位”的符号来表示信息。在二进制中，1比特代表一位码元所包含的信息量。

23. 亮度响应（brightness respond） 换能器能将光能转换为电流，此种转换功能被称之为光能-电流换能器的亮度响应。

24. 动态范围（dynamic range） 光电转换器亮度响应既不是从0水平开始，也不会持续至无限大。动态范围是指有用的最大亮度与有用的最小亮度值之比。

25. 观察视野（FOV） 拟进行CT扫描的选定区域。

26. 模/数转换（A/DC） 将模拟信号转换成数字信号。也就是将连续的模拟信号分解成分离的数字信息，并分别被赋予相应的数字量级，这一过程被称之为模/数转换，该转换过程在模/数转换器上进行。

27. 数/模转换（D/AC） 将数字信号转换成模拟信号，它是模/数转换的逆转。二进制数字影像被转变为模拟影像以后，即形成可在电视屏幕上显示的视频影像。数/模转换的过程需在数/模转换器上完成。

28. 硬件（hardware） 指成像设备的机械部件、计算机与电子部分的元件。

29. 软件（software） 由计算机语言写成，并能被计算机识别的一系列数字，是控制计算机运算的程序。它主要包括计算机的管理程序、数据获取程序、数据处理程序和显示程序等等。

三、CT扫描机的硬件设备与应用软件

（一）常用硬件设备

1. 扫描机架 扫描机架起支承X线管、探测器、探测器电子线路、准直器的作用。同时它还具有运动功能，一般采用三点支撑大圆盘作间歇的圆周等分运动。CT扫描机扫描时，在驱动马达、变速箱、涡轮-涡杆的带动或传动后，框架做旋转运动。扫描机架还可根据需要被打成±20°或±25°的倾斜角。

2. X线管 现在生产的CT扫描机多采用旋转阳极X线管，此种X线管可达到扫描时间短（1～5s），满足连续扫描时热容量大的要求，同时还要求做到发出的X线不随旋转阳极靶摆动。现在生产的CT扫描机还具有双轴承、靶盘直径大（120mm）、金属管壳陶瓷绝缘、油循环冷却等特点。在安装时应将旋转阳极X线管的长轴与探测器垂直。

旋转阳极X线管主要被用在扇束旋转扫描机中。由于其扫描时间短，要求管电流在100～600mA。旋转阳极X线管有两种：连续发射和脉冲发射。焦点为1mm，高速旋转阳极的X线管焦点更小。

为了提高 X 线管热容量，X 线管多采用了飞焦点，其 X 线管的阴极有两组灯丝，X 线管曝光时交替使用。由于螺旋 CT 采用了双动态焦点，从而使探测器获得的信息量增加了一倍，这极大地改善和提高了图像的空间分辨率。采用大功率 X 线管，其阳极热容量可达到 MHV，管电流可达 400mA，这保证了 CT 扫描机的长时间扫描。

3. X 线高压发生器　为保证 CT 扫描机对高压稳定性的要求，所有高压发生器都应采用高精度的反馈稳压措施。高压发生器有连续式和脉冲式两种。

（1）连续 X 线高压发生器：在 CT 扫描机扫描一个断层面期间，高压发生器不间断地产生高压，并将此高压输送给 X 线管，使其连续产生 X 线。

（2）脉冲式 X 线发生器：CT 扫描机上应用的脉冲式 X 线高压产生形式有三种：①高压开关电路控制式；②栅控式；③低压控制式。

4. 准直器　准直器位于 X 线管的前方，其作用为：①减少散射线的干扰；②决定扫描层厚；③减少患者的 X 线辐射剂量；④提高图像质量等。它的结构较为简单，但精确度要求较高。

用在 CT 扫描机上的准直器有两种：①X 线管侧准直器；②探测器侧准直器。

5. 滤过器　滤过器由低原子序数的物质组成，其功能是吸收低能量 X 线，减少散射线和降低患者受到 X 线辐射剂量。滤过后的 X 线束变成能量分布较为均匀的硬线束。

6. 探测器　探测器是用来探测 X 线的辐射强度，并将其转为可记录的电信号的装置。在 CT 扫描机配置的探测器有两种类型：①收集电离电荷的探测器：它收集电离后所产生的电子和离子，并记录下它们所产生的电压信号。该类型探测器又被分为气体探测器和固体探测器。气体探测器的种类有电离室、正比计数器和盖革计数器等。固体探测器主要为半导体探测器。②收集荧光的射线探测器——闪烁探测器：用光电倍增管收集射线通过某些发光材料时所激发的荧光，经放大转变为电信号并进行接收的装置。

探测器应具备以下一些功能：①对 X 线具有较好的吸收能力；②对大范围的 X 线强度具有良好的反应能力与均匀性；③残光较少，并且恢复常态的时间短；④工作性能稳定，具有较好的再现性，使用寿命长；⑤为了减少对 X 射线的不感应区，应尽量减少检测器间的空隙；⑥容积小，灵敏度高。在较少 X 线照射情况下，可获得足够大的信息强度。下面简单介绍两种探测器。

（1）闪烁晶体探测器：用 X 线光子对某些物质进行照射后，使这些物质产生短暂的荧光脉冲，这种荧光脉冲被称之为"闪烁"。可产生闪烁的物质被称为闪烁体。闪烁体有一定的容积和较好的透明度，由于其原子排列像晶体那样，因此又被称为闪烁晶体。

现在生产的 CT 扫描机大多采用氟化钙（铕）晶体和锗酸铋晶体。这两种晶体被 X 线光子照射后，晶体的原子被激发或发生电离，在其恢复到基态时产生与 X 线量成正比的闪烁性可见光。此种光线经光电倍增管放大，由 X 线光子转变成电子流，然后再经模/数转换器转换后输入计算机。晶体中常加入微量如铊的物质，用以增光或减少余晖的激活物质。

（2）充氙气电离室探测器：氙气或氪气为惰性气体，由于它们化学性能稳定，目前，CT 扫描机上用的气体探测器多采用这两种气体。它们几乎完全吸收 CT 扫描机上所有的 X 线波长范围内的 X 线。将被吸收后的 X 线转换成成对的光电离子，它们被收集电极后，产生与入射 X 线强度成正比的电流。增加气体压力可提高此类探测器的灵敏度。

电离室为充有一定压力气体的密封容器，在容器内有一根金属丝或金属棒，它们被作为电离室的正极，而容器的壁作为负极。在两极间加上工作电压后，两极间形成电场。当 X 线光子射入时，气体被电离后产生正、负离子对，这些离子对在电场的作用下向正、负极移动形成电流，同时也产生了相应的电压信号。将充有惰性气体的电离室排列成扇形阵列，这就形成了 CT 扫描机上使用的气体探测器。

气体探测器转换率较低，但其余辉和稳定性都优于闪烁晶体探测器。由于螺旋 CT 等采用了双排或多排探测器，使一次扫描可获得 2 幅或多幅 CT 扫描图像。

7. 模/数转换器　常用的模/数转换器有两种：①逐次逼近式模/数转换器；②双积分式模/数转换器。模/数转换的步骤如下：将需转换的模拟信号与推测信号进行比较，如果推测信号大于输入信号，那么推测信号就应该减小。如果推测信号小于输入信号，那么就应该增大该推测信号。这样一来使模拟输入信号与推测信号接近。推测信号在数/模转换器中得到，当推测信号与模拟输入信号两者相等时，向数/模转换器输入的数字为对应的模拟输入的数字。

计算机只接受数字信号并进行运算，输出的结果也是数字信号。在系统的实际运转中会遇到大量连续变化的物理量，此种物理量被称为模拟量。要将模拟量输入计算机，首先要对模拟量进行数字化的转换，转换后计算机才能接受。数字信号被计算机处理后，还必须对计算机输出的数字信号进行转换，将数字信号转变成模拟信号，这种模拟信号才能用于控制。模/数转换器（在前面已作介绍）和数/模转换器是将计算机控制系统与外界联系的重要部件。

8. 磁盘机和光盘　磁盘机有软磁盘机和硬磁盘机两种，用于储存图像、储存系统操作软件和故障诊断软件。CT 扫描后，采集的扫描原始数据先储存在磁盘内的缓冲区，待全部扫描完成后，将经重建处理后的图像储存到磁盘的图像储存区。磁盘还起着从磁带或光盘存取图像的中介作用。

目前生产的 CT 扫描机多采用光盘存储，光盘有只读和可读写两种，5.25 英寸大小。只读光盘的表面有一层激光染料，数据写入时在激光的作用下熔化，并形成不可修复的数据层。激光头在读取时，将表面凹凸不平的小坑转成计算机可识别的数据，并显示在监视器上或复制在磁盘上。

9. 控制台　CT 扫描机控制台的主要作用是用以控制 CT 扫描机对患者进行 CT 扫描检查，同时还兼有输入扫描参数、显示和储存图像；系统故障的诊断等功能。下面简单介绍三个主要部分的构成：

（1）视频显示系统：由字符显示器、调节器、视频控制器、视频接口和键盘等组成。该系统具有人机对话、控制图像操作、输入和修改患者数据；产生和输送至视频系统的视频信号；传送视频系统和显示系统处理器之间的数据和指令等功能。

（2）电视组件系统：由存储器及其控制、输入输出、模/数转换、模拟显示、字符产生和选择、窗口处理和控制等组成。该系统具有以下功能：①储存和显示图像；②窗口技术处理；③实现示踪等。

（3）软盘系统：该系统被安装在操作台上，用以储存和提取图像信息，也可进行故障的诊断。

10. 检查床　它的功能是将患者送进扫描机架内，并将患者的被检部位正确地固定在 X 线可扫描到的位置上。为了完成此项任务，应在机架内安装可射出细长光的投光器，在其外部安装定位投光器。大多数 CT 扫描机都具有自动把患者送到 X 线束下的功能。

检查床或机架可提供患者进行轴位 CT 扫描，同时还具有倾斜各种不同角度进行 CT 扫描的功能。例如，在进行头部 CT 扫描时，可以进行和听眦线成某角度的扫描。

检查床大多还配有特制的担架，它可直接将患者送上检查台，不必再搬动患者，特别方便那些不宜搬运的患者。检查床还可作左右运动，此功能应用于和身体横轴成斜角的脏器 CT 扫描，移动的绝对误差不允许超过 ±0.2mm。

11. 成像设备　激光打印机又称激光型多幅照相机或称数字摄影机。激光打印机的作用是将影像信息传递给胶片，并使其成像。

激光打印机上采用两种激光器：①红外二极管激光器；②氦氖激光器。

激光打印机采用激光束扫描，以数字方式成像。既将每一个像素的灰度值输入激光摄影机的存储器中，并控制每个像素曝光，在胶片上成像；也可以将视频信号传给它，但必须将视频信号经模/数转换器转换为数字信号以后，再输入到激光打印机的存储器内。

激光打印机的光源为激光束，激光束经过发散透镜系统，将激光束投射到沿 X 轴方向上转动的多角光镜或电流计镜上折射，折射后的激光束再经聚焦透镜打印在胶片上。在打印机打印的同时，胶片在电动机带动下，沿 Y 轴方向向前移动，最后完成整个打印过程。用调节器调节激光束的强度，调节器被数字信号控制。

氦氖激光器产生的激光波长为 633nm；红外二极管激光器产生的激光波长为 670 ~ 830nm。前者性能稳定，但使用寿命比后者短。红外二极管激光器是电注入，调制速率高，体积小，寿命长，使用方便等特点。按胶片处理方法，将激光打印机分为“湿”式打印机和“干”式打印机。

激光打印机中的激光束具有聚集性好、有方向性、反应迅速（在毫秒级上）等特点。由于激光束直接投射在胶片上，它还具有防伪影，分辨率高，成像效果好等特点。激光打印机配有硬磁盘，可同时进行图像存储和打印，还可对急需的图像进行打印。具有多样化的图像幅式可供选择，也可自编幅式程序，还可直接打印35mm幻灯片。输入存储器内的图像数据；可重新排列后进行打印；也可将其清除；可对任何图像进行拷贝；打印张数可任意选择。

在激光打印机上配备标准测试灰阶图样及密度读出仪等设备后，可对图像进行密度监测，并自动校准，自动调节打印机和冲洗机的参数，以确保CT扫描图像的质量。可将CT、MRI、DSA、CR、DR、数字胃肠等多种影像设备的图像数据输入，做到一机多配置，效率高；还可联机并网等。

12. 诊断台　由计算机、磁盘机、磁带机、图像显示、照相、操作台等设备组成诊断台。诊断台通过数据链与CT扫描系统的计算机进行连接，并在它们之间进行数据交流。

13. 其他设备　如拷贝机可将CT图像影印在静电纸上或白纸上，供医师诊断用或传输等。

（二）应用软件

CT扫描机除了配备计算机的硬件以外，还需配备各种应用软件才能使其正常运作。CT扫描机中软件最重要的功能是将探测器采集到的信号进行图像重建。随着计算机技术的不断发展和提高，CT扫描机的应用软件越来越多，自动化程度也越来越高，操作也越来越简便。CT扫描机应用软件常用软盘或光盘保存，随时可安装在硬磁盘、外存储器中，或调到主机内存使用。CT扫描机的应用软件有基本功能软件和特殊功能软件两大类。

1. 执行基本功能的应用软件　该软件是各种CT扫描机都应具备的功能软件，它们的功能有：①扫描功能；②诊断功能；③摄片和图像储存功能；④图像处理功能；⑤故障诊断功能等。它们都由主控计算机控制，并以一个管理程序为核心，调度如预校正、平片扫描、轴位扫描、图像处理、故障诊断、外设传送等互相独立的软件。医技人员用键盘和监视器与计算机进行沟通，计算机在接到人的指令后，启动各种相关程序，并完成各种操作，最后将结果显示在监视器上。

2. 执行特殊功能的应用软件　执行特殊功能的应用软件的种类越来越多，而且在不断增加。它们的发展与进步，也使CT扫描方式得到了飞速的发展。特殊功能的应用软件有：①动态扫描；②快速连续扫描；③定位扫描；④目标扫描；⑤平滑过滤；⑥三维图像重建；⑦高分辨率CT扫描；⑧骨密度测定；⑨氙气增强CT扫描等。

四、CT扫描机的技术指标与参数

（一）扫描时间、重建时间与扫描周期时间

1. 扫描时间　在患者进行CT扫描时应尽量缩短扫描时间，除提高效率外，还可减少因患者运动所造成的伪影。在可能的情况下，应尽量选择时间较短的CT扫描程序。

2. 重建时间　重建时间是指阵列处理机将采集的数据重建成显示数据矩阵所需要的时间。重建时间短可以及时地对不满意的图像进行修正或补充扫描。重建时间与重建的矩阵、运算速度、内存容量等有关，矩阵越大所需重建时间就越长。

3. 扫描周期时间　从某一层面扫描开始，经重建、显示，到摄片完毕，这一整个过程所花费的时间称扫描周期时间。由于目前CT扫描机中的计算机都有并行处理功能，即在第1层面扫描后重建时，第2层面的扫描就开始了，这使得CT扫描周期时间大为缩短。

（二）扫描方法

CT扫描机的扫描方法有：①旋转；②低压滑环；③低压滑环螺旋扫描；④高压滑环螺旋扫描；⑤球管旋转，探测器固定；⑥低压滑环，探测器固定等方式。

（三）有效视野与机架孔径

各种CT扫描机的有效视野差异很大，有的只配有一个有效视野，有的配有几个有效视野。有效视野有18cm、24cm、30cm、40cm、50cm等。

机架孔径越大越好，它与机架的倾角有关，大多数CT扫描机的机架孔径在600～720mm。

（四）断层厚度、重建矩阵与显示矩阵

断层厚度多在1～10mm，CT扫描机内常常设定几组数值供操作人员选择。

图像的分辨率与矩阵的大小有关，其规格有256×256、340×340、512×512、768×768、1 024×1 024不等。

为了提高图像质量，在CT扫描机器内，显示矩阵应略大于重建矩阵。

（五）硬磁盘容量与高对比分辨率

磁盘容量决定着图像数据的储存量，大多在100到数百个兆比特之间。

高对比分辨率代表CT扫描机在高对比情况下，对物体空间大小的鉴别能力。高对比分辨有线对/cm（LP/cm）和线径（mm）两种表示方式。

（六）探测器数目

探测器的数目越多越好，拥有较多探测器的CT扫描机，其扫描时间较短，采集到的数据也多，图像的质量较高。目前，一些厂家已生产出了多排探测器CT扫描机，此种CT扫描机探测器的数量成倍地增加。

（七）X线管的热容量与焦点

当X线管的热容量大时，其承受的工作电流也大，工作时间也长。因此，CT扫描机X线管的热容量越大越好。

在CT扫描成像时，其焦点越小图像质量越高。CT扫描机配备的X线管有单焦点和双焦点两种。

（李　宇）

第二节　螺旋CT扫描原理与应用

一、原理

普通CT扫描机X线管的供电及信号的传递是由电缆完成，在进行每一层面扫描时，需要带着电缆周而复始地进行运动，而且需要急加速、急减速和停止，易缠绕并且影响扫描速度的提高，每两层扫描之间需耽搁5～10s。为解决这一问题，近年来，CT扫描机架旋转过程中去掉了电缆，采用了高度可靠的铜制滑环和导电的碳刷，通过碳刷和滑环的接触导电，得以使机架能做单向的连续旋转。通过滑环供电系统，扫描时CT的心脏部件圆滑地沿着一个方向平稳地转动，减轻了转动系统的额外负担，使CT扫描机能够进行稳定和快速的扫描。螺旋CT扫描时，X线管和探测器连续进行360°旋转并产生X线，同时，检查床也在纵方向上进行连续匀速移动，在短时间内对人体进行大范围的扫描，即大容量扫描，并获得容积扫描数据，被扫描区域X线束运行的轨迹呈螺旋形，因此，称其为螺旋CT扫描技术。

螺旋扫描方式不再是对人体的某一层面采集数据，而是围绕人体的一段容积螺旋式地采集数据，常规CT扫描与螺旋扫描方式的本质区别在于前者得到的是二维信息，后者得到的是三维信息。所以螺旋扫描方式又被称为容积扫描。

滑环的方式根据传递给X线产生部分电压的高低，可分为高压滑环和低压滑环。高压滑环通过滑环传递给产生X线的电压达上万伏，而低压滑环通过滑环传递给X线发生器的电压为数百伏。高压滑环易发生高压放电，导致高压噪声，影响数据采集系统并影响图像质量。低压滑环的X线发生器须装入扫描机架内，要求容积小、大功率的高频发生器，大多数螺旋CT扫描机都采用低压滑环。

螺旋CT进行扫描时重新安排投影数据在180°完成内插运算，以缩小每个图像螺旋扫描的范围，避免了平均容积伪影的影像。由于图像数据是从360°的螺旋扫描层面任一部分所获得，要想得到高精度的横断面图像就需要使用内插运算技术。该技术最简单的方法是相邻螺旋圈间螺旋投影数据的线性内插处理，避免了平均容积伪影的影像，并因采用了180°内插处理，限制了X线管功率，这大大减少了图像噪声。大容量扫描的特长是以扫描装置每转动一次的检查移动量与连续CT扫描时间之积来决定扫描

范围。

螺旋 CT 扫描机除必须采用滑环技术以外，还须采用一个热容量大、散热快的 X 线管；为使大量的图像处理工作能迅速进行和完成，必须配备高速的计算机系统等；由于原始扫描数据较多，还需要配置一个大容量的硬盘以适应大量储存的需要。随着硬件的不断进步和完善，螺旋 CT 扫描机一次扫描可完成多个扫描的区段，在扫描的间隙可允许患者做短暂的呼吸。这些改进适应了临床诊断工作的需要，使螺旋 CT 扫描机的适应证进一步扩大。

二、螺旋 CT 扫描技术

螺距的定义是床速和层厚的比值。该比值是机架旋转一周床运动的这段时间内运动和层面曝光的百分比。它是一个无量的单位，并可由下式表示：

螺距（P）＝S（mm/s）/W（mm）

式中 S 是床运动的速度，W 是层厚的宽度。螺旋 CT 扫描螺距等于零时与常规 CT 相同，通过患者的曝光层面在各投影角也相同。螺距等于 0.5 时，层厚数据的获取，一般采用 2 周机架的旋转及扫描。在螺距等于 1.0 时，层厚的数据采用机架旋转 1 周的扫描。在螺距等于 2.0 时，层厚的数据只得到机架旋转半周的扫描。增加螺距可使探测器接收的射线量减少，但图像的质量下降。在螺旋 CT 扫描中，床运行方向（Z 轴）扫描的覆盖率或图像的纵向分辨率与螺距有关。

重建间隔是被重建的相邻两层横断面之间长轴方向的距离。螺旋 CT 的一个重要特点是可做回顾性重建，也就是说，先获取螺旋扫描原始数据，然后可根据需要做任意横断面的重建。螺旋 CT 扫描的重建间隔并非常规 CT 扫描层厚，因为螺旋 CT 扫描是容积扫描，不管扫描时采用什么螺距，其对原始数据的回顾性重建可采用任意间隔，并且间隔大小的选择与图像的质量无关。

螺旋 CT 扫描技术在许多方面与普通 CT 扫描机一样，但因其设备的一些结构与普通 CT 扫描机有较大的区别。它通过大容量 X 线管，并采用滑环式的连续转动扫描器，使扫描间隔时间为 0s。可以进行无测试时间浪费的连续扫描，同时，还能准确地捕捉造影效果的时效变化。不论做何种位置的扫描均应先做单纯 CT 扫描，然后再根据需要选择不同方式的增强 CT 扫描。

三、螺旋 CT 扫描的三维图像重建与显示

由于近年来计算机软件技术的不断进步、发展与利用，同时快速运算处理技术的进步，可以对许多医学影像进行综合处理，并能够很容易地显示解剖学结构和生理变化等各方面的情况。容积扫描法是含有物质内部结构的显示方法，因此，它能够做任意断面的切出或行内部透视法观察。并且还能够给 CT 值着色，从而能更加准确地显示内部的解剖学结构。最大强度投影法（MIP）具有较高的解像度，并且保持了原有的 CT 值，还可以改变其对比性。因为不显示纵向的信息，可以通过改变视点连续显示复数的影像，从而得到立体感。将容积透视法的影像和 MIP 的影像合成，可以得到具有高解像度的三维图像。结合临床后，可得出病态解析与诊断，这种方法可以清晰地显示许多器官的三维解剖学结构。

螺旋 CT 多采用线性内插方法，由于该方法效果好和易使用，而被普遍应用。线性内插方法有全扫描、不完全扫描、内插全扫描、半扫描、内插半扫描和外插半扫描。全扫描法是 360°收集原始投影数据，在卷积和后投影前不做修正，因而全扫描法是最简单的内插方法。不完全扫描和半扫描法分别是 360°和 180°加一个扇形角，它们的原始投影数据在靠近扫描的开始部分和结束部分采用不完全加权，通过靠近扫描中间部分的加强加权投影来补偿。内插全扫描法的 360°平面投影数据，通过邻近同方向的原始投影数据线性内插获取，因而重建涉及的原始数据达 720°范围。内插半扫描法利用多余的扇形束原始数据，在原始数据附近的相反方向内插，可将数据采集角的范围减少到 360°加两个扇形角。外插半扫描法没有内插半扫描法那种投影射线的位置，它必须不同于重建平面的情况，如果相对的射线来自平面的相同位置，外插半扫描法估计这个相应的投影值。否则，内插则按照内插半扫描法进行。内插半扫描法和外插半扫描法较好，原始数据利用率高，平面合成可靠，并可得到满意的重建图像。

三维图像显示功能包括：容量和容积的测量；三维空间的两点距离测量；三维空间的两直线间角度

测量。这些功能的开发与利用极大地满足临床医学的需求，特别是在神经外科学中的应用，为脑立体定向手术选择最佳方案。三维图像重建技术包括：三维图像的掘削观察；三维图像的画面切削处理，用于显示病变局部的效果；切断法显示；移动法显示；回转法显示；放大和缩小法显示；欠损修复法显示和皮肤合成法显示等。

螺旋 CT 扫描系大容量扫描，从开始到结束的整个测试数据都是连续的。一次扫描所得到的数据能算出几次的 CT 图像，由于各图像之间连续良好，因而可获得高精度矢、冠状图像，并且可得到随意角度的断面图像。

四、螺旋 CT 扫描的优缺点

1. 与普通 CT 扫描相比螺旋 CT 扫描主要有以下优点　如下所述。

（1）整个器官或一个部位一次屏气下的容积扫描，大大减少了病灶遗漏的可能性。

（2）单位时间内，扩大了 CT 检查的适应证与应用价值。

（3）由于扫描速度的提高，使对比剂的利用率提高。

（4）可任意地、回顾性重建，无层间隔大小的约束和重建次数的限制。

（5）螺旋 CT 扫描覆盖面广、无间隙，采集容积数据，便于各种方式、各个角度的影像重建等优点。

2. 与普通 CT 扫描机相比螺旋 CT 扫描检查主要有以下的缺点　如下所述。

（1）层厚响应曲线增宽，使纵向分辨率下降。

（2）在做大范围薄层扫描时，X 线管损耗大，要求高，价格贵。

（3）扫描时 X 线量多，对患者造成的损伤大。

五、螺旋 CT 扫描技术的临床应用

螺旋 CT 扫描的临床应用范围与普通 CT 扫描相同。但螺旋 CT 扫描的临床应用价值越来越大，尤其是在薄层扫描技术问世以后，获得被检测部位的信息较全面，并能在原有的断面基础上做 MPR 和三维图像显示，特别是能做仿真 CT 内镜，从而使单纯的 CT 断面升华到三维立体显示和一些血管、气道、消化道的腔内观察，达到了腔内视法的目的。

（姜志英）

第三节　多排探测器 CT 扫描机原理与结构

为了便于说明，将普通 CT 扫描机称为单排探测器 CT 扫描机或单层面 CT 扫描机（single slice，CT）。CT 扫描技术的进步总是在提高扫描速度、提高图像质量、开发软件功能、改善机器性能、减少患者 X 线辐射量等方面进行的。近年来，许多科学家参与了多排探测器 CT 扫描机的研制，并获得了成功。多排探测器 CT 扫描机是指采用了多排探测器。由于多排探测器 CT 扫描机的 X 线管旋转一圈可以获得多个层面的图像，因此，它又被称为多层面 CT 扫描机（multi slice，CT）。多排探测器 CT 扫描机的线束宽度从 1 厘米到十几厘米不等，而且将会变得越来越宽。

一、多排探测器 CT 扫描机的工作原理

多排探测器 CT 扫描机和单排探测器 CT 扫描机（single slice，CT）的工作原理是基本相同的，它们的球管和探测器都是围绕人体做 360°旋转。探测器接收到穿过人体的 X 线之后将其转化成电信号，被数据采集系统采集后进行图像重建。重建后的图像由数/模转换器转换成模拟信号，最后以不同的灰阶形式在监视器上显示，或输送给多幅照相机照成照片。

配备了激光照相机以后的 CT 扫描机，在计算机重建图像后，不经数/模转换器，其数字信号直接输入激光相机摄制成照片或以数字形式存入计算机硬盘。

二、多排探测器CT扫描机与单排探测器CT扫描机的区别

多排探测器CT扫描机的探测器是有多排探测器阵列组成，排数从几排到几十排不等。而单排探测器CT扫描机的探测器只有一排。多排探测器CT扫描机与单排探测器CT扫描机的区别主要在于多排探测器CT扫描机对CT扫描机扫描数据收集系统（DAS）进行革命性的创新。

DAS是将CT扫描机中穿过人体的X线信号转化成供重建CT图像的数字信号的重要组成部分。单排探测器CT扫描机的DAS是由单排的探测器阵列（数百个探测器），积分器、放大器、模/数（A/D）转换器所组成。探测器将X线信号转化成电信号，再经积分、放大得到有一定幅度的电压信号。模/数转换器将各个数据通道传送来的模拟信号转化成数字信号。

单排探测器CT扫描机的X线线束较窄，用准直器调节X线的宽度。X线的宽度决定CT机扫描图像的层厚。穿过人体的X线束被单排探测器阵列所接收，经过微分器、放大器将模拟的电压信号传送给模/数转换器。多排探测器CT扫描机X线束较宽，也用准直器对X线束的宽度进行调节。这一调节不是为了改变图像的层厚，而是为了减少患者所受到的X线辐射量。X线被多排的二维探测器阵列所接收。为得到不同层厚的图像，电子开关将相邻探测器的输出进行组合，并分别送入各组积分电路、放大电路。多排探测器CT扫描机的数据通道都有四组，在X线管旋转360°后，CT扫描机得到4个层面的图像。多排探测器CT扫描机都配有16排或16排以上的探测器阵列，每排探测器可获得的图像层厚为1.25mm。它是由探测器阵列的宽度所决定的。当获得4组2.5mm层厚图像时，可有八组数据输入到电子开关，该开关电路将八组数据进行二二组合，相邻两个探测器的输出进行并联叠加，变成4组数据。这些数据被用来组成4层2.5mm的图像，被传送给模/数转换器，通过图像重建产生4层2.5mm的图像。

三、多排探测器CT扫描机扫描层厚的选择

单排CT扫描机的层厚是通过准直器的窄缝宽度的调节来实现的。而多排探测器CT扫描机是由每排探测器在Z轴方向的宽度以及其输出的不同组合来实现的。有时还需要在探测器一侧增加准直器以对X线束加以限制。由于各种型号的CT扫描机采用的探测器二维阵列的不同，因此它们层厚的差别也较大。

四、图像重建

多排探测器CT扫描机扫描时，取样数据量大，数据点的分布与单排探测器CT扫描机有较大的差别。其图像重建的程序也有较大的不同，并且较为复杂，为了获得良好质量的图像，减少伪影，需采用一些新的算法。

五、多排探测器CT扫描机的优点

工作效率高，多排探测器CT扫描机的数据取样率是单排探测器CT扫描机的4倍；因X线管旋转一周可得到4层的数据，它的层厚可以被选择得较薄，因此，它在进行螺旋扫描获取三维数据时的精度更高。其优点如下：①缩短了扫描时间，延长了扫描覆盖长度；②图像质量大大改善；③任意调节层面的厚度；④在不影响图像质量的情况下，减少了X线辐射剂量，同时也减少了患者所受到X线辐射量；⑤X线管的冷却时间减少到几乎为零的地步；⑥延长了X线管使用年限，节省了运行费用。

六、多排探测器CT扫描机结构组成

由于多排探测器CT扫描机具有诸多优点，现在已在国内外得到广泛的应用，特别是在国内得到许多医院专家与同道们的认可。二维的探测器阵列是多排探测器CT扫描机的关键部件。多排探测器CT扫描机在Z轴方向排列方式主要有两类：①GE公司生产的LightSpeed：它在Z轴方向有16排探测器，每排探测器是等宽的，探测器的宽度相当于层厚为1.25mm，用稀土陶瓷材料制成。东芝公司生产的多

排探测器 CT 扫描机，拥有 34 排探测器，也属于等宽型的，但它在靠近中央的 4 排探测器宽度为 0.5mm。其他 30 排探测器的宽度均为 1mm。②由西门子公司生产：它在 Z 轴方向有 8 排探测器，每排探测器的宽度不等，其宽度分别是 1mm、1mm、5mm、2mm、5mm 和 5mm，探测器的宽度相当于层厚的宽度。探测器的物理宽度为 2mm、3mm、5mm、10mm，两侧对称，探测器阵列的总宽度为 40mm。用超速陶瓷材料制造。

等宽探测器阵列在增减探测器数目方面较为灵活。不等宽的探测器阵列由于在层厚的排列组合时探测器数目较少，造成探测器的间壁减少，对 X 线的吸收减少导致量子吸收效率提高。

（姜志英）

第六章

呼吸系统疾病的CT诊断

第一节　肺肿瘤

一、肺癌

肺癌是我国最常见的恶性肿瘤之一，其CT诊断占有十分重要的地位。

由于CT图像密度分辨率高，影像无重叠，能检出微小早期病变，能发现纵隔肿大的淋巴结，确定肿瘤侵犯胸膜的范围，确定肿瘤与周围大血管关系等诸多优点，现已愈来愈广泛地用于肺癌的诊断。随着CT技术的不断开发，扫描设备的不断改进以及在肺癌CT诊断方面经验的不断积累，CT在肺癌的诊断上将发挥更重要的作用，它在肺癌的早期诊断、病期的确定，临床治疗效果的观察方面具有重要价值。

（一）病理

组织学分类：可分为五种类型，即：①鳞癌；②未分化癌：又可分为大细胞癌与小细胞癌；③腺癌；④细支气管肺泡癌；⑤还有以上这几种类型的混合－混合型：如腺鳞癌。

鳞癌：在支气管肺癌中发生率最高，鳞癌较多发生于大支气管，常环绕支气管壁生长，使支气管腔狭窄，亦可向腔内凸出呈息肉样，其空洞发生率较其他类型高。鳞癌生长较慢，病程较长，发生转移较晚。鳞癌的发展趋向于直接侵犯邻近结构。

未分化癌：未分化癌的发生率仅次于鳞癌约占40%，发病年龄较小，其生长速度快，恶性程度高，早期就有淋巴或血行转移。未分化癌大多向管壁外迅速生长，在肺门区形成肿块，较少形成空洞。

腺癌：腺癌发生率仅次于鳞癌和未分化癌，约占10%，腺癌较多发生于周围支气管，亦能形成空洞，但较鳞癌少见，腺癌较易早期就有血行转移，淋巴转移也较早，较易侵犯胸膜，出现胸膜转移。

细支气管肺泡癌：它起源于终末细支气管和肺泡上皮，其发生率占2%～5%，分为孤立型，弥散型与混合型，细支气管肺泡癌生长速度差异很大，有的发展非常迅速，有的病例发展非常缓慢，甚至可多年保持静止。

根据肺癌的发生部位可分为中央型、周围型和弥散型。根据肿瘤形态可分为六个亚型，即中央管内型，中央管壁型，中央管外型，周围肿块型，肺炎型及弥散型。

中央管内型：中央管内型是指癌瘤在支气管腔内生长，呈息肉状或丘状附着于支气管壁上。肿瘤侵犯黏膜层或（与）黏膜下层，可引起支气管不同程度阻塞，产生肺不张，阻塞性肺炎，支气管扩张或肺气肿。

中央管壁型：中央管壁型是指肿瘤在支气管壁内浸润性生长，也可引起支气管腔的不同程度狭窄。

中央管外型：中央管外型是指肿瘤穿破支气管壁的外膜层并在肺内形成肿块。可产生轻度肺不张或阻塞性肺炎。

周围肿块型：周围肿块型表现为肺内肿块，其边缘呈分叶状或规整，瘤肺界面可有或无间质反应，也可有一薄层肺膨胀不全圈。肿块内可形成瘢痕或坏死，当肿瘤位于胸膜下或其附近时因肿瘤内瘢痕收缩，肿瘤表面胸膜可形成胸膜凹陷，肿瘤坏死经支气管排出后，可形成空洞。

周围肺炎型：肺癌可占据一个肺段大部，一个肺段或一个以上肺段，有时可累及一个肺叶。其病理所见与大叶性肺炎相似，肿瘤周边部与周围肺组织呈移形状态，无明显分界。此型多见于细支气管肺泡癌。

弥散型：弥散型肺癌发生于细支气管与肺泡上皮。病灶弥散分布于两肺，呈小灶或多数粟粒样病灶，亦可两者同时存在，此型多见于细支气管肺泡癌。

（二）临床表现

肺癌在早期不产生任何症状，多数在查体时才发现病变。最常见的症状为咳嗽，多为刺激性呛咳，一般无痰，继发感染后可有脓痰，其次为血痰或咯血，为癌肿表面破溃出血所致，一般多是痰中带有血丝。

肺癌阻塞较大的支气管，可产生气急和胸闷，当支气管狭窄，远端分泌物滞留，发生继发性感染时可引起发热。

肿瘤侵犯胸膜或胸壁可引起胸痛，当胸膜转移时，如产生大量胸水，可出现胸闷，气急。

肺癌常转移至脑，其临床表现与原发脑肿瘤相似。纵隔内淋巴结转移，可侵犯膈神经，引起膈麻痹，侵犯喉返神经可引起声音嘶哑。上腔静脉侵犯阻塞后，静脉回流受阻，可引起脸部，颈部和上胸部的浮肿和静脉怒张。尚可引起四肢长骨、脊柱、骨盆与肋骨转移，往往产生局部明显的疼痛及压痛。有的患者可引起内分泌症状。肺上沟癌侵犯胸壁，可产生病侧上肢疼痛，运动障碍和浮肿。

（三）CT 表现

1. 中央型肺癌　CT 能显示支气管腔内肿块（图 6 - 1），支气管壁增厚（图 6 - 2），支气管腔狭窄与阻断（图 6 - 3、图 6 - 4、图 6 - 5），肺门区肿块等肺癌的直接征象，继发的阻塞性肺炎与不张（图 6 - 6），以及病灶附近或（和）肺门的淋巴结肿大等。CT 对于显示右上叶前段、后段、右中叶，左上肺主干与舌段支气管，以及两下肺背段病变较常规 X 线平片和断层为优，CT 可显示支气管腔内和沿管壁浸润的早期肺癌（图 6 - 7）。

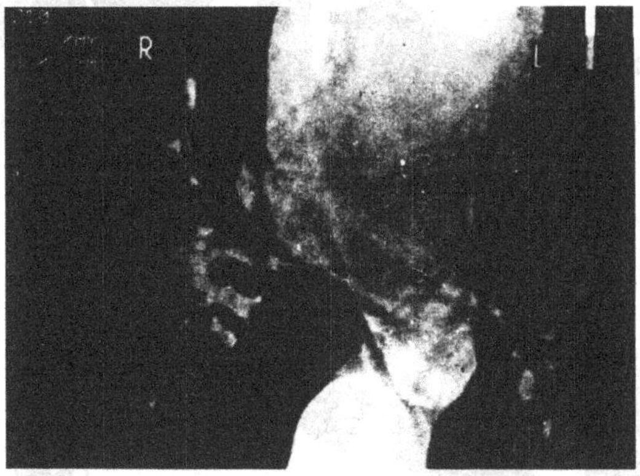

图 6 - 1　中央型肺癌

右肺下叶背段支气管开口处有一小丘状软组织密度结节影，直径 7mm，向下叶支气管腔内突入，使之变窄。病理证实为下叶背段低分化鳞癌

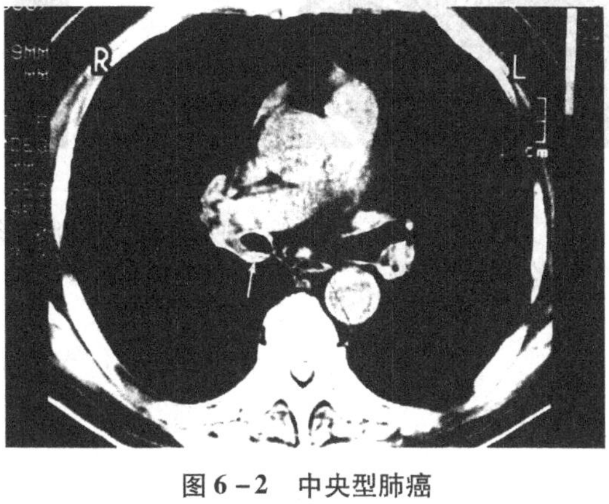

图 6 - 2　中央型肺癌

右中间段支气管变窄，后壁增厚（↑），病理证实为鳞癌

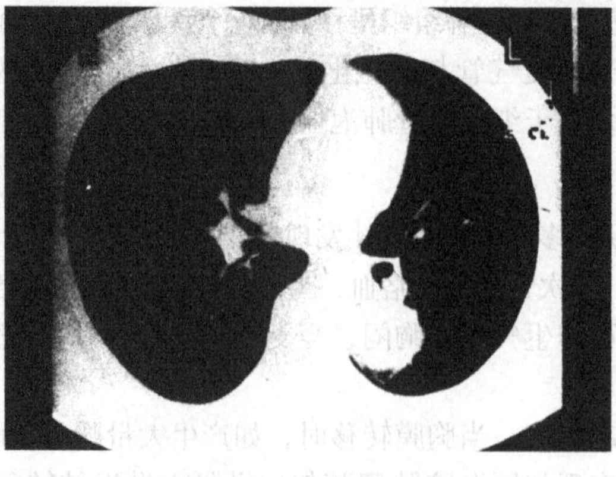

图6-3　中央型肺癌

左肺下叶背段支气管变窄，其远端有一类圆形肿块，病理证实为结节型黏液腺癌

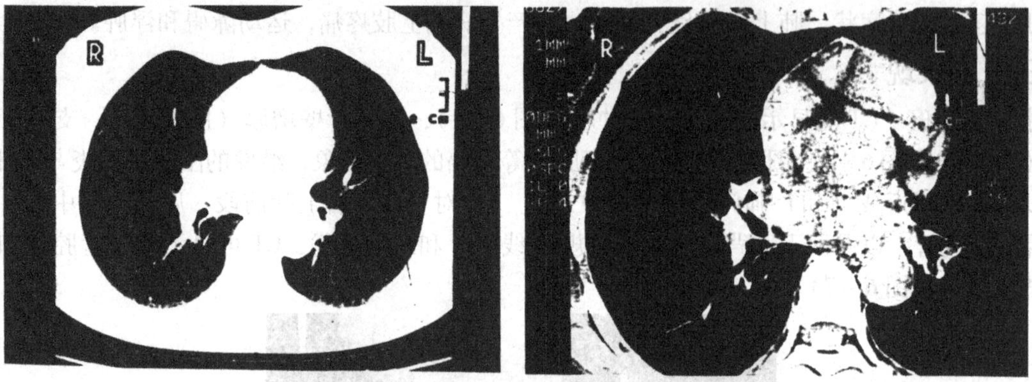

A　　　　　　　　　　　　　　B

图6-4　中央型肺癌

女，55岁，痰中带血一个月，伴胸闷气短，痰中发现腺癌细胞。A. CT平扫右中叶支气管层面，肺窗示右中叶支气管腔显示不清；B. 相应层面纵隔窗示右中叶支气管狭窄；手术病理证实为腺癌

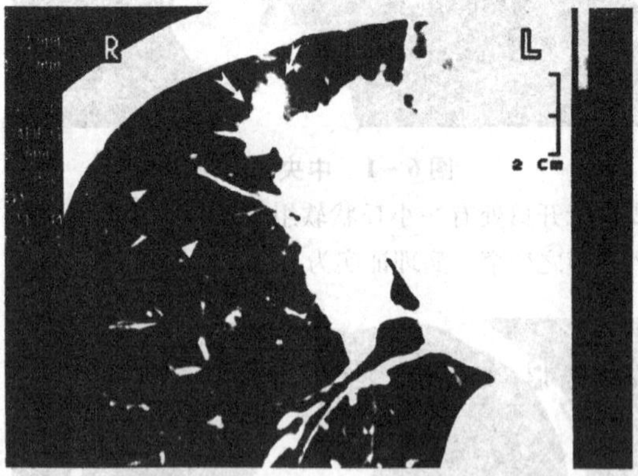

图6-5　中央型肺癌

右肺门区肿块，中叶支气管明显变窄并阻断，肿块远侧有模糊片影（↑），斜裂（△）向前移位，活检证实为鳞癌

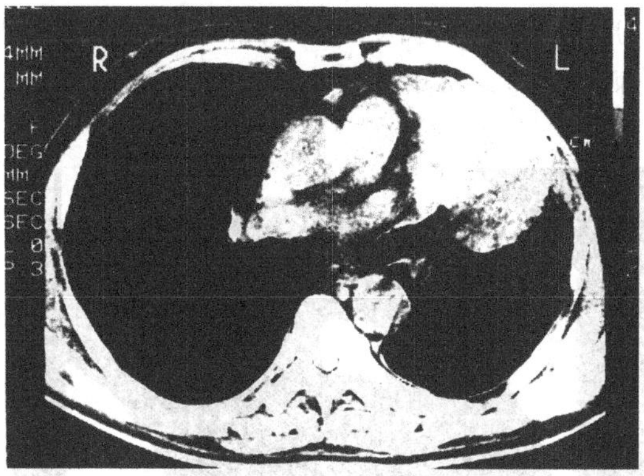

图 6－6　中央型肺癌

左上叶支气管狭窄阻断，远侧有软组织密度肿块，纵隔旁有楔形实变影，纵隔向左侧移位，所见为肺癌（鳞癌）合并肺不张

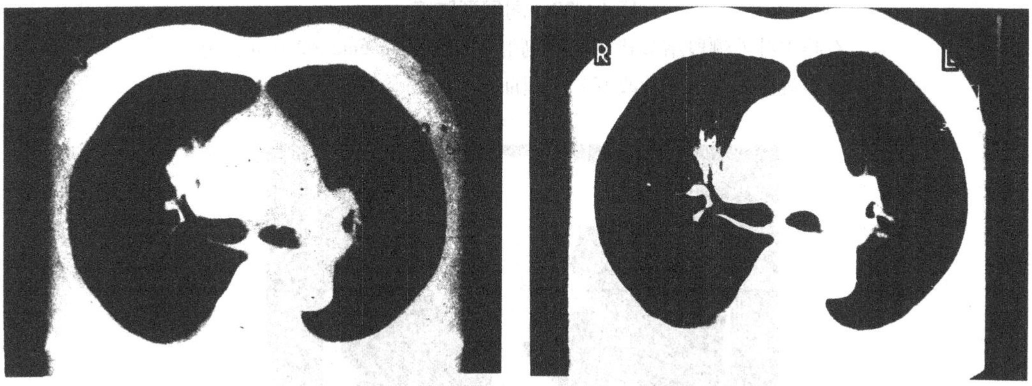

A　　B

图 6－7　早期中央型肺癌

男，61 岁，患者因肺部感染住院。A. 示右上肺前段片状密度增高影；B. 经治疗后右上肺片影吸收，但示前段支气管狭窄，壁厚僵硬，普通 X 线检查阴性，手术病理证实为早期鳞癌

2. 周围型肺癌　周围型肺癌在 CT 上显示有一定特征，即使小于 2.0cm 的早期肺癌，也有明确的恶性 CT 征象。

（1）形态：多为圆形和类圆形的小结节（或肿块），但也有的可呈斑片状或星状（图 6－8、6－9）。

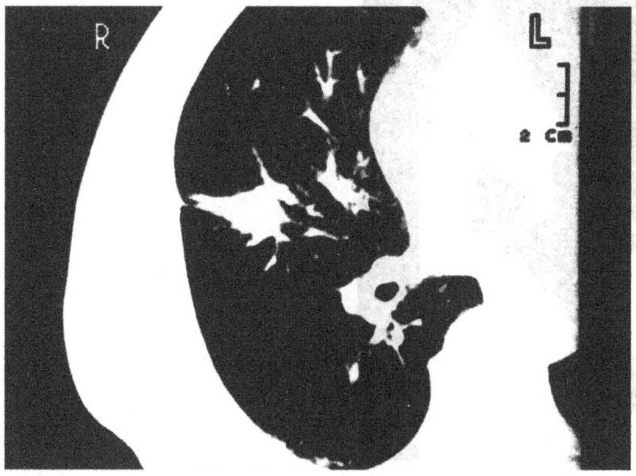

图 6－8　周围型肺癌

右中叶外侧段病变，外形不规则，呈星状

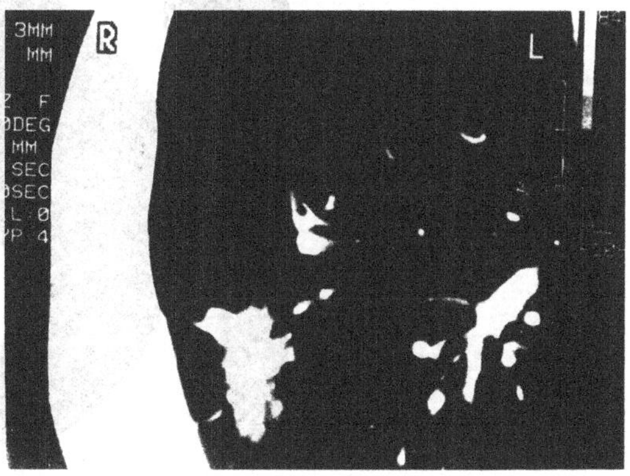

图 6－9　周围型肺癌

右下肺外基底段斑片状密度增高影，边缘不规则，毛糙、密度不均匀，术前诊断为肺结核，病理证实为细支气管肺泡癌

（2）边缘：多不规则，有分叶切迹，多为深分叶（图6－10）。可见锯齿征，小棘状突起与细毛刺（图6－11、6－12），肺癌的毛刺多细短，密集，大小较均匀，密度较高。病理上为肿瘤的周围浸润及间质反应所致。

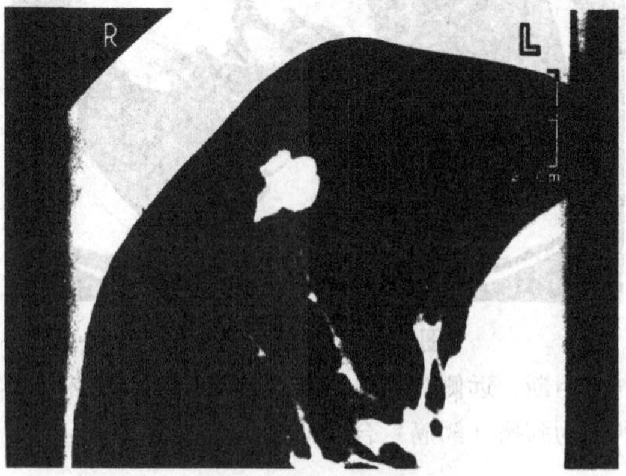

图6－10　周围型肺癌

右肺中叶外侧段结节状密度增高影，大小为1.6cm×2.0cm，边缘不规则，有深分叶改变，病理证实为腺癌

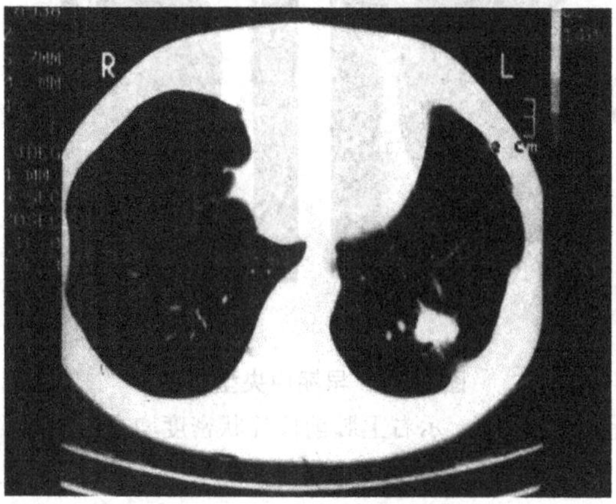

图6－11　周围型肺癌

左下肺后基底段结节影，边缘有细短毛刺

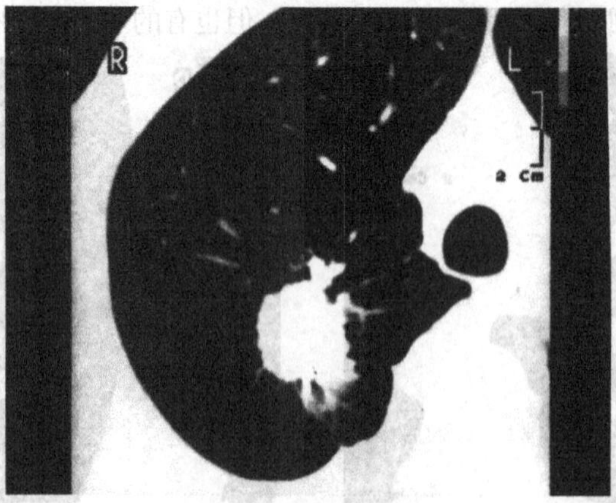

图6－12　周围型肺癌

右上肺后段结节影，边缘呈锯齿状，病理为腺癌

（3）内部密度：大多数肿瘤密度较均匀，部分密度不均匀，可见空泡征，空气支气管征，（图6－13、6－14），以及蜂窝状改变（6－15A、B），病理上为未被肿瘤侵犯的肺组织，小支气管或细支气管

的断面，以及乳头状突起之间的气腔。上述 CT 征象多见于细支气管肺泡癌与腺癌。钙化少见，可为单发，小点状，位于病变中央或偏心（图 6－16、图 6－17），其病理基础可以是肺癌组织坏死后的钙质沉着，亦可能是原来肺组织内的钙化病灶被包裹所致。病变的 CT 值对诊断帮助不大。

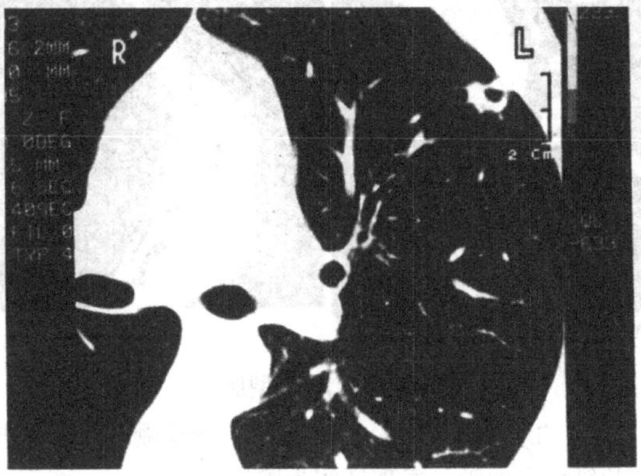

图 6－13　周围型肺癌

左上肺前段胸膜下小结节影大小约 0.9cm×1.0cm，内有小圆形空气密度影——空泡征；病理证实为细支气管肺泡癌

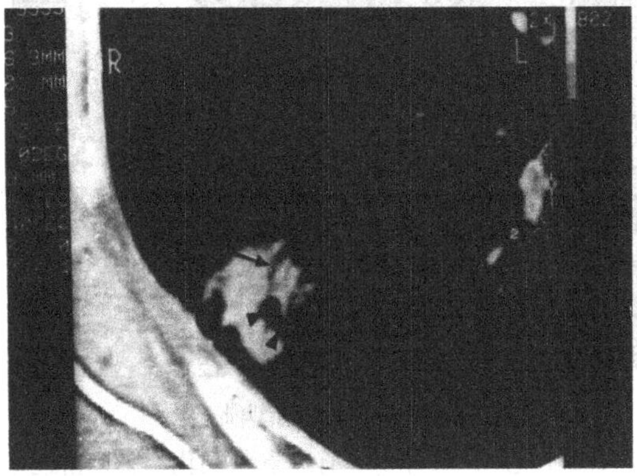

图 6－14　周围型肺癌

右上肺后段斑片状影，可见细支气管充气征（↑）与空泡征（▲），病理证实为细支气管肺泡癌

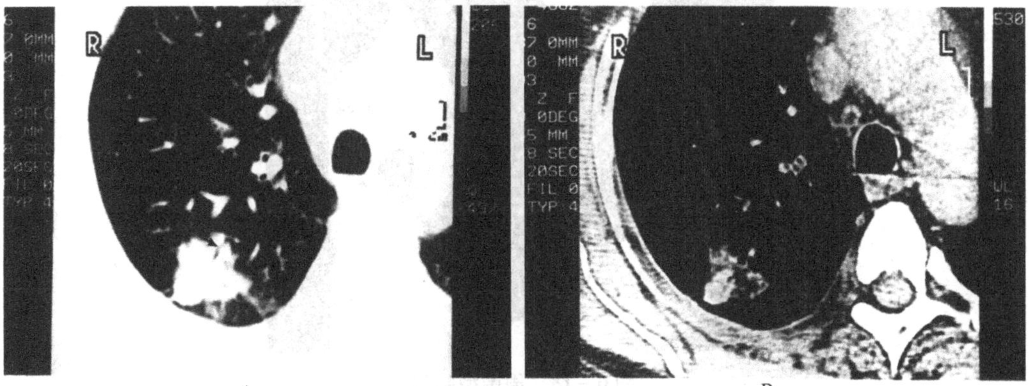

A　　　　B

图 6－15　周围型肺癌

右上肺后段斑片影，肺窗（A）显示细支气管充气征（↑），纵隔窗（B）显示病变内有多数直径约 1mm 之低密度（接近空气密度）影，呈蜂窝状，胸膜侧有一结节样软组织密度影

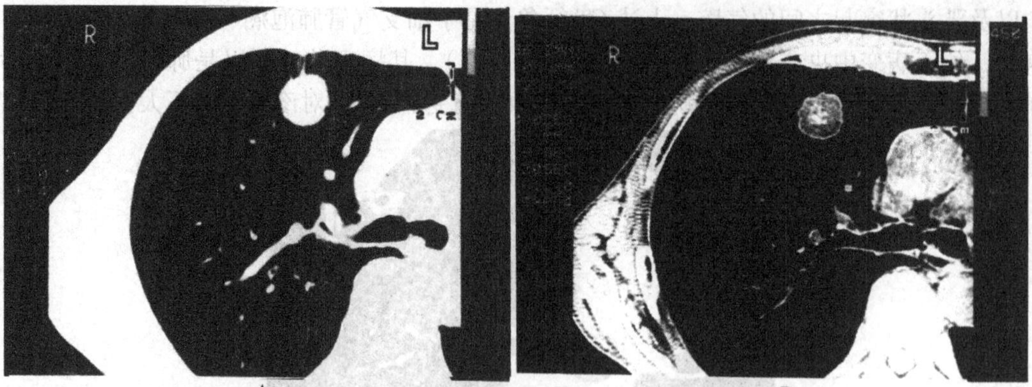

A　　　　B

图 6-16　周围型肺癌

A. 肺窗示右上叶前段结节影，直径约 2.2cm，略呈分叶，胸膜侧边缘不规则，呈锯齿状；B. 纵隔窗示病变中央有数个小点状钙化密度影，病理证实为腺癌

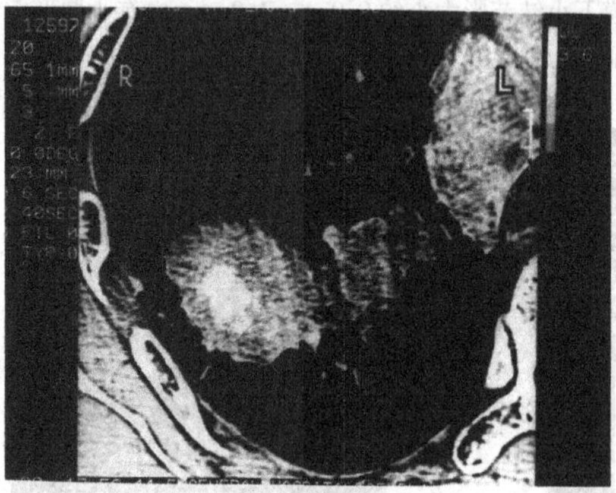

图 6-17　周围型肺癌

右上肺后段肿块影，其外 1/3 有斑点状钙化。肺门淋巴结肿大

（4）血管支气管集束征：肿块周围常可见血管与小支气管向病变聚集（图 6-18），有文献报道 97 例直径 3cm 以下的肺癌，其中 68 例（70%）有此征象。

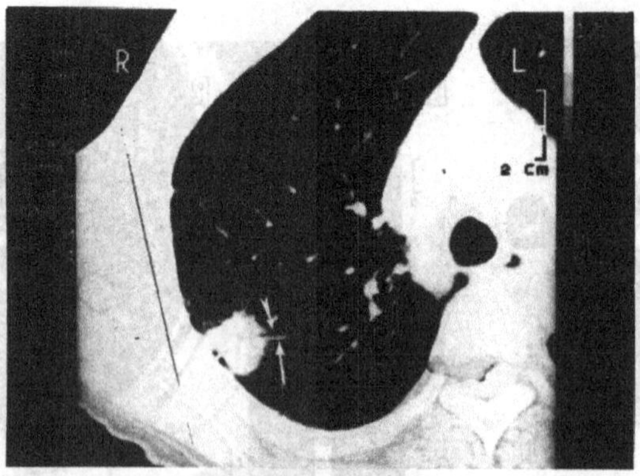

图 6-18　周围型肺癌

左下肺背段结节样病变，可见与血管（↑）与细支气管（↑）相连接

（5）病变远侧（胸膜侧）模糊小片影或楔形致密影：此为小支气管与细支气管阻塞的表现（图6-19）。

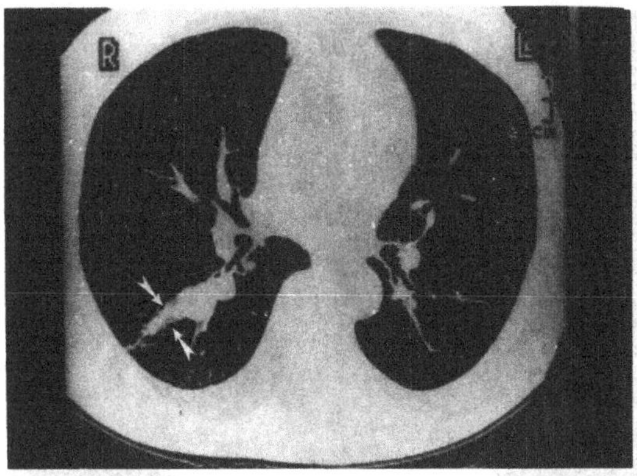

图6-19 周围型肺癌

右下叶背段支气管外侧支中断，其远侧有一分叶状肿块，略呈葫芦状，其胸膜侧有楔形密度增高影（↑）

（6）亚段以下支气管截断，变窄（图6-20）。

（7）空洞：肺癌的空洞形态不规则，洞壁厚薄不均，可见壁结节（图6-21）；多见于鳞癌，其次为腺癌。

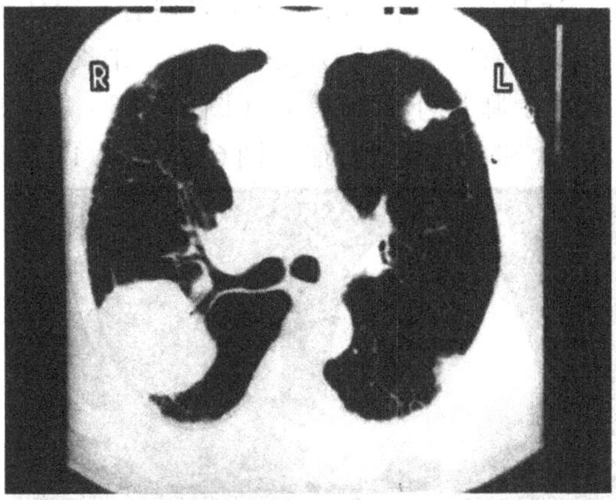

图6-20 周围型肺癌

右上叶后段支气管分出亚段支气管处中断（↑），其远侧可见分叶状肿块

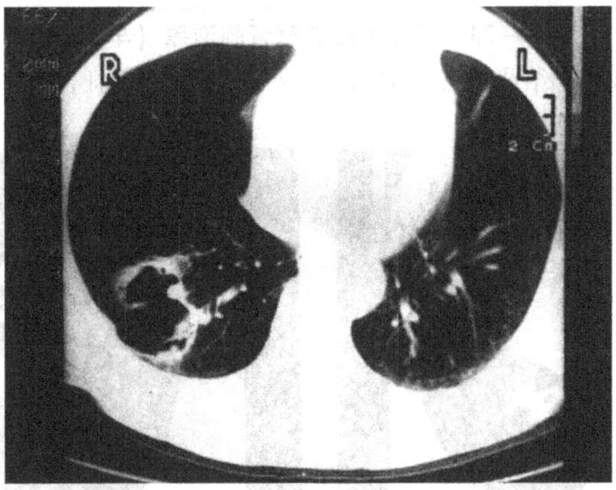

图6-21 周围型肺癌

右下肺背段空洞性病变，其壁厚薄不均，内缘有壁结节。病理证实为腺癌

（8）胸膜凹陷征：因肿瘤内瘢痕形成，易牵扯脏层胸膜形成胸膜凹陷征（图6-22），肺癌胸膜改变较局限。

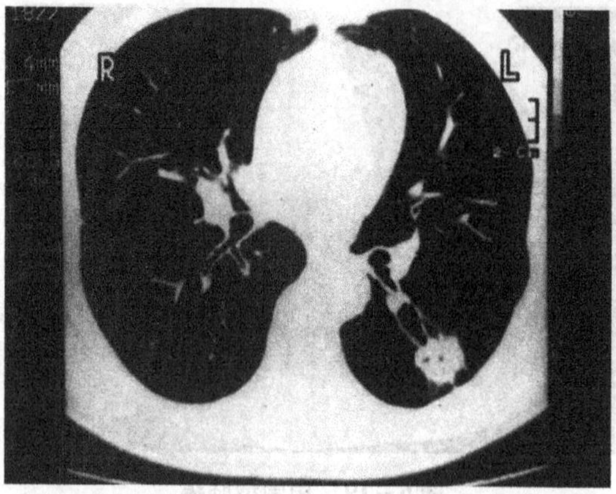

图6-22　周围型肺癌

示胸膜凹陷征，空泡征，并见病变与血管连接，病理证实为鳞癌

上述周围型肺癌的征象于病变早期即显示十分清楚，明确。对于某一患者来说不一定具备所有这些征象，可能只出现2~3个征象。

周围型肺癌中需特别提出的是孤立型细支气管肺泡癌，在常规X线上常被误诊为结核或炎症或因病变较小而漏诊。而CT表现有一定特征，如能对它的CT表现有一定认识，一般能做出正确诊断。根据某院经手术病理证实的38例细支气管肺泡癌的CT诊断分析，细支气管肺泡癌除有一般肺癌CT征象外，尚有以下几个特点：①病变位于肺野外周胸膜下（图6-23）。②形态不规则成星状或斑片状。③多数（约76%）病变有空泡征或/和空气支气管征（图6-24）。④胸膜凹陷征发生率高。

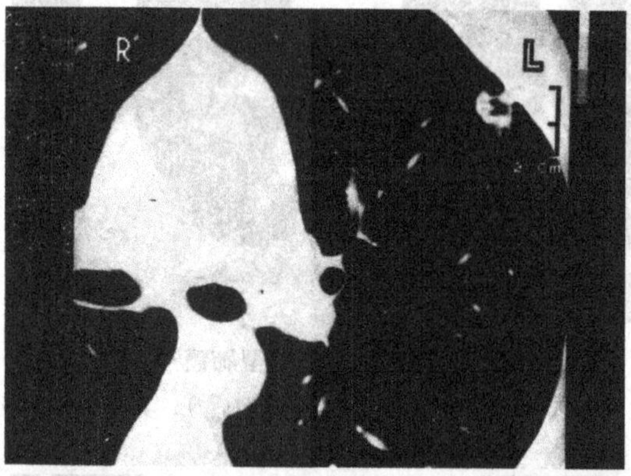

图6-23　孤立型细支气管肺泡癌（早期）

左上肺前段胸膜下小结节，边缘有锯齿状改变，可见小泡征，并有胸膜凹陷改变

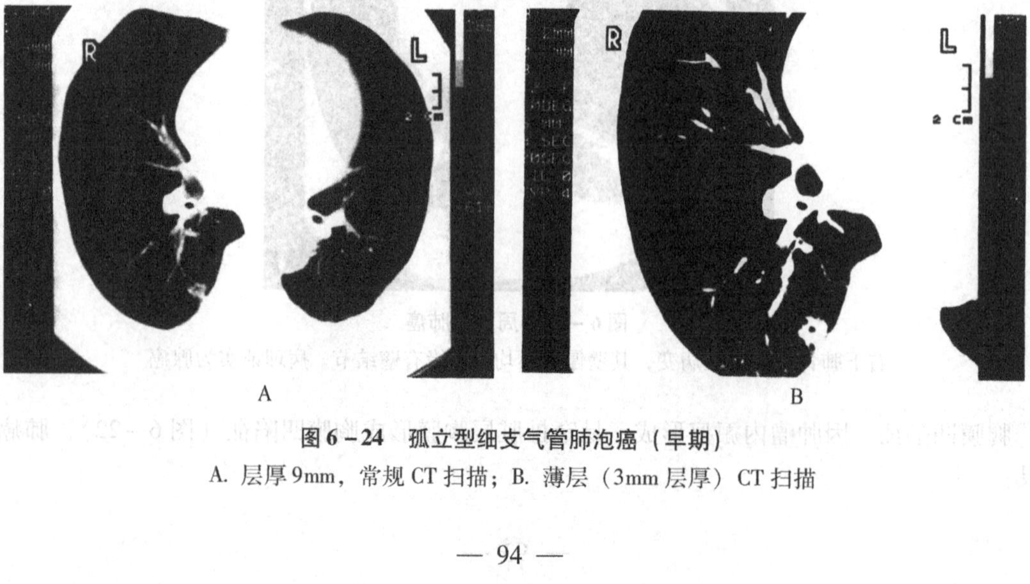

图6-24　孤立型细支气管肺泡癌（早期）

A. 层厚9mm，常规CT扫描；B. 薄层（3mm层厚）CT扫描

3. 弥散型肺癌 见于弥散型细支气管肺泡癌，有两种情况：①病变累及一个肺段或整个肺叶。②病变广泛分布于两肺。因其手术机会少，不易被证实。有人总结14例经手术或/和病理证实的弥散型细支气管肺泡癌的CT表现。根据病变形态可分为四个亚型：①蜂房型；②实变型；③多灶型；④混合型。可归纳为5个有特征性的征象：①蜂房征：病变区内密度不均，呈蜂房状气腔，大小不一，为圆形及多边形（图6－25），其病理基础是癌细胞沿着肺泡细支气管壁生长，但不破坏其基本结构，而使其不规则增厚，故肺泡腔不同程度存在；此征与支气管充气征同时存在，有定性意义。②支气管充气征：与一般急性炎性病变不同，其特点是：管壁不规则，凹凸不平；普遍性狭窄；支气管呈僵硬，扭曲；主要是较大的支气管，较小的支气管多不能显示，呈枯树枝状（图6－26）；可与炎症性病变相鉴别。③磨玻璃征：受累肺组织呈近似水样密度的网格状结构，呈磨玻璃样外观（图6－27），其病理基础是受累增厚的肺泡内充满粘蛋白或其他渗液。④血管造影征：增强扫描前可见病变以肺叶，肺段分布，呈楔形的实变，病变尖端指向肺门；外围与胸膜相连；密度均匀一致，边缘平直，亦可稍外凸或内凸，无支气管充气征（图6－28）；增强后可见均匀一致的低密度区内树枝状血管增强影。⑤两肺弥散分布的斑片状与结节状影（图6－29）。

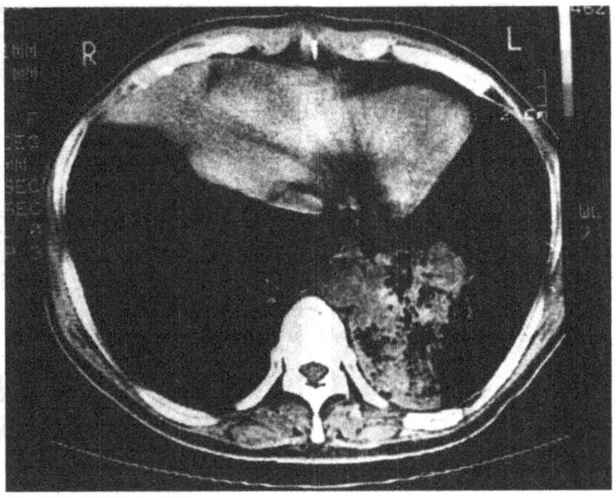

图6－25　弥散型细支气管肺泡癌

左下肺病变内显示蜂窝征

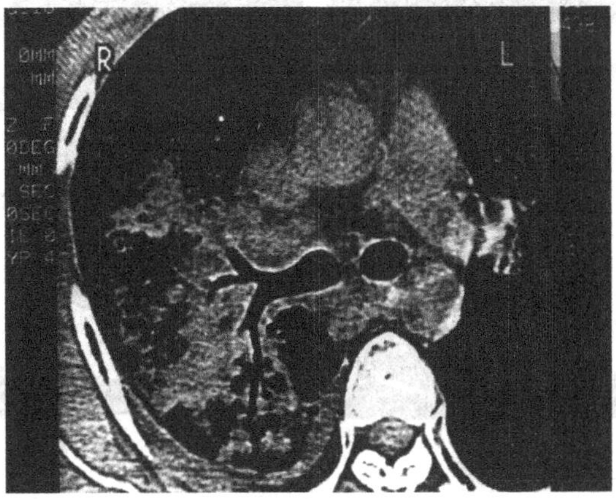

图6－26　弥散型细支气管肺泡癌

病变内显示支气管充气征与蜂窝征，前者呈枯树枝状

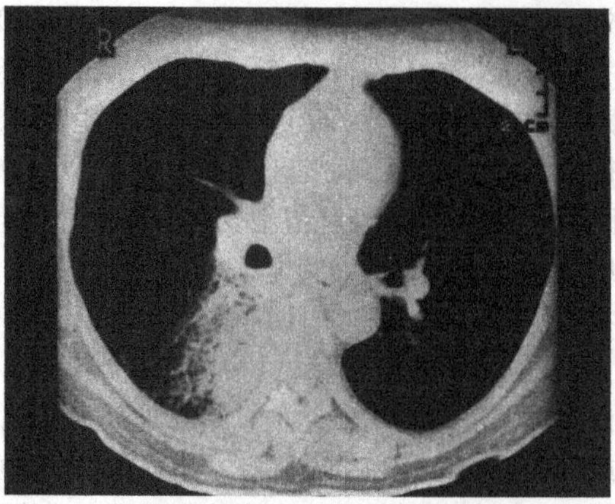

图 6-27　弥散型细支气管肺泡癌

右下肺病变呈磨玻璃样外观

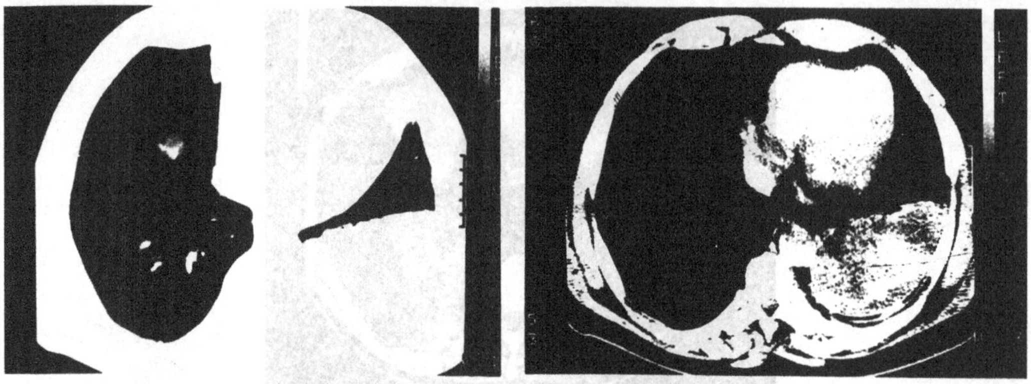

A　　B

图 6-28　弥散型细支气管肺泡癌

A. 肺窗，B. 纵隔窗，示左下叶实变，呈软组织密度，前缘稍外凸，病变内未见支气管充气征

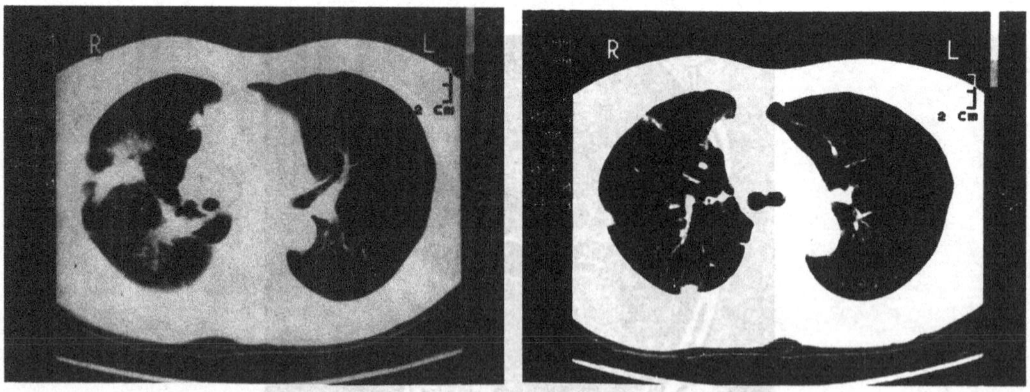

A　　B

图 6-29　弥散型细支气管肺泡癌

A. 经过左上叶支气管层面示右肺野内多发斑片状影，形态不规则，有胸膜凹陷改变；B. 经过气管隆突层面，于胸膜下与纵隔旁多个结节状影，手术病理证实为细支气管肺泡癌

4. 多发性原发性支气管肺癌（简称多原发性肺癌）　是指肺内发生两个或两个以上的原发性肺癌。肺内同时发生的肿瘤，称同时性；切除原发性肺癌后，出现第二个原发性肺癌，称异时性。其发生率，国外文献报道多在1%～5%，自1980年以来，国内文献报道在0.5%～1.6%，较国外报道明显偏低。多原发性肺癌的诊断标准：异时性：组织学不同；组织学相同，但间隔2年以上；需原位癌；第二个癌

在不同肺叶；并且二者共同的淋巴引流部位无癌；诊断时无肺外转移。同时性：肿瘤大体检查不同并分开；组织学不同；组织学相同，但在不同段、叶或肺，并属原位癌或二者共同的淋巴引流部分无癌，诊断时无肺外转移。

CT 检查时，对于两肺同时出现孤立性块影或肺内同时存在孤立性病变与支气管的狭窄阻塞，或首次原发癌切除后两年以后，肺内又出现任何肿瘤；应考虑第二个原发癌的可能性。多原发性肺癌的 CT 表现；大多呈孤立的结节状或块状软组织影，可有分叶和毛刺，支气管狭窄或阻塞性肺炎与肺不张等（图 6－30），而转移癌常呈多发的球形病变，边缘较光整，多无分叶和毛刺或肺不张征象。

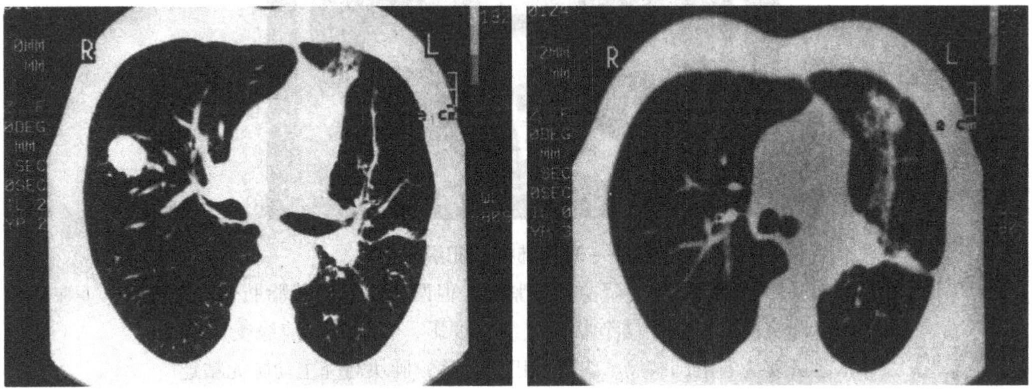

A　　　　B

图 6－30　多原发肺癌

A. 右上肺前段有一直径 2.0cm 之结节影，外后缘欠光整，有小棘状改变；左上叶舌段支气管示变窄壁增厚；B. 左上肺有自纵隔旁向侧胸壁走行之楔形致密影，其前方肺野（前段）有斑片状影，尖后段支气管断面未显示；病理证实右上肺前段病变为鳞癌，左上肺支气管开口部狭窄，为未分化癌

5. 肺癌的临床分期与 CT 的作用　对肺癌进行分期的目的在于提供一个判定肺癌病变发展程度的统一衡量标准，从而有助于估计预后，制定治疗方案和评价疗效，目前通常所采用的是经 1986 年修改的 TNM 分类方法（表 6－1、表 6－2）。T 表示肿瘤的大小与范围；N 是区域性淋巴结受累，M 为胸外远处转移。CT 在支气管肺癌临床分期中有很大作用，它是 TNM 放射学分类的最佳方法，与普通 X 线比较，在肺癌分类上 CT 有以下优点：

（1）CT 可显示肿瘤直接侵犯邻近器官：肿瘤直接侵入纵隔的 CT 表现为纵隔脂肪间隙消失（图6－31），肿瘤与纵隔结构相连。纵隔广泛受侵时，CT 扫描分不清纵隔内解剖结构。

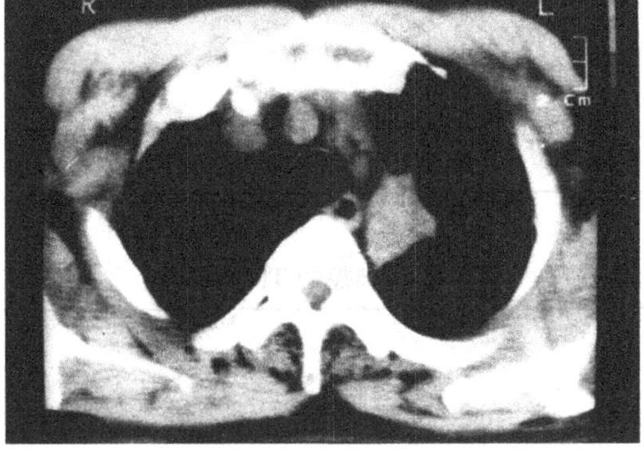

图 6－31　肺癌侵犯纵隔

左上肺尖后段有一不规则肿块影，密度均匀，病变侵犯纵隔内脂肪，其下邻近层面可见与主动脉弓顶后部紧贴

CT 可清楚显示肿瘤侵犯血管的范围与程度，对术前判断能否切除很有帮助。当肿瘤与主动脉接触，

但两者间有脂肪线相隔时，一般能切除（图6-32）；当肿瘤与主动脉或肺动脉粘连时，CT表现为肿瘤与大血管界线消失，文献报告肿瘤包绕主动脉，上腔静脉在周径1/2以上时一般均不易切除。

邻近肿块处的心包增厚，粘连或心包积液表明肿瘤直接侵犯心包或心包转移。

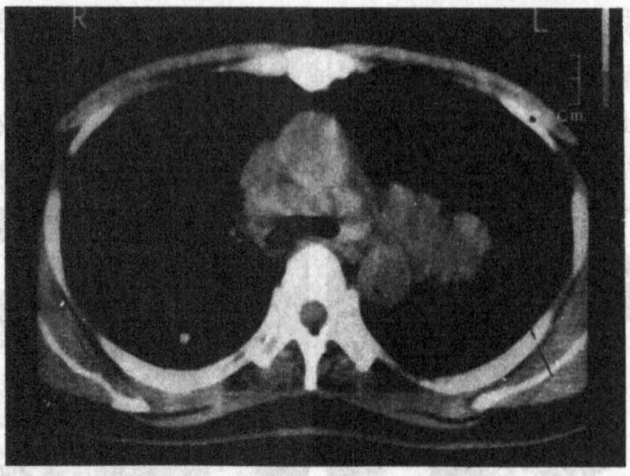

图6-32　肺癌侵犯纵隔

左肺门有一不规则肿块影与降主动脉紧贴，但两者间有线状脂肪密度影相隔，气管隆突前方有数个结节状软组织密度影，气管隆突前缘受压变平。手术病理证实为右上肺鳞癌，纵隔淋巴结转移，肿块与降主动脉无粘连

表6-1　肺癌的TNM分类

(T)　原发肿瘤

T_0　无原发肿瘤征象

T_0　癌细胞阳性，而影像学和纤维支气管镜均未发现肿瘤

T_{is}　原位癌

T_1　肿瘤最大直径<3.0cm，被正常肺组织或脏层胸膜包围，未累及肺叶支气管近端

T_2　肿瘤最大直径>3.0cm，或肿瘤与大小无关，而侵及脏层胸膜，或伴有肺叶不张或阻塞性肺炎，肿瘤的近端扩展必须局限于叶支气管内或至少在隆突以远2.0cm外

T_3　不管肿瘤大小，直接侵犯胸壁，横膈，纵隔胸膜或心包；或肿瘤侵犯主支气管，距气管隆突<2.0cm（除表浅性病变除外）

T_4　不管肿瘤大小，侵及大血管，气管或隆突部，食管、心脏或脊柱，或有恶性胸腔积液

(N)　所属淋巴结

N_0　无区域性淋巴结肿大

N_1　支气管周围或同侧肺门淋巴结浸润

N_2　同侧纵隔淋巴结或隆突下淋巴结浸润

N_3　对侧纵隔或锁骨上淋巴结浸润

(M)　远处转移

M_0　无远处转移

M_1　远处转移

表6-2　肺癌的TNM分期

隐性癌　$T_X N_0 M_0$

原位癌　$T_{is} N_0 M_0$

Ⅰ期：$T_{1,2}$，N_0，M_0

Ⅱ期：$T_{1,2}$，N_1，M_0

Ⅲa期　（预后差，胸内播散，技术上可切除）

T_3，$N_{0,1}$，M_0

$T_{1,3}$，N_2，M_0

续 表

Ⅲb 期 （胸内播散，不可切除）
$T_{1,3}$，N_3，M_0
T_4，$N_{0,2}$，M_0
Ⅳ期：（胸外扩散）
任何 T，任何 N，M_1

（2）CT 能显示纵隔淋巴结肿大：有无淋巴结转移是肺癌临床分期中很重要的因素。即使肿瘤很小，如有淋巴结转移，就要归入到Ⅱ期或Ⅲ期；有无肺门或纵隔淋巴结转移是比原发肺肿瘤大小更重要的观察肺癌远期预后的指标。一般以直径大于 10mm 作为淋巴结转移的标准，CT 发现淋巴结增大的敏感性较高，达 70% 以上，但特异性较低，定性差、病因学诊断仍需组织学检查。CT 检查可指明肿大淋巴结的部位，以帮助选择最合适的组织学检查方法。如经颈或经支气管镜纵隔活检，胸骨旁纵隔探查术等。

原发性肺癌有一定的引流扩散途径，右肺癌一开始就有转移到同侧肺门淋巴结的趋向（10R）（图 6－33），然后转移到右气管旁淋巴结（2R，4R）（图 6－34），很少转移到对侧淋巴结（约 3%），但左侧肺癌在同侧淋巴结转移后常播散到对侧淋巴结。左上肺癌通常一开始转移到主肺动脉窗淋巴结，左上叶和左下叶的肺癌首先播散到左气管支气管区域（10L）淋巴结。右肺中叶和两下肺癌常在早期播散到隆突下淋巴结（图 6－35）。下叶病变也可扩展到食管旁，肺韧带和膈上淋巴结，熟悉这种引流途径有助于对纵隔、肺门淋巴结的性质做出评价；如右肺癌的患者很少可能只有主肺动脉窗淋巴结转移，此区域的孤立淋巴结肿大很可能系其他原因如结核性肉芽肿所致。

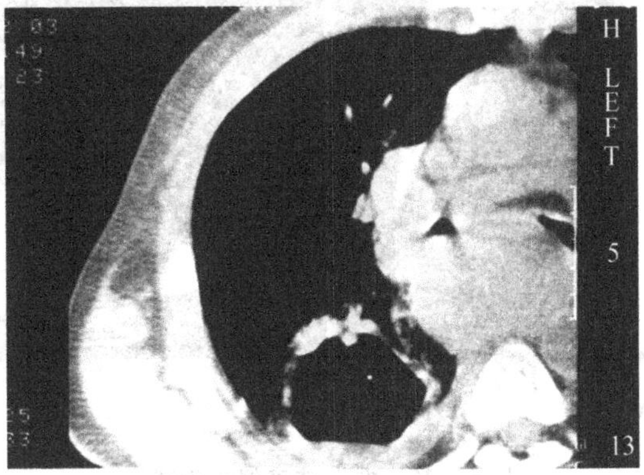

图 6－33　右下肺癌，肺门与隆突下淋巴结转移

右下肺巨大空洞性病变，壁厚薄不均，有一小液面，右肺门增大，可见结节影，隆突下有巨块状软组织密度影

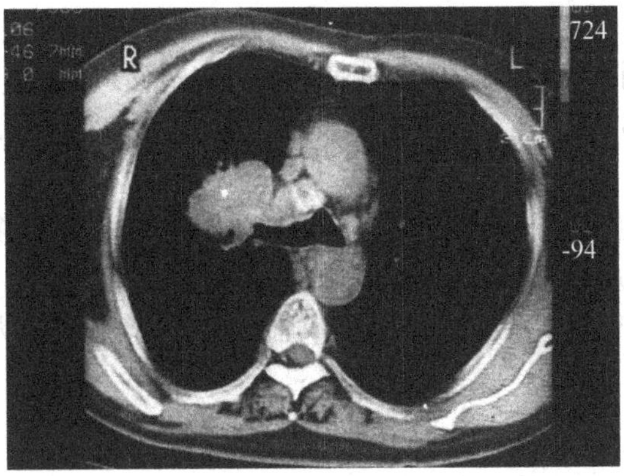

图 6－34　右肺癌右肺门与气管旁淋巴结转移

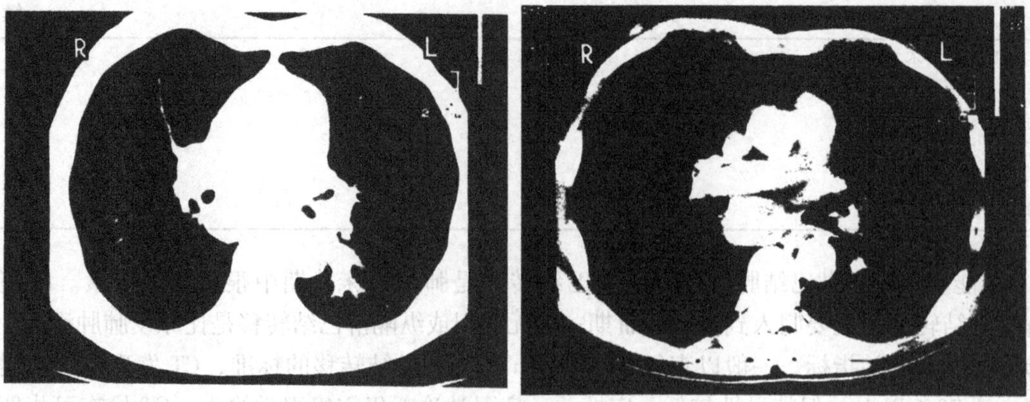

A　　　　B

图 6－35　左下肺癌隆突下淋巴结转移

A. 肺实质像，B. 软组织像，左下叶背段结节状病变约 1.5cm × 2cm 大小，左肺门增大，并不规则，隆突下有 4cm × 3cm 大小软组织密度肿块。病理证实为左下肺癌，左肺门及隆突下淋巴结转移

（3）CT 对肺癌侵犯胸膜的诊断价值：周围型肺癌直接侵犯胸膜及胸膜转移均可引起胸膜病变，CT 上表现为肿瘤附近局限性胸膜增厚，胸膜肿块及胸腔积液等胸膜转移征象（图 6－36），肿块附近胸膜增厚为肿瘤直接浸润。

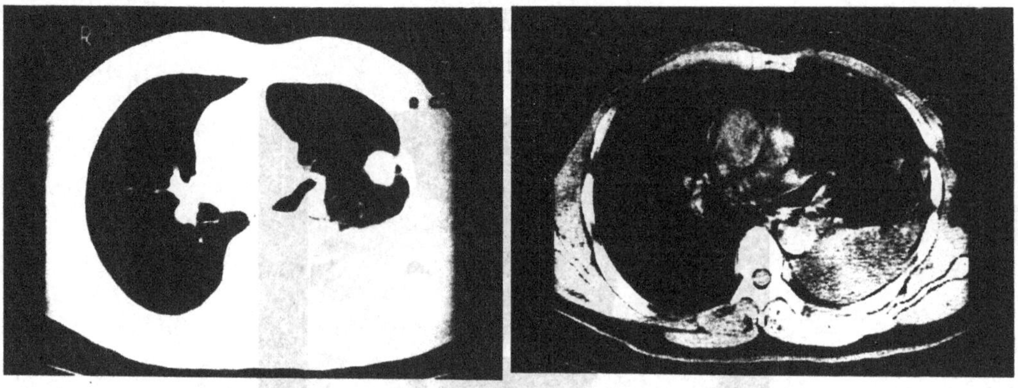

A　　　　B

图 6－36　左上肺癌侵犯胸膜

A. 肺窗像；B. 纵隔窗像

左上肺外带胸膜下有一结节状病变，其外侧胸膜增厚并有凹陷，胸腔中等量积液，病理证实为肺泡癌胸膜转移

（4）可以确定远处脏器转移：肺癌容易转移到肾上腺、脑、肝等远处脏器（图 6－37），尸检资料提示肺癌有 35% ~38% 转移到肾上腺，以双侧转移多见。脑转移可以发生在原发肺癌之前。对于上述器官的 CT 扫描，对肺癌临床分期与确定能否手术很有必要。有些医院主张将肺癌患者的 CT 扫描范围扩大包括上腹部与肾上腺区。

此外，CT 还可显示肿瘤直接侵犯胸壁软组织与附近骨结构以及骨转移的征象。肺癌可直接侵犯或转移至胸骨，胸椎，肋骨，引起骨质破坏与软组织肿块（图 6－38、图 6－39），CT 上骨质破坏表现为形状不规则、边缘不整齐之低密度，少数病灶可为成骨性转移，CT 显示为受累的骨密度增高（图 6－40A、图 6－40B）。

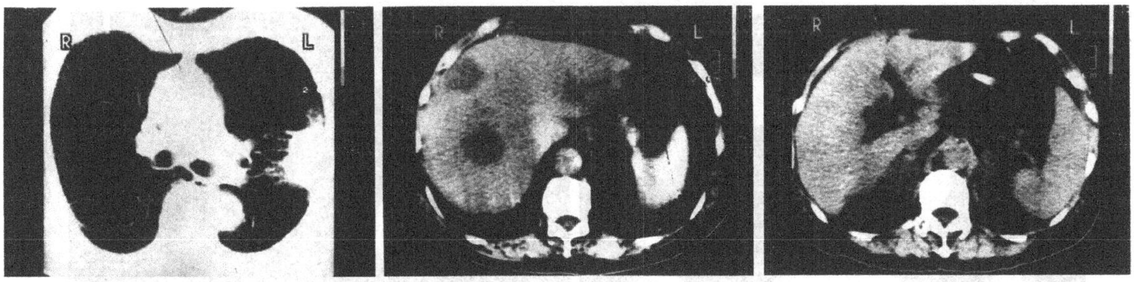

A　　　　B　　　　C

图 6－37　肺癌肾上腺转移

A. 左上肺中野外带有一肿块影，形态不规则略呈分叶，紧贴胸壁，病理证实为鳞癌；B. 肝左、右叶内有多个大小不等圆形低密度影；C. 两侧肾上腺区有软组织密度肿块影，所见为肺癌肝与肾上腺转移

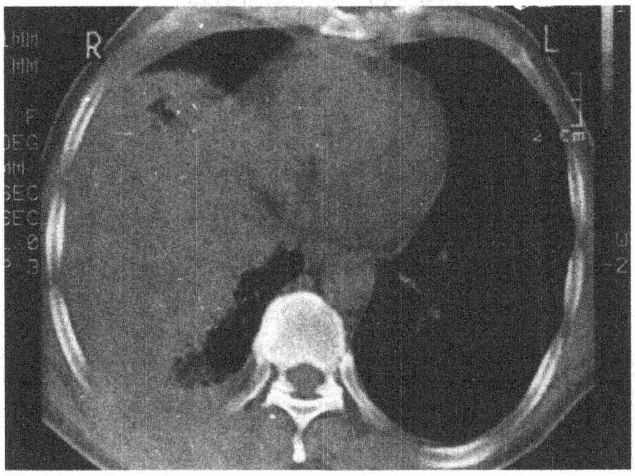

图 6－38　肺癌侵犯肋骨与心包

右下肺巨大软组织密度肿块影与心影相连，右侧心包影消失。后胸壁肋骨破坏消失并有胸壁软组织肿块影，为肺癌（鳞癌）侵犯胸壁、肋骨及心包

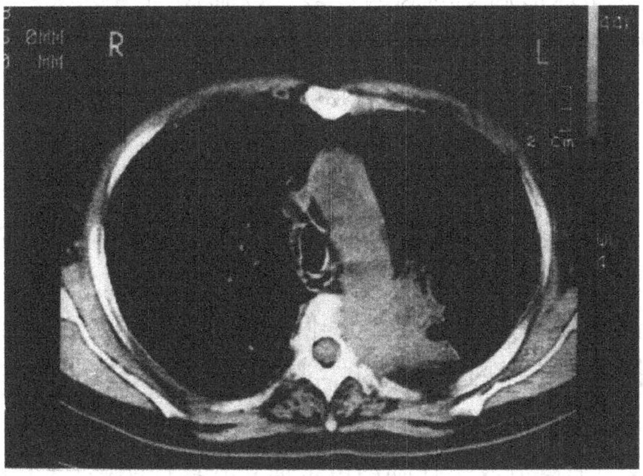

图 6－39　肺癌直接侵犯椎体

左上肺尖后段椎旁不规则软组织密度肿块影，靠近胸椎椎体左缘骨质受侵蚀破坏

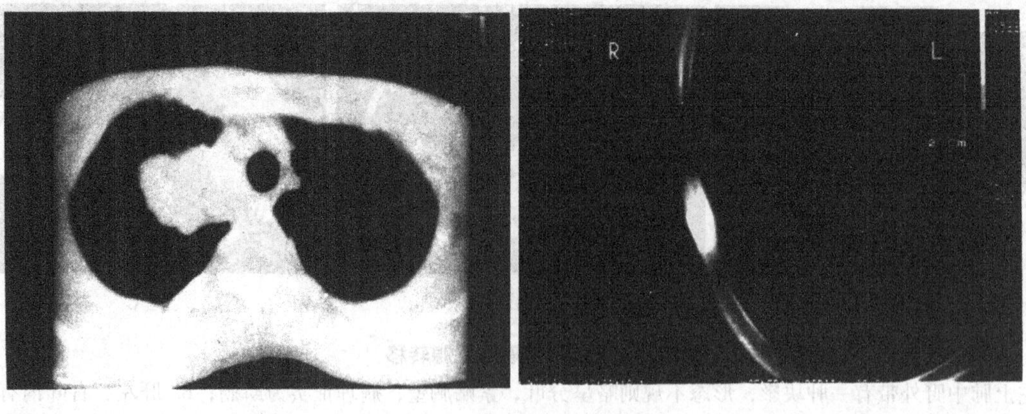

A　　　　　　　　B

图 6－40　肺癌肋骨转移

A. 右上肺纵隔旁分叶状肿块与纵隔内气管旁圆形肿块影融合；B. 右第 6 肋外缘中后部骨质密度增高，骨皮质与骨松质境界不清。其外侧胸壁软组织梭形肿块，病理证实为右上肺鳞癌肋骨转移

（四）鉴别诊断

1. 中央型肺癌　中央型肺癌有典型的 CT 表现，一般诊断不难，但有时它所引起的支气管阻塞性改变与支气管内膜结核所引起的表现在鉴别上存在一定困难。支气管内膜结核可引起肺叶不张，甚至一侧全肺不张，在 CT 上支气管腔显示逐渐变窄而呈闭塞，但不形成息肉样或杯口样肿块影；支气管内膜结核在狭窄的支气管周围很少形成明显的肿块影，通常没有明显的肺门或纵隔淋巴结肿大；如有淋巴结肿大一般较小，位于气管旁，通常可见钙化，在肺内常可见支气管播散病灶可作参考，支气管内膜结核多见于青年人。

中央型肺癌尚需与引起肺门肿块的其他疾病相鉴别。这些疾病包括转移性肿瘤、淋巴瘤、淋巴结结核、结节病以及化脓性炎症等，其中除淋巴结核外，肺门淋巴结肿大，大多见两侧，支气管腔无狭窄，无腔内肿块，有时有压迫移位，但内壁光滑，肿大淋巴结位于支气管壁外。

2. 周围型肺癌　肺内孤立型球形病变的病因很多，以肺癌与结核球多见，其他还有转移瘤、良性肿瘤，球形肺炎，支气管囊肿等，应注意鉴别。

（1）结核球：边缘多光滑，多无分叶毛刺，病灶内可见微细钙化，呈弥散或均匀一致性分布，CT 值多高于 160Hu，可有边缘性空洞呈裂隙状或新月形；结核周围大多有卫星病灶，局限性胸膜增厚多见。

（2）转移瘤：转移瘤有各种形态，一般病灶多发，大小不同，形态相似，由于转移瘤来自于肺毛细血管后静脉，因而病变与支气管无关系。

（3）良性肿瘤：病变密度均匀，边缘光滑，分叶切迹不明显，多无细短毛刺与锯齿征以及胸膜皱缩，无空泡征与支气管充气征。错构瘤内可见钙化，其 CT 值可高于 160Hu，也可见脂肪组织，CT 值在 0～－50Hu 以下。

（4）支气管囊肿：含液支气管囊肿发生在肺内可呈孤立肿块性阴影；CT 表现为边缘光滑清楚的肿块，密度均匀，CT 值在 0～20Hu，但当囊肿内蛋白成分丰富时，可达 30Hu 以上，增强扫描，无增强改变。

（5）球形肺炎：多呈圆形或类圆形，边缘欠清楚，病变为炎性且密度均匀，多无钙化，有时周围可见细长毛刺，周围胸膜反应较显著，抗感染治疗短期复查逐渐缩小。

（6）肺动静脉瘘或动静脉畸形：CT 上为软组织密度肿块，呈圆形或椭圆形，可略有分叶状，边缘清晰，病灶和肺门之间有粗大血管影相连，增强动态扫描呈血管增强，有助于与非血管性疾病鉴别。

二、腺瘤

支气管腺瘤发生于支气管黏膜腺体上皮细胞，以女性患者较多见。

（一）病理

支气管腺瘤可分为两种类型，类癌型和唾液腺型，以前者多见，占85%～95%。唾液腺瘤又可分圆柱瘤（腺样囊性癌）、黏液表皮样腺瘤和多形性腺瘤（混合瘤），约3/4的支气管腺瘤发生于大支气管为中央型，支气管镜检查可以看到肿瘤。中央型腺瘤常向支气管腔内生长呈息肉样，引起支气管腔的狭窄，阻塞，产生阻塞性肺炎，肺不张，支气管扩张等继发改变。

类癌型腺瘤是低度恶性的肿瘤，常常有局部侵犯，可累及支气管壁并向外生长，形成肺门肿块，可转移到局部淋巴结并可有远处转移。

（二）临床表现

中央型腺瘤可引起支气管腔的阻塞，产生阻塞性肺炎，肺不张，引起发热，咳嗽，咳痰和咯血。类癌型腺瘤偶可产生类癌综合征，出现面部潮红、发热、恶心、呕吐、腹泻、低血压，支气管哮鸣、呼吸困难以及心前区有收缩期杂音等。

（三）CT表现

中央型支气管腺瘤表现为支气管腔内息肉样肿瘤（图6－41），支气管腔阻塞中断，断端常呈杯口状。其远侧可有阻塞性炎症或肺不张表现。反复感染发作可导致支气管扩张或肺脓肿。当肿瘤侵犯支气管壁并向壁外发展形成肺门肿块以及转移到肺门淋巴结时与支气管肺癌难以鉴别。周围型支气管腺瘤CT表现为肺野内球形病变，通常轮廓清楚，整齐而光滑，密度均匀，不形成空洞，可有钙化，但很少见。CT表现接近于良性肿瘤（图6－42）。但有些腺瘤可有分叶征象，并可伴有细小毛刺影，使其与肺癌甚为相似（图6－43）。

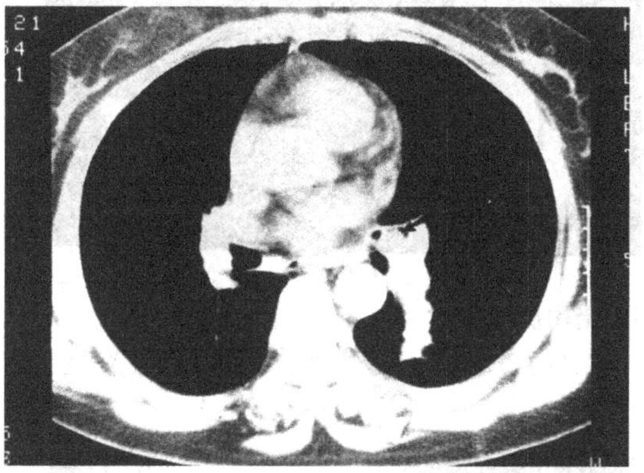

图6－41 中央型支气管腺瘤

左下叶背段支气管开口处有一息肉样肿瘤（↑）向下叶支气管腔内突出，背段支气管阻塞致肺段性不张与炎症

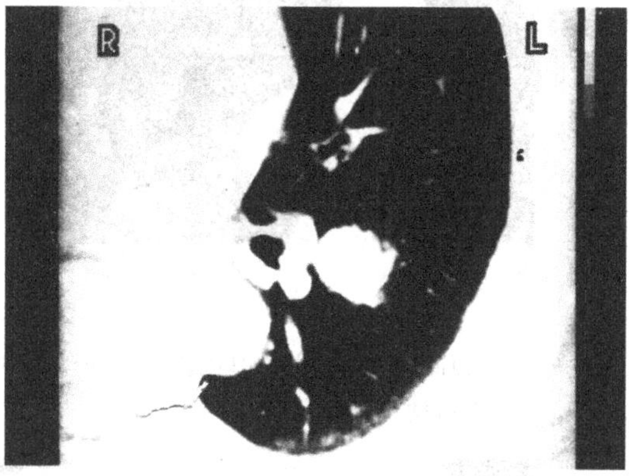

图6－42 类癌

左下肺有一类圆形病变，直径约2cm，轮廓清楚，密度均匀，边缘欠光整稍有分叶

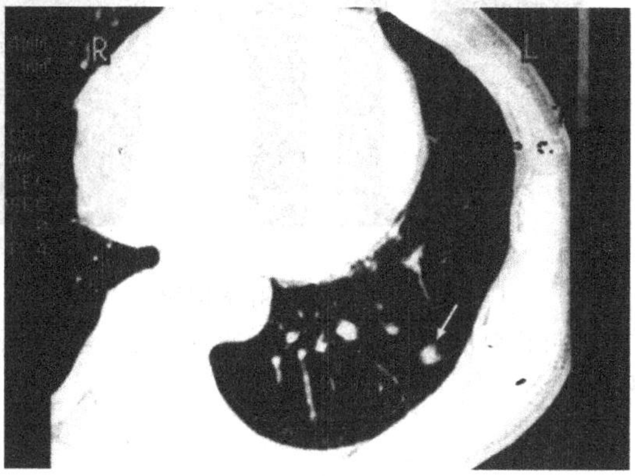

图6－43 类癌

左下肺外基底段小结节影（↑），直径约0.7cm，轮廓清楚，外缘有分叶，手术病理证实为类癌

三、肺部其他肿瘤与肿瘤样病变

（一）肺部原发性良性肿瘤

肺部原发性肿瘤比较少见，肿瘤类型很多，包括平滑肌瘤、纤维瘤、脂肪瘤、血管瘤、神经源性肿瘤、软骨瘤等，错构瘤虽属发育方面的因素引起，但性质近似良性肿瘤，故归入本节叙述。这些肿瘤多数无任何症状，于胸部 X 线检查时才被发现。有些周围型肿瘤可有痰中带血。发生于大支气管者可以引起支气管腔的阻塞，产生阻塞性肺炎和肺不张的症状。

CT 表现：大多数没有特征性的 CT 征象，不同类型的肿瘤 CT 表现相似，很难加以区别，发生于周围肺组织的肿瘤，通常表现为肺内球形肿块，边缘清楚，整齐而光滑，形态多为圆形或椭圆形（图6－44），可以有分叶，但多为浅分叶（图 6－45），多数密度均匀，但不少良性肿瘤可有钙化，错构瘤与软骨瘤的钙化更为多见。钙化通常为斑点状或结节状（图 6－44），可自少量至大量。错构瘤钙化可表现为爆米花样。脂肪瘤呈脂肪密度。含有脂肪组织的肿瘤密度部分下降，少数错构瘤有此征象（图 6－46），其 CT 值常在 －50Hu 以下。空洞在良性肿瘤极少见，病变周围无卫星灶。良性肿瘤生长缓慢，无肺门及纵隔淋巴结肿大。

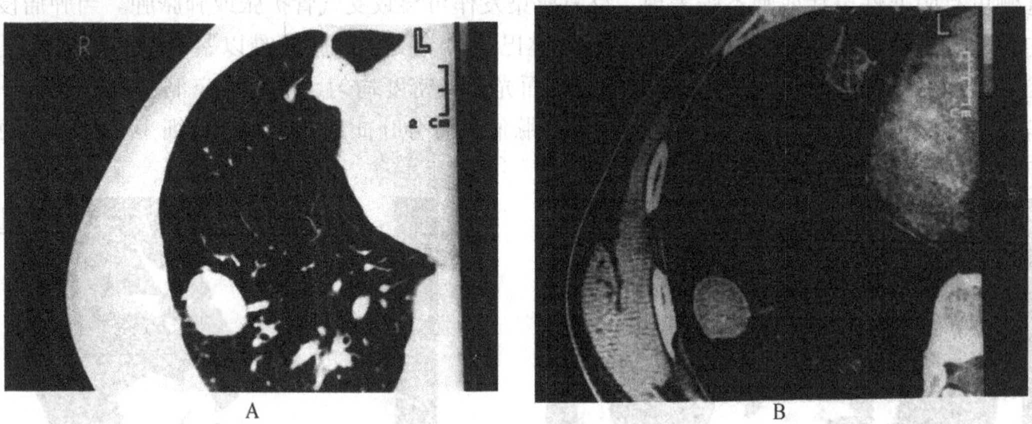

A　　　　　　　　　　B

图 6－44　右下肺错构瘤

A. 肺窗：右下肺前外基底段交界处有一类圆形病变，直径约 2.5cm，边缘光整；B. 纵隔窗：病变后部有两小钙化点

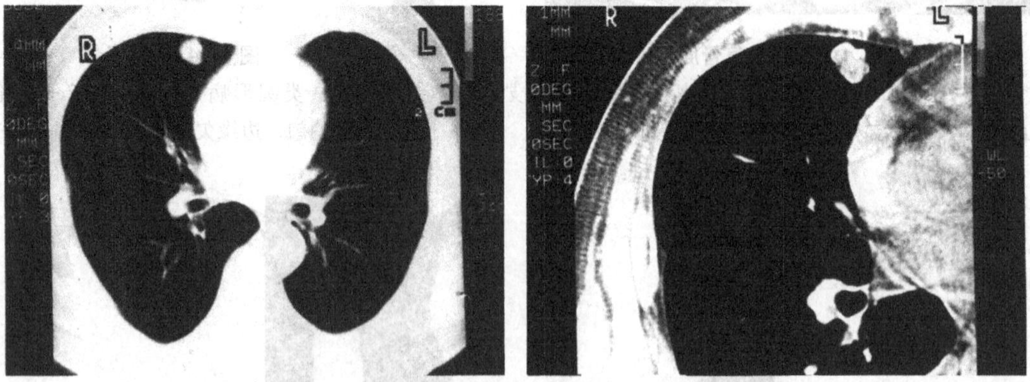

A　　　　　　　　　　B

图 6－45　右肺中叶错构瘤

A. 肺窗与 B. 纵隔窗：右肺中叶内侧段胸膜下结节影，轮廓清楚，边缘光滑，密度均匀，其内前缘有浅分叶，术前诊断为肺癌

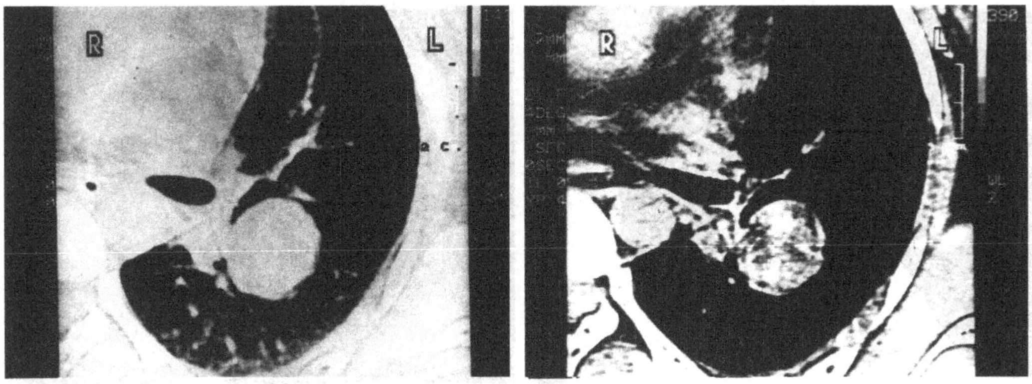

图 6－46　左下肺错构瘤

女，29 岁。A. 肺窗像，B. 纵隔窗像：左下肺背段球形病变，轮廓清楚，边缘光滑无分叶，密度较低，CT 值－90Hu

（二）肺炎性假瘤

肺炎性假瘤是非特异性炎症细胞集聚，导致的肺内肿瘤样病变，但并非是真正的肿瘤，也不是另一些特异性炎症所引起的肿瘤样病变，例如结核球，因此称为炎性假瘤。其发病率约为肺内良性球形病变的第二位。女性中较多见，发病大多为中年人。其病理分型尚不统一，根据细胞及间质成分之不同，可有多种名称，如纤维组织细胞瘤，黄色瘤样肉芽肿，浆细胞肉芽肿，纤维性黄色瘤，硬化性血管瘤等。肺炎性假瘤可有包膜或无包膜。

患者大多有急性或慢性的肺部感染病史，约 1/3 的患者无临床症状，或症状甚轻微。多数仅有胸疼、胸闷、干咳；少数患者痰中带血丝，一般无发烧。

CT 表现：病灶多近肺边缘部，与胸膜紧贴或有粘连，呈圆形或卵圆形结节或肿块；直径自小于 1cm 至 10cm 以下，多为 2～4cm；边缘清楚，锐利（图 6－47）。多无分叶，偶有小切迹，亦可呈不规则形，边缘较毛糙，肿块周围可有粗长条索血管纹理或棘状突起（图 6－48）。密度多数均匀，但个别病例可有钙化或发生空洞。较大的病灶可有空气支气管征。纵隔内多无淋巴结肿大，这一点有利良性病变的诊断。总之，本病在 CT 上具有良性病变的征象，但缺乏特征性表现。

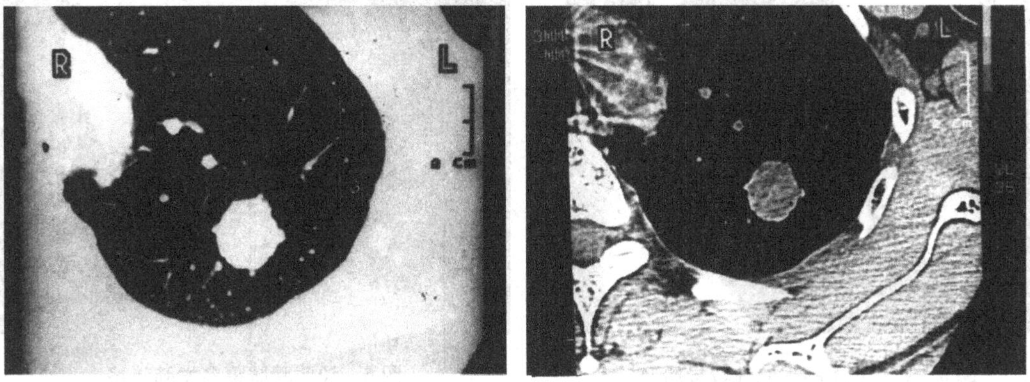

A　　　　B

图 6－47　左上肺炎性假瘤

A. 肺窗，B. 纵隔窗：男，57 岁。左上肺尖后段球形病变，轮廓清楚，边缘锐利有浅分叶，密度均匀，手术病理证实为炎性假瘤

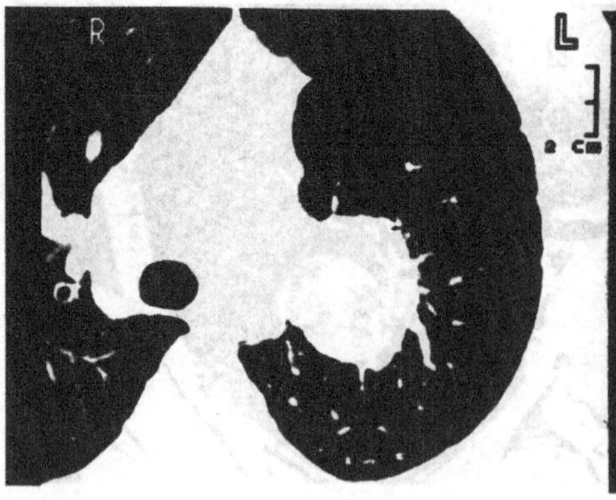

A

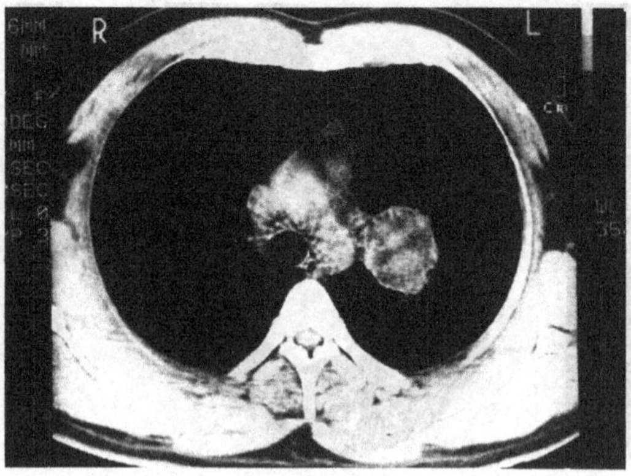

B

图 6-48　左上肺炎性假瘤

A. 肺窗，B. 纵隔窗：男，25 岁，左上肺尖后段有一类圆形软组织密度肿块，约 4cm×4.5cm 大小，轮廓清楚，密度均匀，边缘欠光滑，有较粗大血管纹理

四、肺转移瘤

CT 扫描能发现绝大多数直径在 2mm 以上的小结节，肺内结节只要大于相应部位的肺血管在 CT 上就能发现；30% 的恶性肿瘤有肺部转移病变，而其中约有半数仅局限于肺部，胸部 X 线检查是转移瘤的重要的检查手段，但其检出率远不如 CT，在常规 X 线平片上，许多直径 0.5～1.0cm 的结节不易发现，尤其是胸膜下，肺尖，膈肋角的病变。

肺部转移瘤可分为血行转移与淋巴路转移两种，可有以下几种表现：

1. 两肺单发或多发结节或球形病灶　单个的肺内转移病变通常轮廓较清楚，比较光滑，但可有分叶征象（图 6-49），此与原发周围型肺癌鉴别较困难；一般说后者多有小棘状突起或锯齿征及细短毛刺。两肺多发结节病灶多分布在两肺中下部，边缘较清楚，呈软组织密度，病灶大小不一致，形态相似（图 6-50，图 6-51，图 6-52）。

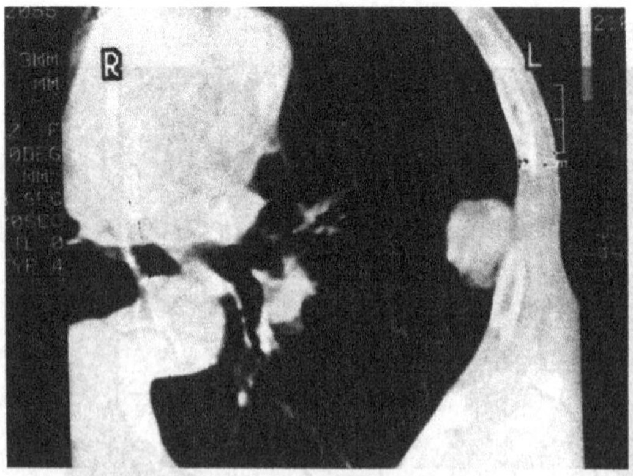

图 6-49　左上肺孤立性转移瘤

左上肺舌下段胸膜下类圆形结节，稍有浅分叶，边缘光滑，密度较均匀，手术病理证实为肾移行细胞癌肺转移

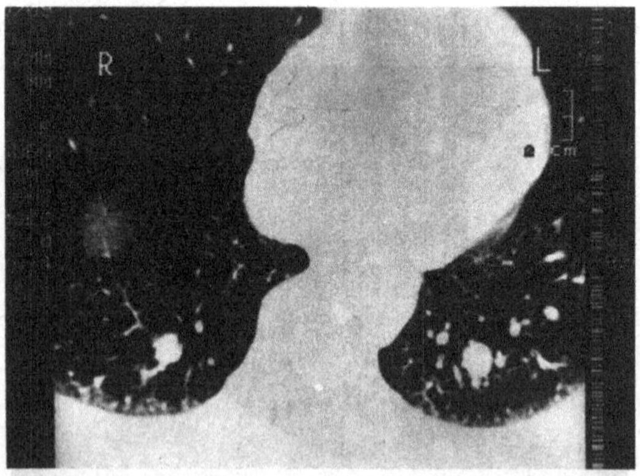

图 6-50　膀胱癌多发肺转移

男，67 岁；膀胱癌术后 7 年。两下肺后基底段各有一小结节病变，直径分别为 1.0 与 1.2cm，轮廓清楚，有浅分叶，经手术病理证实为膀胱癌肺转移

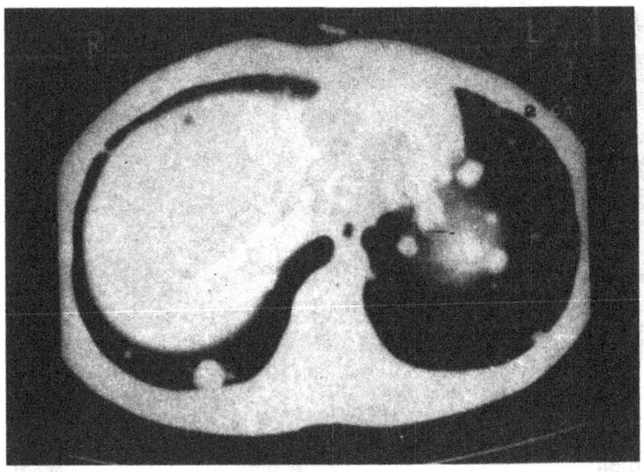

图6－51　肝癌肺转移

两下肺多发性大小不等之结节状密度增高影，轮廓清楚，边缘光滑，直径在0.3～1.8cm

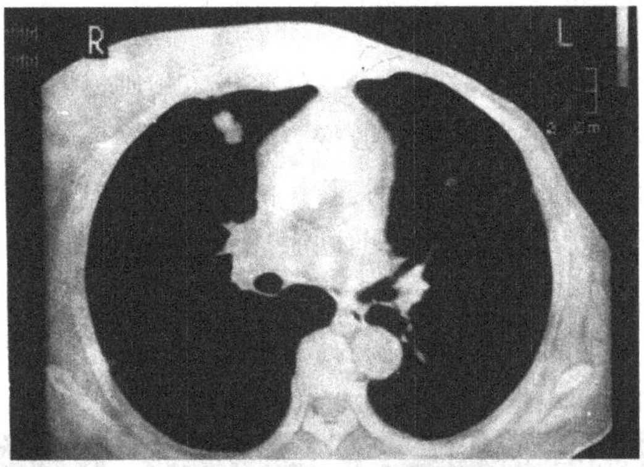

图6－52　乳腺癌肺转移

左侧乳腺癌手术后2年，肺内与胸膜下多个大小不等的结节影，胸膜下结节影直径仅为3mm

2. 两肺弥散性粟粒样病变　直径为2～4mm的小结节，通常轮廓比较清楚，密度比较均匀。CT能显示直径为2mm的胸膜下结节（图6－51），其分布一般以中下肺野为多（图6－52）。较多见于血供丰富的原发肿瘤，如肾癌，甲状腺癌和绒毛膜上皮癌等恶性肿瘤。

3. 癌性淋巴管炎表现　淋巴性转移CT表现为支气管血管束结节状增厚，小叶间隔与叶间裂增厚；多角形线影及弥散网状阴影（图6－54）。其病理基础是由于支气管血管周围的淋巴管，小叶间隔淋巴管，胸膜下淋巴管以及肺周围引向肺门周围的淋巴管内有癌结节沉积，继发淋巴管阻塞性水肿并扩张，导致间质性肺水肿及间质性肺纤维化所致。

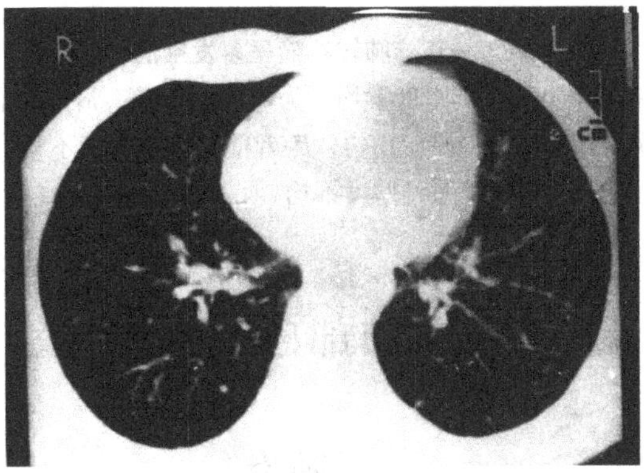

图6－53　甲状腺癌肺转移

男，20岁；右颈部肿物一年，活检为甲状腺癌；CT示两肺野弥散分布大小不等的粟粒状小结节影，以中下肺野为著，结节影密度较高，边缘清楚

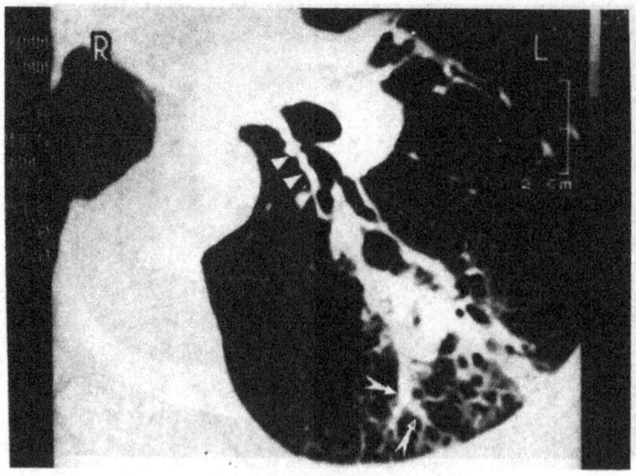

图 6-54 肺癌癌性淋巴管炎

左下肺背段空洞型腺癌，其周围主要是病变胸膜侧血管束呈结节状增厚（↑），支气管壁增厚（△△），肺纹理呈网格状改变

淋巴转移呈多灶性，常侵犯一个肺叶或肺段，支气管束不规则增厚，可呈串珠状或结节状阴影。小叶中心结构的增厚可造成次肺小叶中心的蜘蛛样改变，靠近横膈处可获得小叶之横切面，呈现 1～2cm 直径的增厚的多角形结构，此外可见胸膜增厚及胸腔积液。

肿瘤的淋巴管播散最多见于乳腺癌，胃癌，前列腺癌，胰腺癌和未知原发部位的腺癌，高分辨 CT 诊断淋巴管转移的准确性较高，可免去肺活检。

4. 单发或多发空洞　肺转移瘤可呈单发或多发空洞影，一般转移瘤引起的单发空洞壁厚度不均，但有的较均匀，可误认为化脓性炎症和结核（图 6-55）。

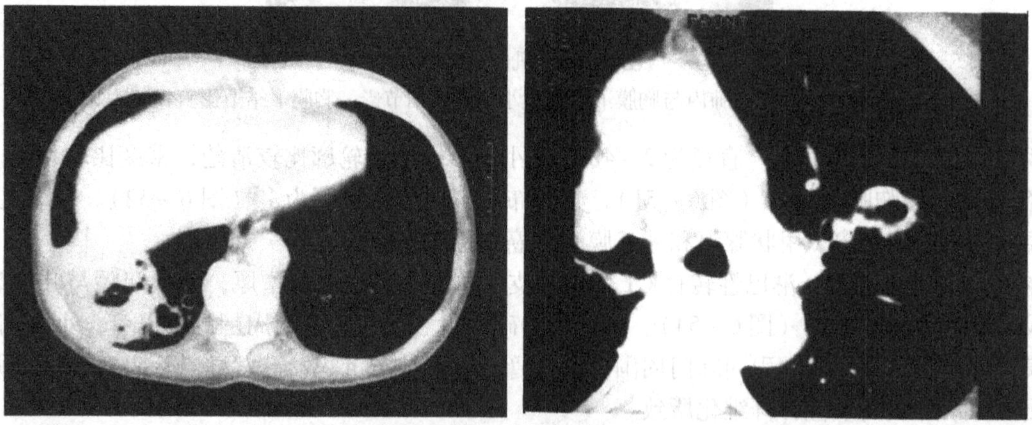

A　　B

图 6-55 肺转移瘤呈多发空洞

A. 右下肺有一肿块，直径约 6.0cm，其密度不均，为周围型肺癌，肿块之内侧可见两个直径分别为 1.0 与 2.0cm 之小空洞，前者壁薄，厚度均匀，后者壁较厚，厚度不均；B. 同一病例气管隆突下层面示左肺门外方有一空洞性病变壁厚且厚度不均

（张朝阳）

第二节 肺部感染性疾病

一、肺炎

大多数肺炎诊断不困难，一般根据胸片表现结合临床，可以作出正确诊断。有时肺炎的 X 线表现比较特殊，临床症状不典型，抗生素治疗效果较差，为了鉴别诊断要求做胸部 CT 检查。经验证明，胸部 CT 扫描对于肺炎病灶的形态、边缘、分布、病灶内支气管情况，纵隔肺门淋巴结及胸膜病变的观察，是对普通 X 线检查的重要补充。

（一）病理

肺部炎症可主要发生在肺实质或肺间质，也可肺实质和间质性炎症同时存在。细菌、病毒、支原体、卡氏囊虫、放射线照射及过敏，均可引起肺炎。其中以细菌性肺炎及病毒性肺炎较常见。尤其是细菌性肺炎。肺炎时，肺实质与肺间质的主要病理变化为渗出，炎性细胞浸润，增生及变质。急性炎症以渗出及炎性细胞浸润为主要病理变化，慢性炎症以增殖及炎性细胞浸润为主要病理变化。在病理大体标本上可表现为结节实变，不规则实变区，肺段及肺实变。

（二）临床表现

肺炎的主要症状是发热、咳嗽、咯血及胸痛，急性肺炎以发热为主要症状，而慢性肺炎则以咳嗽，咯痰及咯血为主要症状。急性肺炎多起病较急，但有的起病亦不明显。慢性肺炎无明确急性肺炎阶段，此时根据临床和 X 线诊断比较困难，常需与其他疾病鉴别。急性细菌性肺炎时的白细胞常增加，而其他性质肺炎及慢性肺炎白细胞总数及分类改变不明显。

（三）CT 表现

CT 检查可准确反映肺部炎变大体形态和分布。肺炎的主要 CT 表现如下：

1. 肺段或肺叶实变　病变为均匀一致的密度增高，以肺叶或肺段分布，密度均匀，体积略小，常可见典型的空气支气管造影的表现（图 6－56、图 6－57），肺段与肺叶支气管多不狭窄阻塞，肺门与纵隔多无肿大淋巴结。

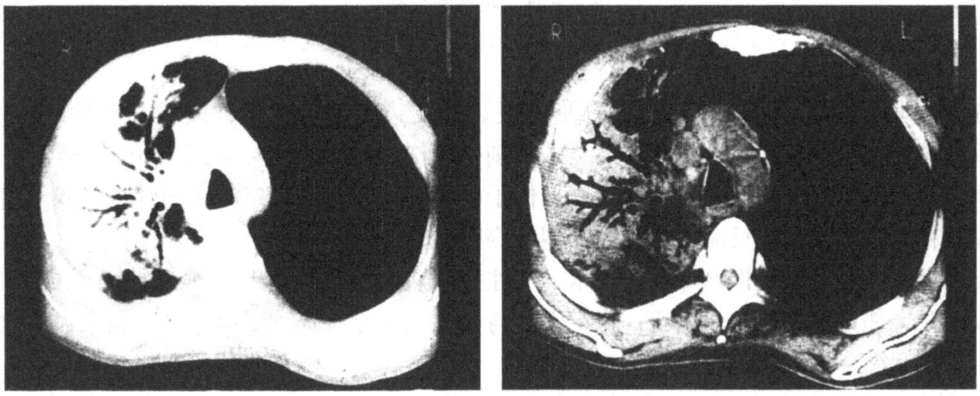

A　　　　B

图 6－56　右上肺大叶性肺炎

A. 肺实质像，B. 纵隔窗像示右上肺实变，体积稍缩小，可见空气支气管造影征，支气管镜检查为炎症

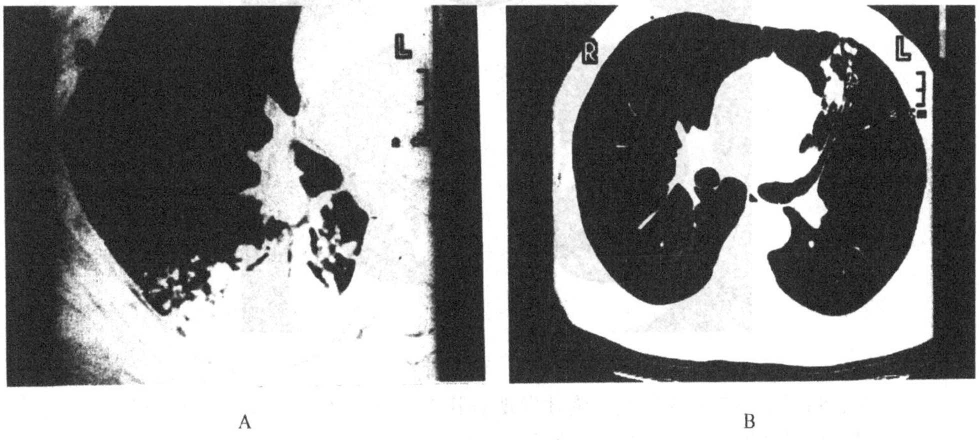

A　　　　B

图 6－57　肺段性炎症

A. 右下肺背段大片实变，密度不均，边缘模糊，可见空气支气管造影。后胸壁胸膜肥厚较明显；B. 另一患者左上肺前段斑片状影，支气管通畅

2. 两肺多发片状密度增高影　病灶形态不规则，多呈楔形或梯形，边缘多不规则且模糊，病变沿支气管走行分布，多位于两中、下肺野内、中区（图6－58）。病变区可见含气支气管影像。

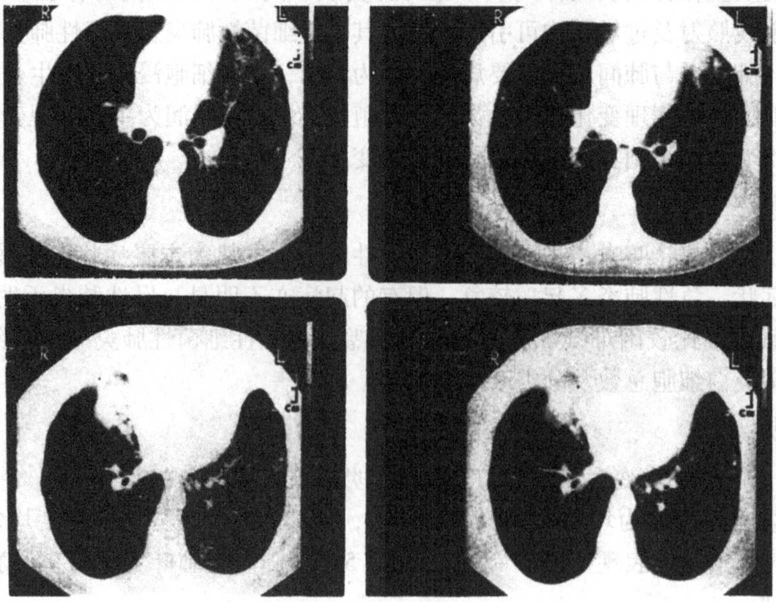

图6－58　两下肺炎症

两下肺片状密度增高影，边缘模糊，可见含气支气管影像

3. 结节与肿块　病变呈球形，即所谓球形肺炎，病变边缘比较规则；或呈波浪状，也可有毛刺，有时边缘较模糊，常可见粗大纹理或参差不全的毛刺样结构，（图6－59、图6－60），密度多均匀，CT值稍低于软组织密度；有的病变之边缘部密度稍低于中央部；有时可见空洞，病灶在胸膜下时常有局限性胸膜增厚及粘连带，其胸膜反应程度较周围型肺癌明显。

球形肺炎酷似肿瘤，易被误诊肺癌而手术，应注意两者之鉴别，前者一般有感染历史，血象增高，病变边缘较模糊，邻近胸膜反应较广泛；无空泡征与细支气管充气征。其周围可有粗大血管纹理，但走行较自然，追随观察，短期内就有吸收改变。

4. 两肺多发结节状密度增高影　此种表现少见，病灶大小多不足1cm，边缘较清楚，但不锐利，病灶密度均匀，多分布在中下肺野，其CT表现颇似肺转移瘤，两者鉴别较困难。

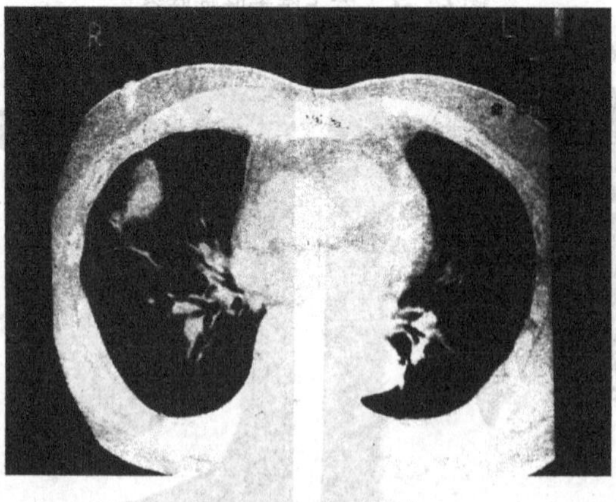

图6－59　球形肺炎

男，86岁，有感冒发热史，胸片发现右肺中野球形病灶。CT示右肺中叶外侧段类圆形密度增高影，轮廓清楚，其外1/3带密度较淡，病变周围血管纹理增多，增粗。10个月后，CT扫描示病变已吸收

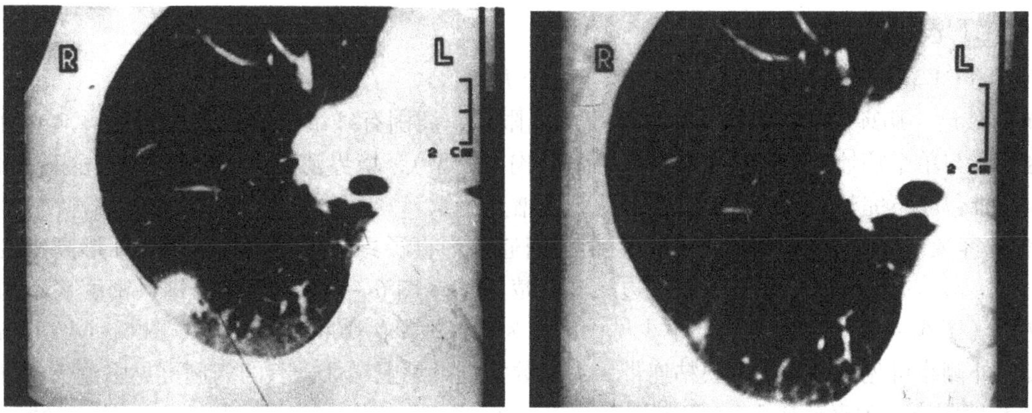

A　　　　　　　　　　B

图6-60　球形肺炎

女，50岁。一月前有感冒发热史，白细胞增高。A. 示右上肺背段球形病变，直径约1.5cm轮廓尚清楚，边缘欠光整，有小毛刺，斜裂胸膜反应较明显；B. 抗感染一月后CT复查示病灶已基本吸收

二、肺脓肿

肺脓肿是一种伴有肺组织坏死的炎性病灶，由化脓性细菌性感染所引起，X线上常呈圆形肿块，其周围有压缩和机化的肺组织所包绕，其中心常有气液面，此表明已与气道相通。肺脓肿常合并胸膜粘连，脓胸或脓气胸，肺脓肿的诊断一般不困难，有时需与肺癌、结核及包裹性脓胸鉴别。

CT表现：在CT上，肺脓肿呈厚壁圆形空洞者居多，也可呈长圆形，有的厚壁空洞，内外缘均不规则，有时可显示残留的带状肺组织横过脓腔，常可见支气管与脓腔相通。在主脓腔周围常有多发小脓腔。如脓肿靠近胸壁，则可显示广泛的胸膜改变，可有明显的胸膜肥厚或少量的胸腔积液（积脓）（图6-61）。有时肺脓肿可破入胸腔引起脓胸。

肺脓肿常需与包裹性脓胸相鉴别。脓胸的脓腔CT表现一般比较规则，没有周围的小脓腔，脓腔内壁较规整，不呈波浪状，脓腔壁一般较窄，宽度较均匀一致，变换体位扫描脓胸的外形可有改变。

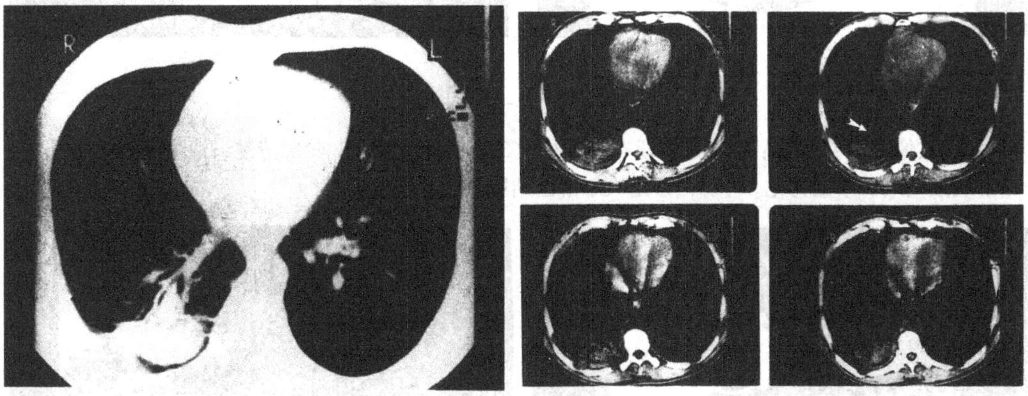

A　　　　　　　　　　B

图6-61　右下肺脓肿

A. 肺窗像，B. 纵隔窗像：右下肺后外基底段大片密度增高影，内有不规则密度减低区，内缘较模糊，右下叶后基底段支气管（↑）伸入片影内。后胸壁胸膜有显著增厚伴少量胸腔积液

三、肺结核

对于肺结核，普通X线检查一般能满足诊断需要，但当在中、老年遇到一些X线表现不典型病例时，诊断颇为困难，主要是与原发支气管肺癌鉴别常无把握。经验证明有针对性地应用CT检查对于肺结核的鉴别诊断很有帮助。

（一）CT 表现

肺结核的 CT 表现多种多样，可归纳为以下几个方面：

1. 肺结核瘤　病理上结核瘤为干酪样肺炎的局限化，周围有纤维组织包绕成为球形，或由多个小病灶的融合，与单个病灶的逐渐增大而成（后者称肉芽肿型），境界清楚者为纤维包膜完整，而境界不清楚者，纤维包膜不完整，周围有炎性浸润及纤维增殖组织。

CT 表现客观地反映了结核瘤病理变化。结核瘤通常为直径≥2cm 的单发或多发球形高密度影，多呈圆形，类圆形，亦有呈轻度分叶状者，边缘多清楚规整（图 6－62），少数模糊，密度多不均匀，多数可见钙化（图 6－63）。有空洞者亦不少见，空洞为边缘性呈裂隙状或新月状（图 6－64）。结核瘤周围，一般在外侧缘可见毛刺状或胸膜粘连带，大多数病例可见卫星灶，有的病例可见引流支气管。

2. 结节性阴影　为直径 0.5～2.0cm 圆形，类圆形高密度阴影，可单发或多发（图 6－65）可有钙化，小空洞或小空泡状低密度，贴近胸膜者可见胸膜肥厚粘连带。

3. 肺段或肺叶阴影　在 CT 上可表现为肺段或肺叶的实变区，体积缩小，密度多不均匀，可见支气管充气像（图 6－66），少数可见空洞，病理上，这些病变为干酪样或（和）渗出性病变，或干酪增殖样病变。

4. 斑点状与斑片状影　与普通 X 线一样，多为散在分布的斑点状与斑片状软组织密度影，边缘模糊，密度不均，病灶内可见钙化与小空洞，亦可见小支气管充气像（图 6－67）。

有的病灶由多个小结节，直径 2～5mm，堆集在一起成小片状（图 6－68），这些小结节为腺泡结节样病灶，病理上上述阴影为干酪增殖性结核。

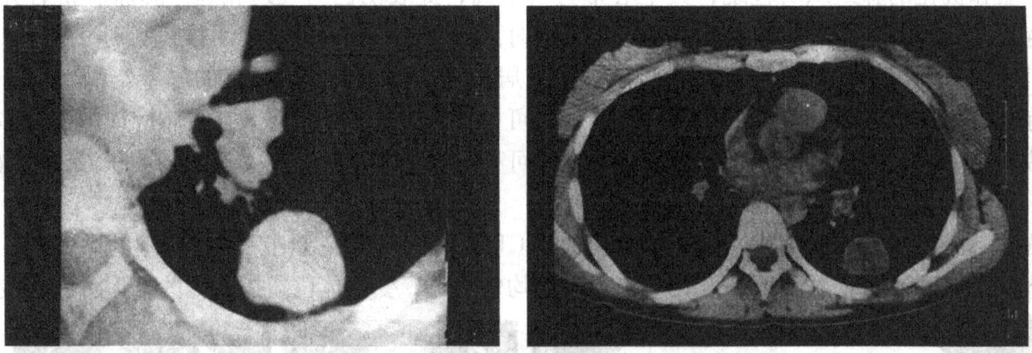

A　　　　B

图 6－62　左下肺结核瘤

A. 肺实质像，B. 纵隔像：后下肺背段有一直径约 3cm 类圆形肿块，轮廓清楚，边缘光滑无明显分叶，密度均匀，未见钙化。左肺门影增大示淋巴结肿大

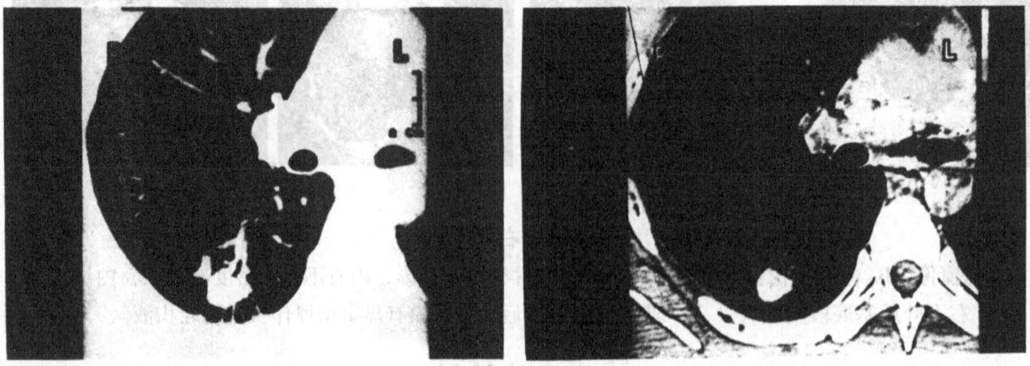

A　　　　B

图 6－63　左下肺结核瘤钙化

A. 肺实质像，右下肺背段类圆形病变，直径约 2cm，胸膜侧有粘连束带，周围有斑点状影；B. 纵隔像，病变大部分钙化

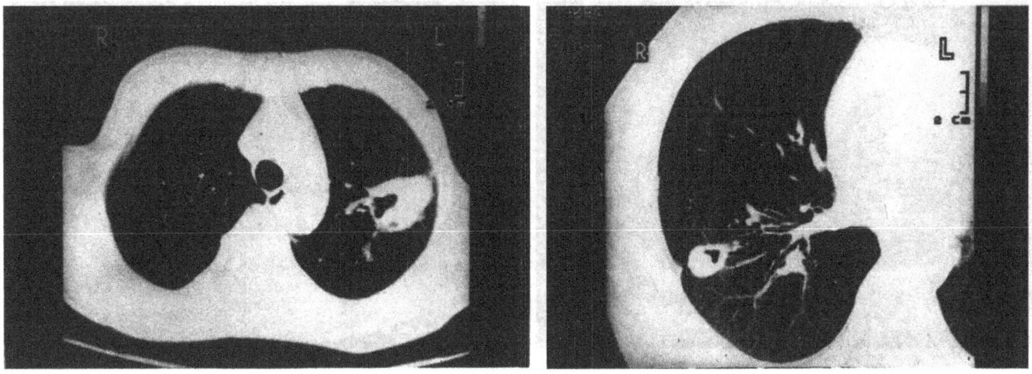

A　　　　　　　　B

图 6－64　结核瘤合并空洞

A. 男，65 岁，左上肺类圆形病变，约 4cm×3cm 大小，内侧可见新月状低密度影。病变周围有多数小斑点状影；B. 另一病例，右下肺外基底段类圆形病变，其内侧可见边缘性空洞呈新月状，周围有斑点状卫星灶

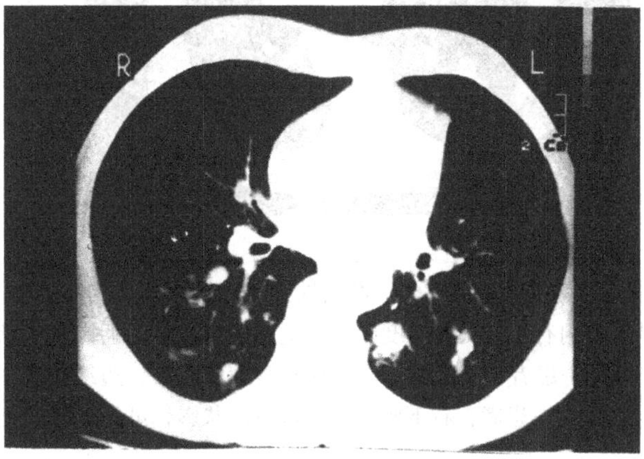

图 6－65　两肺结节性阴影

两下肺多个直径 0.5～1.3cm 结节状影，轮廓清楚

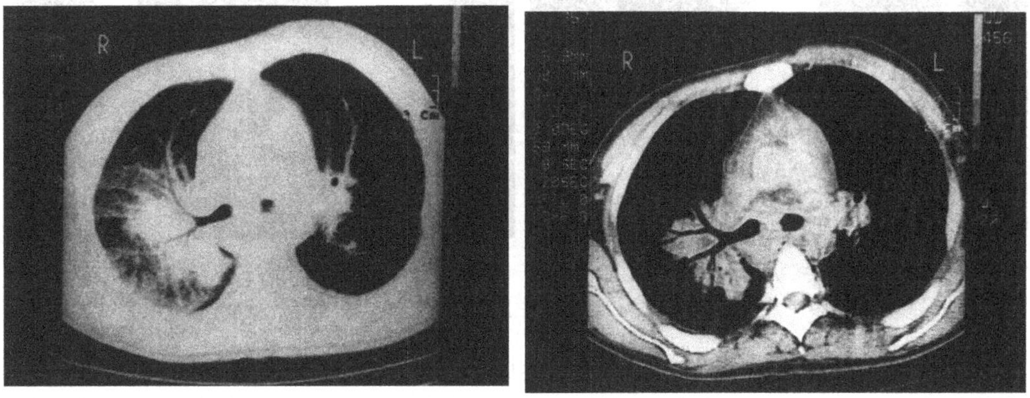

A　　　　　　　　B

图 6－66　肺结核呈肺叶实变

确诊为慢性粒细胞性白血病两年，现乏力，低热。A. 肺窗像，B. 纵隔窗像；CT 示右上肺大片实变，边缘模糊，可见空气支气管造影征。右侧胸廓稍缩小，支气管黏膜活检为结核

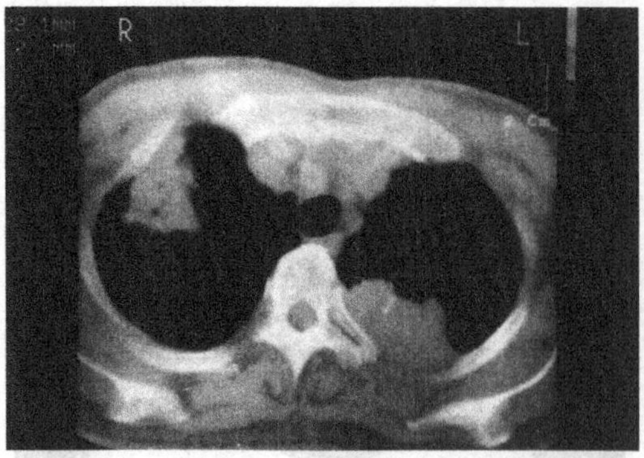

A

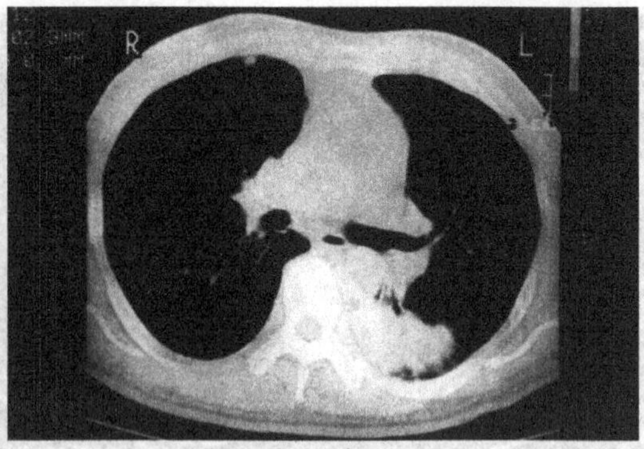

B

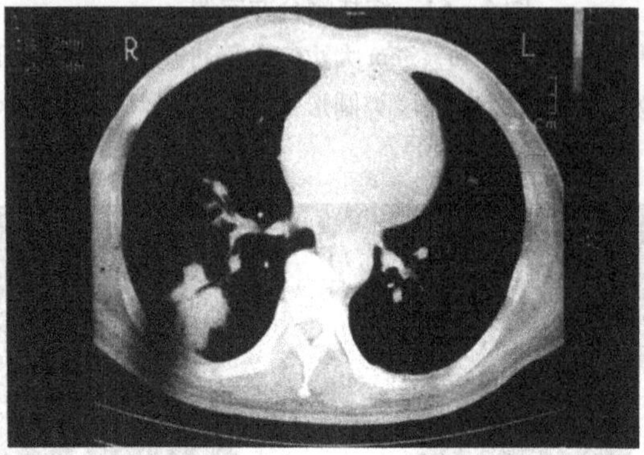

C

图 6－67　肺结核呈斑片状影

A. 右上肺尖段斑片状影，内有小泡状低密度影，左上肺尖后段紧贴后胸壁片状密度增高阴影，内可见两个小钙化点；B. 同一患者，左下肺背段斑片状密度增高影，边缘较模糊，右上肺前段，胸膜下有小斑点影；C. 与 A 同一患者，右下肺后基底段斑片状影，可见支气管充气像

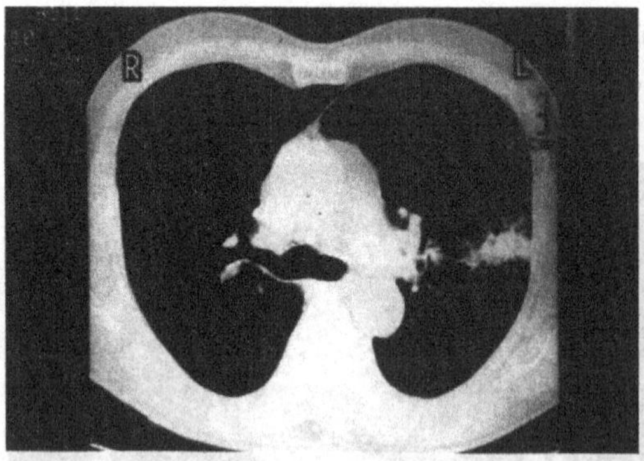

A

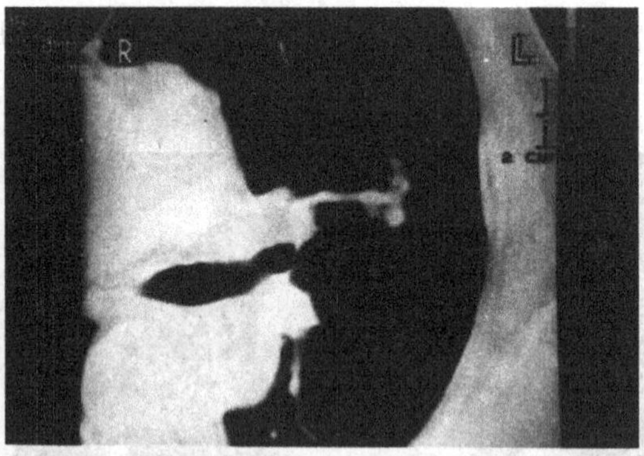

B

图 6－68　肺结核

男，67 岁；A. 左肺上叶尖后段见一斑片状影，略呈楔形底向外侧；该阴影内有多个斑点状影，直径约 2～3mm；B. A 下方 1cm 层面，肺门外方可见 4 个直径 3～5mm 之小结节堆集成小片，为腺泡结节性病变。手术证实为干酪增生性结核

5. 空洞性阴影　多为薄壁空洞，呈中心透亮的环形阴影（图 6－69），慢性纤维空洞性结核，其壁较薄，内壁光滑，周围可见扩张的支气管与纤维化改变。

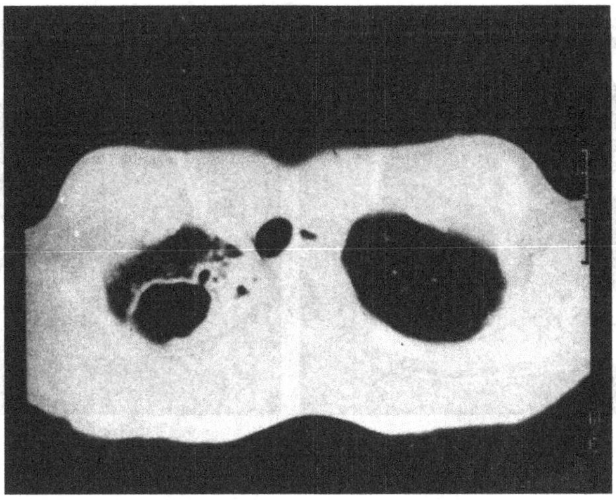

图6－69　肺结核薄壁空洞

右上肺尖后段浸润性肺结核，薄壁空洞

6. 粟粒性阴影　急性粟粒性肺结核，阴影直径在5mm以下，密度均匀，边界欠清晰，与支气管走行无关，与血管纹理走行一致：亚急慢性粟粒结核者，病变边缘多较清晰，病变大小不很均匀（图6－70）。

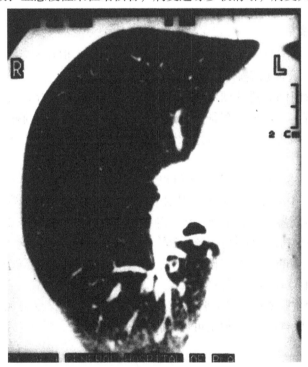

图6－70　粟粒性肺结核

右肺弥散分布粟粒样阴影，边缘欠清晰

7. 纤维条索影　病变为纤维条索状致密影，边界清晰，它与正常肺纹理不同，没有从内到外的由粗变细及逐渐分支的树枝样分布，而是粗细均匀，僵直，并与正常肺纹理的行走方向不一致。病变可局限于一个肺段或肺叶或位于一侧肺；肺体积缩小，纵隔向患侧移位。

8. 肺门纵隔淋巴结肿大和钙化　大于2cm以上淋巴结增强扫描常显示为周边环形增强，增强厚度一般不规则，其病理基础与淋巴结中央为干酪样坏死，周围为肉芽组织（图6－71）。较小淋巴结可均匀增强，淋巴结钙化可为圆形，类圆形，簇状及不规则斑点状。

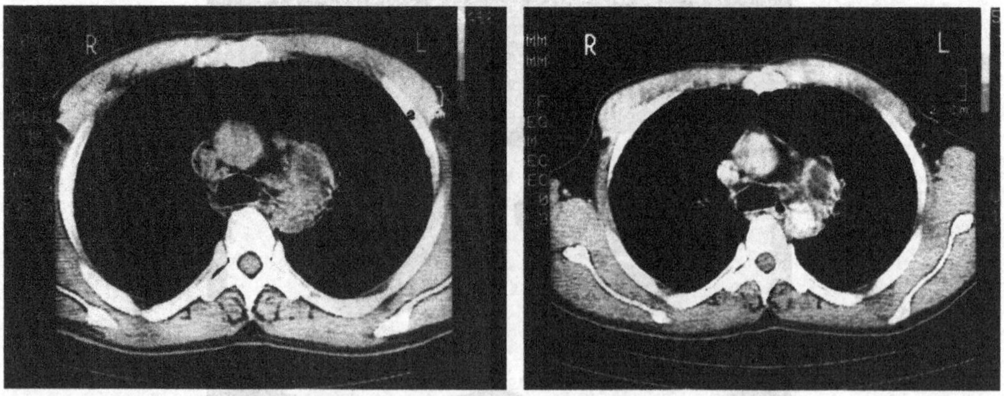

A　　　　B

图6-71　肺门淋巴结核

A. 平扫，左肺门有一肿块影，轮廓欠清晰，其密度不均；B. 增强扫描，上述肿块呈周边环形增强，中央为低密度，无强化，肿块轮廓较增强前清楚，手术病理证实为淋巴结核，中心为干酪样物，周围高密度为肉芽肿

9. 胸膜病变　急性期可见游离胸腔积液，慢性期见局限性或广泛性胸膜肥厚，局限性包裹性积液，胸膜结核瘤及胸膜钙化。

（二）诊断与鉴别诊断

根据上述CT表现结合临床与X线所见一般能做出正确诊断；但在实际工作中，与肺癌、结节病及淋巴瘤等的鉴别有时困难，应注意鉴别。

1. 周围型肺癌　原发性肺癌的肿块形态不规则，边缘不整，有分叶且较深，边缘多有锯齿状或小棘状突起，或细短毛刺，常有支气管充气征与空泡征，钙化少见，常伴有胸膜皱缩征。两肺结核结节或结核瘤形态较规则，边缘多光整，病灶内有边缘性空洞或小圆形液化坏死所致的低密度，常有钙化，周围多有卫星灶。

2. 肺门与纵隔淋巴结核需与肺癌肺门纵隔淋巴结转移以及结节病相鉴别　结核性淋巴结肿大于增强后扫描呈现边缘性增强，中心相对低密度是特征性所见，且好发于右气管旁（2R、4R），气管与支气管区（10R）和隆突下区对鉴别也有帮助；恶性肿瘤转移性淋巴多数大于2cm，增强扫描多呈均匀一致性增强，其转移部位与原发肿瘤的淋巴引流一致。恶性淋巴瘤的淋巴结增大常常多组淋巴结受累，可位于血管前间隙，多有融合趋向，包绕与侵犯血管，致血管壁境界不清，结节病的淋巴结肿大，多为两侧肺门淋巴结呈对称性，土豆块样；多无钙化。

3. 胸腔积液　CT发现胸膜实性结节或肿块时，有助于肿瘤诊断，仅表现为胸腔积液时不能鉴别结核或转移瘤；包裹性积液以结核多见，但也可见于肺癌转移。

（张朝阳）

第三节　气管支气管疾病

一、气管肿瘤

气管肿瘤较少见，绝大多数发生于成人，良性肿瘤以软骨瘤、乳头状瘤、纤维瘤、血管瘤和颗粒细胞母细胞瘤较常见，鳞状细胞乳头状瘤呈无蒂或乳头状结节性肿块局限于气管黏膜。气管恶性肿瘤少见，约占恶性肿瘤的0.1%。在成人，气管恶性肿瘤多于良性肿瘤，鳞状上皮癌来自于气管鳞状上皮最多见，其次为囊腺样癌，来自于气管壁上黏液腺体。两者占气管恶性肿瘤之80%～90%。

气管肿瘤最好发的部位是气管下1/3，鳞状细胞癌最多见于隆突上方3～4cm之远段气管，其次为上段气管。临床症状多为非特异性的，主要为呼吸时有哮鸣音，严重者可发生呼吸困难，并有咳嗽、咯血等；接近声门部肿瘤可引起声音嘶哑，远段气管肿瘤可突入一侧支气管，引起气管阻塞；鳞状细胞癌和囊腺癌均可广泛转移至肺、肝和骨以及淋巴结。

CT表现：CT主要用于观察肿瘤侵犯气管的范围以及侵犯气管壁的深度。良性肿瘤境界清楚，呈带蒂或无蒂突向腔内，通常侵犯气管壁不深，钙化常见于软骨瘤和错构瘤恶性肿瘤显示气管壁受肿瘤浸润增厚（图6－72），或气管壁上软组织密度肿块，气管之侧后壁为最常见部位，多数不带蒂，偏心生长，有时呈乳头状突向气管腔内，使气管腔呈不对称狭窄（图6－73A）。30%～40%的恶性肿瘤直接向纵隔内扩展并侵犯纵隔结构。气管癌容易转移至纵隔内淋巴结（图6－73、6－74）。

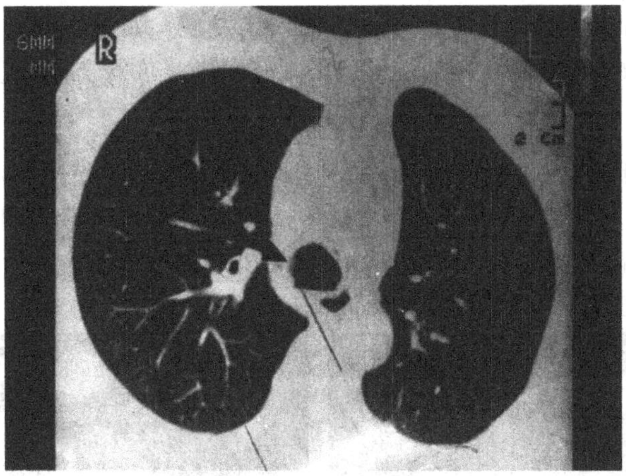

图6－72　气管肿瘤

气管下段近隆突部右侧壁局限性稍隆起（↑），内表面欠光整，（气管镜）病理证实为气管鳞癌

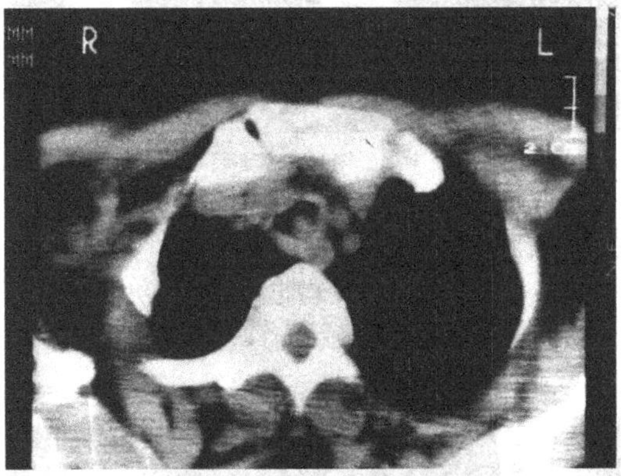

A

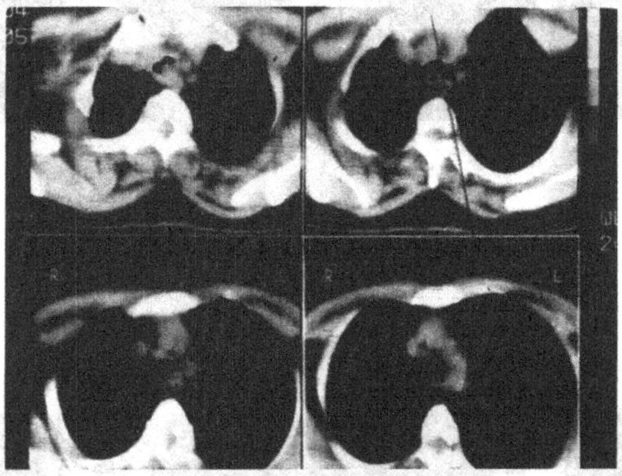

B

图6－73　气管肿瘤

A. 胸骨切迹层面，B. 自A向下相邻的4个层面：示气管胸骨切迹平面向下，气管左后壁局限性增厚并有一乳头样肿物向腔内突出，使其变形，变窄。病变长度约4cm。于气管前与无名动脉、右头臂静脉之间有一软组织密度结节影。所见为气管癌并有纵隔淋巴结（4R）转移

CT用以确定气管恶性肿瘤外科手术切除之可能性；有两个决定因素，一是气管上下侵犯的长度；二是气管侵犯的范围，在这两方面CT均优于普通X线。

二、先天性支气管囊肿（肺囊肿）

支气管囊肿是一种先天性疾病，与呼吸系统的发育障碍有关，发病多在青年或幼年期。部分发生于肺野，部分发生于纵隔；前者又称为肺囊肿。

（一）病理

支气管囊肿的形成与肺芽发育障碍有关。从胚胎第6周起，两侧肺芽开始分叶，右侧三叶，左侧二

叶，形成肺叶的始基，支气管在肺内一再分支，形成支气管树，其末端膨大则形成肺泡。

支气管的发育是从索状组织演变成中空的管状组织，如由于胚胎发育的停滞，不能使索状结构成为贯通的管状结构，远端支气管腔内的分泌物不能排出，可积聚膨胀，形成囊肿。

囊肿的壁一般菲薄，内层为上皮层，有纤毛上皮或柱状上皮，有支气管壁内容，如平滑肌、软骨、黏液腺和弹力纤维组织，壁内无尘埃沉积，易与后天性囊肿区别。囊肿可单发或多发，可为单房或多房，含液囊肿中的液体可为澄清液或血液或凝固的血块，若囊和支气管相通可成为含气囊肿或液气囊肿。

临床表现：大部分患者无症状，胸部 X 线检查时偶尔发现。如囊肿甚大可压迫邻近组织或纵隔产生呼吸困难和发绀等，少数患者有咯血，如继发感染则有发热、咳嗽、胸痛等。

（二）CT 表现

1. 孤立性囊肿　多见于下叶。含液囊肿表现为圆形或椭圆形水样密度影，密度均匀，边缘光滑锐利，CT 值一般在 0～20Hu，可高达 30Hu 以上（图 6－74），静脉注入造影剂后无强化。囊肿有时可呈分叶，因含黏液其 CT 值较高呈软组织密度，如位于肺野外周，可误诊为周围型肺癌（图 6－75）。如囊肿和支气管相通，有空气进入，则成含气囊肿或液气囊肿。

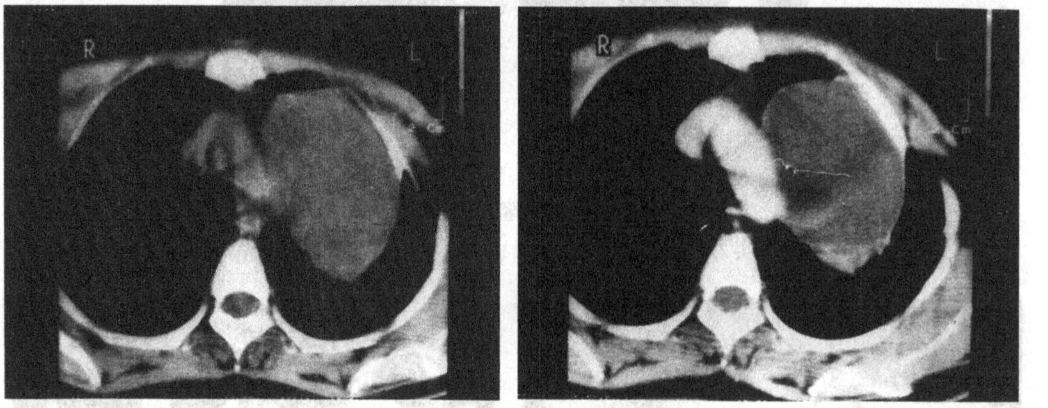

A　　　　　　　　　　B

图 6－74　左上肺囊肿

女，30 岁，左上肺野内 6cm × 8cm 类圆形囊性肿物，边缘光滑锐利，密度均匀。肿物与纵隔紧贴，纵隔内血管有受压移位改变，增强扫描，囊壁略有增强，囊内容无强化

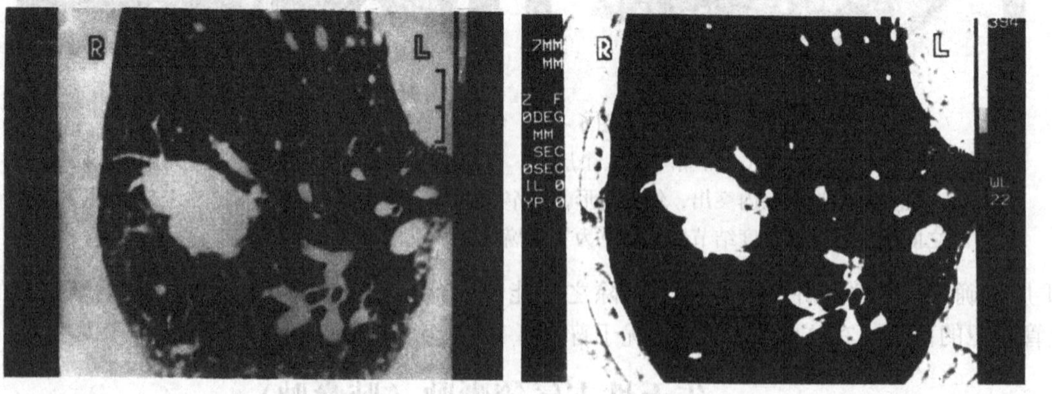

A　　　　　　　　　　B

图 6－75　右下肺细支气管囊肿

A. 肺实质像，右下肺前基底段近胸膜处有一分叶状肿块，约 2.5cm × 3.6cm 大小，轮廓清楚，边缘光滑；B. 肺纵隔窗像，显示病变密度均匀，测 CT 值为 34Hu，术前诊为周围性肺癌，手术病理证实为细支气管囊肿

2. 多发性囊肿　根据发育障碍的产生情况，多发性肺囊肿一般为气囊肿，在一侧或两侧肺野内呈弥散性多数薄壁环形透亮影，有些含有小的液平面。气囊影大小不等，边缘锐利（图 6－76），若囊肿并发感染则在其周围出现浸润性炎症影，囊壁增厚。

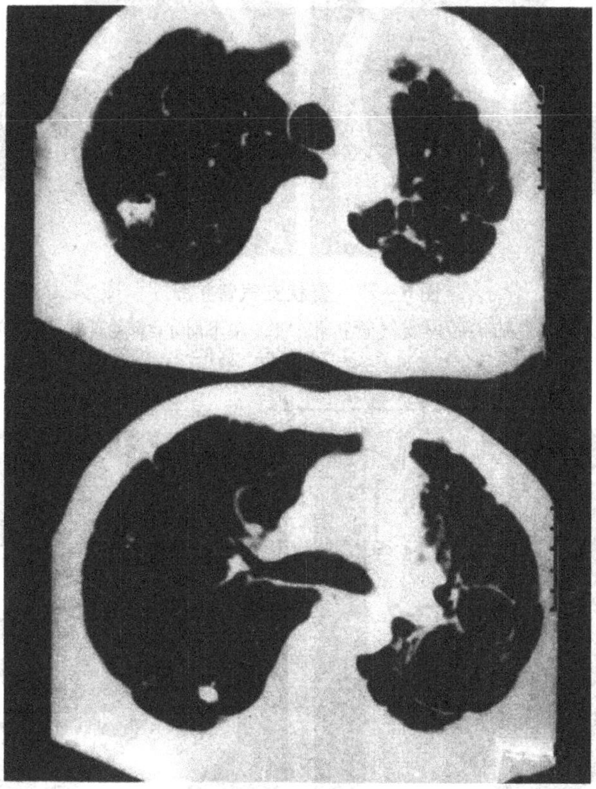

图 6－76　多发性肺囊肿

两肺野有多个薄壁含气囊腔，境界清晰

三、支气管扩张

支气管扩张可为先天性或后天性，以后天性多见，先天性支气管扩张为支气管壁先天发育缺陷薄弱所致。后天性支气管扩张因支气管感染或肺内病变牵拉引起，如肺结核，慢性肺炎及间质性纤维化，晚期可伴有局部支气管扩张，支气管近端梗阻，引起远端支气管扩张。

支气管扩张可分为四型：①柱状扩张；②囊状扩张；③混合型；④尚有一种少见类型为限局性梭形扩张。柱状扩张为支气管腔呈柱状或杵状不均等扩张，或远端稍大，病变部位主要在亚肺段及其分支，病变程度严重者可累及肺段支气管；囊状扩张为病变支气管远端膨大呈囊状，病变多时呈葡萄串或蜂窝状，病变多侵犯 5～6 级以下小支气管；混合型为柱形扩张与囊状扩张同时存在，病变往往比较广泛明显。

CT 扫描可采用 4～5mm 中厚度自肺尖扫至肺底，也可采用薄层 1.5～2.0mm 层厚，高分辨 CT 扫描，间隔 8～10mm，自肺尖扫至肺底。

CT 表现：CT 能提示有无支气管扩张及支气管扩张的类型、程度与范围。

囊状支气管扩张特征性 CT 表现为厚壁的囊腔聚集成堆或簇状或成串排列，合并感染时可见液面或因渗出物充满囊腔成多个圆形或类圆形之致密影（图 6－77）。这一型支气管扩张应与肺大泡与泡性肺气肿相鉴别，肺大泡与小泡其壁薄，位于肺野外围，不与肺动脉伴随。

柱状支气管腔扩张：CT 表现为较伴行肺动脉管径明显增加，管壁增厚（图 6－78），以高分辨 CT 显示佳，当扩张支气管内充满积液时可呈柱状或结节状高密度影。

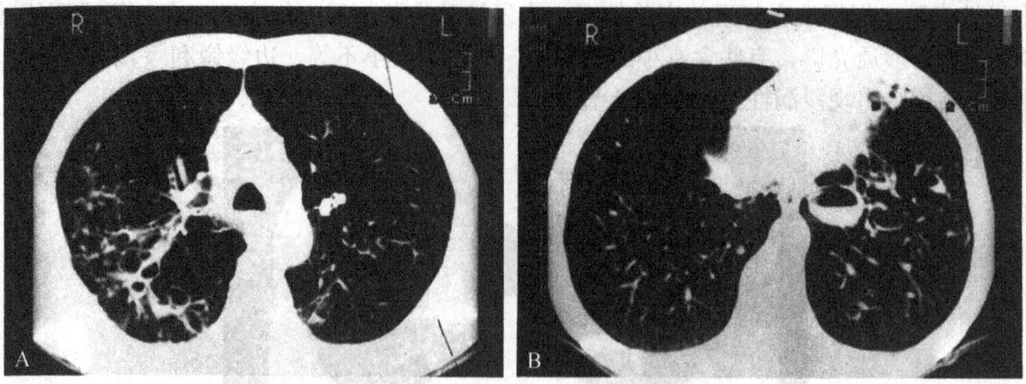

图6－77　囊状支气管扩张

A. 右上肺后段，前段，左上肺尖后段支气管扩张；B. 左下肺心缘旁囊状支气管扩张，一囊内有气液面为合并感染

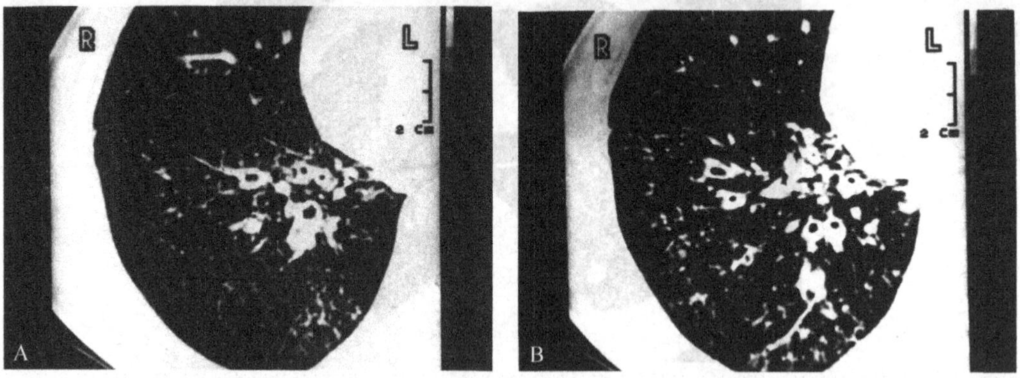

图6－78　柱状支气管扩张

A. 右下肺诸基底段支气管管壁明显增厚，管腔较伴行的肺动脉断面明显增粗；B. 为A下方9mm层面，CT表现与A相仿，支气管造影证实为柱状支气管扩张

混合型：兼有上述两型CT表现（图6－79）。

局限性梭形扩张也称串珠状扩张（varicosis），这一型CT上发现较困难。

因肺内纤维化所引起的支气管扩张，病变局限于纤维化部位（图6－80）。

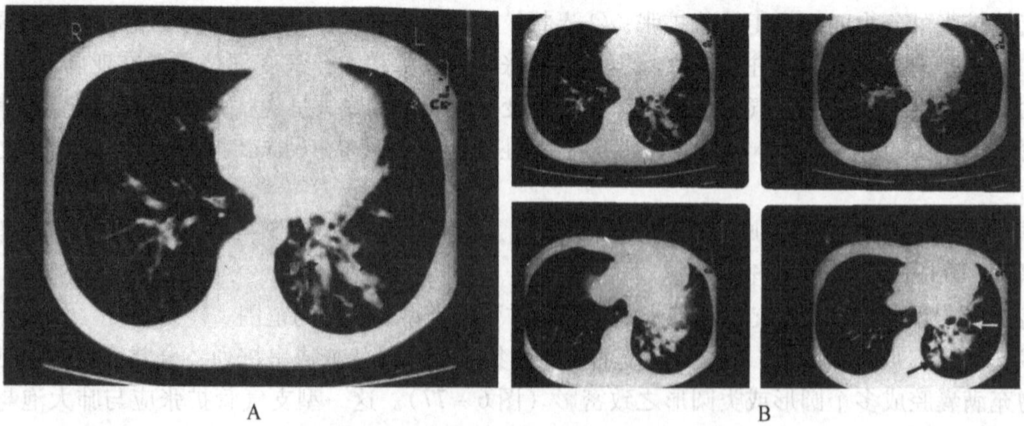

图6－79　混合型支气管扩张并合并感染

A. 左下肺叶基底段支气管呈柱状扩张（↑）；B. 囊状扩张（白↑），部分小囊内有液体充盈（黑↑）少数可见液平面

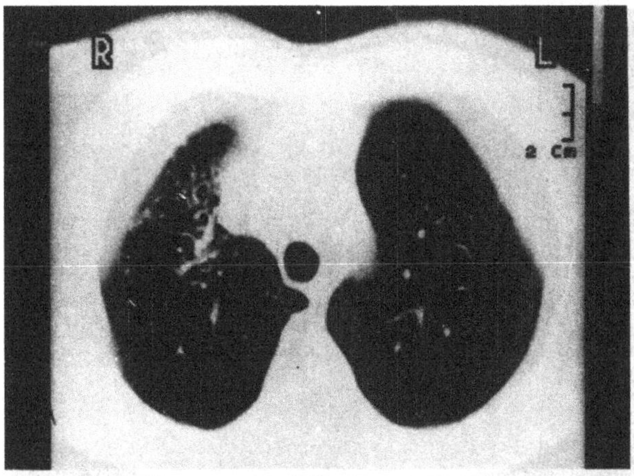

图6-80　肺内纤维化引起的支气管扩张

右上肺尖段有数个小环状透亮影，壁较厚，周围有条索状影，右侧胸腔轻度塌陷。所见为肺结核引起的支气管扩张

CT诊断支气管扩张有较高的准确性。文献报道用5mm层厚扫描与支气管造影做比较，对于各种型的支气管扩张，CT检查的特异性为100%，对于囊状与棱形支气管扩张，CT的敏感性为100%，对柱状支气管扩张，CT的敏感性为94%。

四、慢性支气管炎

慢性支气管炎是支气管的慢性炎症，其临床诊断标准与X线检查所见为大家所熟知，一般CT扫描很少单独用于慢性支气管炎的诊断，胸部CT检查主要是在普通X线检查基础上用于鉴别诊断。当临床症状不明确，胸片上发现网状纹理，常为排除其他疾病而进行胸部CT扫描。对于慢性支气管炎诊断明确，临床症状加重，胸部X线片不能除外肿瘤时也可做胸部CT扫描。

（一）病理

慢性支气管炎的病理变化是支气管黏膜充血、水肿、杯状细胞增生，黏液腺肥大，管腔内分泌物增加并有表皮细胞脱落，萎缩及鳞化。由于炎症的反复发作，支气管壁内结缔组织增生，并可见炎性细胞浸润，管壁内弹力纤维破坏，软骨变性萎缩，支撑力减弱，易于扩张或塌陷，慢性支气管向其周围蔓延可引起支气管周围炎，若炎症反复发作可引起支气管周围纤维化，慢性支气管可引起支气管扩张，肺间质性纤维化，肺炎及肺心病等并发症。

（二）CT表现

慢性支气管炎的CT表现反映了它的病理变化，主要有以下几点：

1. 轨道征　慢性支气管炎时，由于支气管壁炎性增厚呈轨道征（图6-81）；呈平行线状高密度影与支气管走行方向一致，此征以高分辨CT扫描显示更加清晰。

2. 肺气肿与肺大泡　CT较普通X线更为敏感地显示小叶中心性肺气肿，全小叶肺气肿以及肺大泡等征象（见“肺气肿”节）。

3. 弥散性慢性炎症　肺野内可见多个斑点状与小斑片状密度增高影；多数代表小叶性肺炎或有部分不张。

4. 中叶慢性炎症　慢性支气管炎时合并中叶慢性炎症较常见，胸部CT扫描可发现胸片上不易显示的中叶慢性炎症与并发的支气管扩张，在CT上于中叶区可见不规则索条状与斑片状高密度影及比较厚的环形影。

5. 间质性纤维化改变　肺纹理增多紊乱，可呈网状，以肺野外周明显（图6-82）。

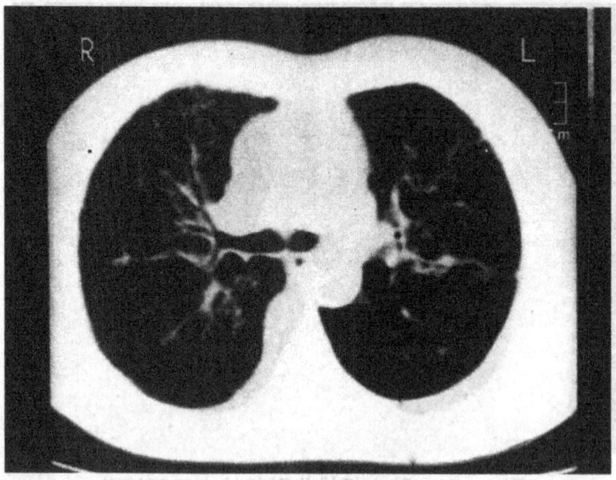

图 6 -81　慢性支气管炎轨道征

两肺纹理紊乱，右上叶前段支气管及其分支与后段支气管壁均显示增厚

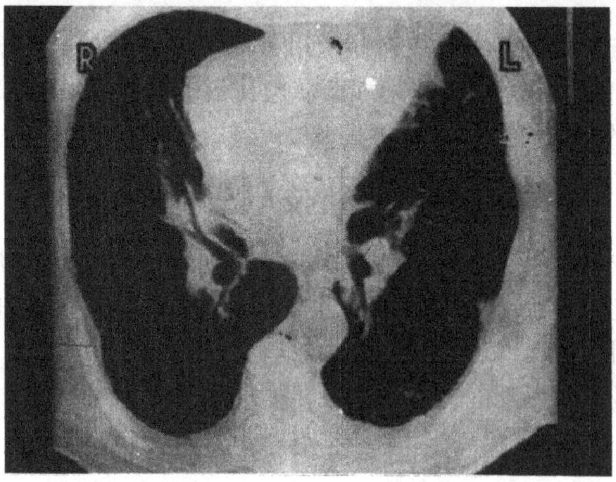

图 6 -82　慢性支气管炎伴有轻度肺间质纤维化

两下肺纹理增多紊乱，于胸膜下可见网状与小蜂窝状结构

6. 肺动脉高压　CT 可准确测量肺动脉的直径，肺动脉高压时右肺动脉直径 >15mm，肺中内带肺动脉增粗，周围肺动脉纤细，扭曲（图 6 -83）。

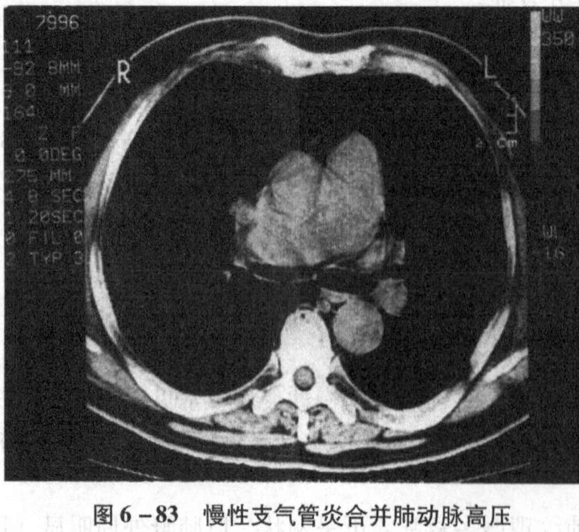

图 6 -83　慢性支气管炎合并肺动脉高压

主肺动脉高度扩张，直径达 31mm，右肺动脉明显增粗，直径约 20mm

（刘建军）

第四节 弥散性肺疾病

一、肺气肿

在病理上，肺气肿指的是终末细支气管远侧的肺组织的过度充气，膨胀并伴有肺泡壁的破坏，病理上可分为四种类型即小叶中型肺气肿，全小叶型肺气肿，小叶旁型肺气肿及不规则（瘢痕旁）型肺气肿。

X线胸片上只能显示比较进展的肺气肿，对于轻至中度的肺气肿的检出欠敏感，而CT在早期肺气肿的检出和分类方面较普通X线更加准确；CT所见与疾病的病理程度的相关性比肺功能试验与病变程度的相关性更好。

CT表现：小叶中心型肺气肿，是最常见的一类肺气肿，是以次级肺小叶非均匀一致的破坏为特征，病变开始时位于一级呼吸细支气管与终末细支气管周围；轻至中度病例，在小叶内形成小孔状，小圆形低密度区；周围为相对正常的肺实质，两者无明显分界；到严重时则有广泛的融合破坏；肺血管在轻度肺气肿时是正常的；当病变严重时，则肺血管分支减少并扭曲，血管口径变细，小叶中心型肺气肿以分布在上叶为特征（图6－84）。

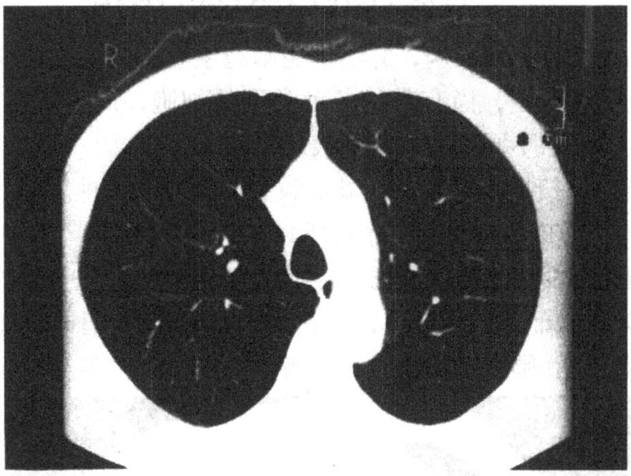

图6－84 肺气肿（小叶中心型）

两上肺可见多数小圆形低密度影，周围为相对正常的肺实质，两者无明显分界，肺血管纹理变细，分支减少

全小叶型肺气肿，是继发于次小叶的均匀一致性破坏；以下叶分布占优势，这种分布在胸片上可见，但在CT上观察更佳，显示为广泛分布的低密度区，肺血管比正常细，分支少，成角增大（图6－85）。进展型的全小叶肺气肿与进展型的小叶中心性肺气肿不能鉴别。

小叶旁型肺气肿侵犯腺泡周围部分，因此以邻近胸膜与小叶间隔部位最显著，如果肺气肿腔隙<0.5cm直径，常需采用高分辨CT扫描才能发现。正常胸膜下肺气肿在X线胸片上不易发现，但在CT片上可显示为密度减低区，胸膜下肺大泡也认为是小叶旁肺气肿的表现；肺大泡表现为肺内局限性气囊，失去肺实质结构，壁整齐规则，看不到血管，但也可见于其他类型肺气肿；也可作为独立的征象存在。肺大泡有三个最好发的部位；奇静脉食管隐窝处（右主支气管后方），邻近左心室区，及邻近前联合线区域（图6－86）。

不规则或瘢痕旁型肺气肿：肺气肿围绕着肺瘢痕区，不规则累及肺小叶，这一类型的肺气肿见于能引起肺实质纤维瘢痕的多种病理情况（疾病），如结节病、硅沉着病、结核等，在X线胸片上病变常被瘢痕过程所掩盖，而伴有纤维化的肺气肿在CT上则显示清晰。

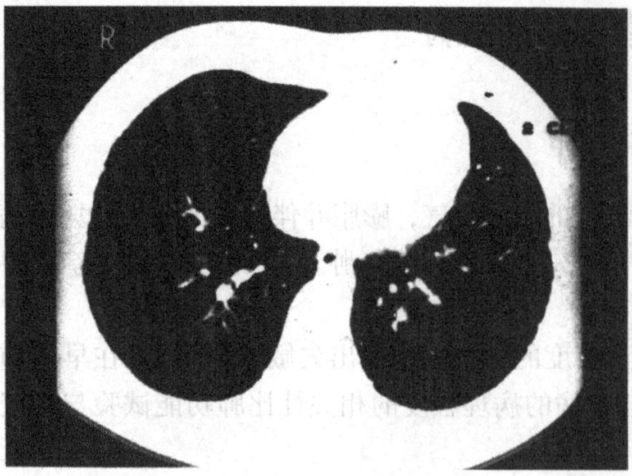

图 6-85　肺气肿（全小叶型肺气肿）

两肺广泛分布的低密度区，血管纹理纤细，分支减少，成角增大

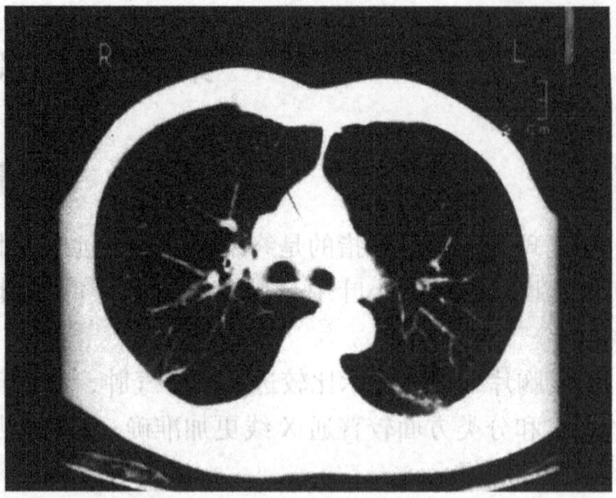

图 6-86　肺大泡

前联合线左侧区域与右、左后侧胸膜下可见囊状空气密度影，周围肺血管纹理受压移位

二、特发性肺间质性纤维化

系下呼吸道原因不明的慢性炎症性疾病，它以侵犯肺泡壁和肺间质为特征的慢性炎症，参与炎症反应的、以吞噬细胞和中性粒细胞为主，尚有其他各种类型的细胞，产生纤维细胞增殖和胶原纤维的沉积。病理上病变呈多灶性，并显示不同阶段的炎症表现。

CT 表现：应采用高分辨 CT 扫描以能更好地显示病变，有以下几种表现：

1. 蜂窝征　这是最有特征性的 CT 表现。蜂窝征好发于胸膜下，蜂窝大小 5～20mm 直径，成斑片状，间隔正常表现的肺实质。晚期可弥散性分布，在病变区域常伴有牵引性支气管扩张。

2. 网状改变　这种改变早于蜂窝征出现；主要是累及小叶间隔与小叶中心结构；HRCT 表现为小叶间隔增厚，次肺小叶结构紊乱，在肺底部，增厚的次级小叶可呈现多角形（图 6-87）。

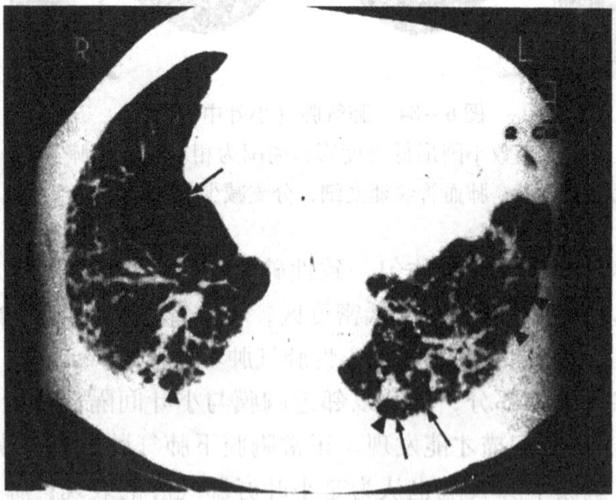

图 6-87　特发性肺间质纤维化

两下肺纹理增粗紊乱，正常肺结构消失，于胸膜下有不规则线状影（↑），呈网状为小叶间隔增厚表现，并可见小囊状气腔（▲）

3. 胸膜下间质纤维化　CT 表现为肋面脏层胸膜不规则增厚，和叶间裂增厚。

4. 支气管周围间质增厚与血管壁不规则　这一征象出现较少。

5. 长索状瘢痕　见于进展性病例，病变呈细长索状致密影，穿过肺野向胸膜面延伸，形态上与血管容易区分；与此相似的纤维化表现也可见于类风湿，系统性红斑狼疮，硬皮病和混合性结缔组织病。

6. 磨玻璃样密度　见于肺野周围，病变范围遵循肺叶的解剖；这一征象可能提示活动性肺泡炎症。在肺的不同部位可出现疾病进展不同阶段的 CT 表现；这些表现对于原发性肺间质性纤维化的诊断，特异性如何尚未清楚。

鉴别诊断：类风湿关节炎，硬皮病和其他胶原疾病的 CT 表现十分相似，故诊断需结合临床。

三、嗜酸性肉芽肿（肺组织细胞病 X）

嗜酸性肉芽肿是一种原因不明的肉芽肿疾病，主要见于青中年，60% 病例病变局限于肺，20% 累及骨，另 20% 累及多种脏器。临床上有非特异性呼吸道症状，不到 20% 的患者可出现气胸，20% 的患者无症状，仅在查体时发现。绝大多数患者呈良性病程，病变可自发吸收，小部分病例病变进展，导致纤维化，甚至蜂窝肺。

（一）病理

嗜酸性肉芽肿以结节与囊变为特征，组织学上根据存在特征性的大组织细胞做诊断；这种组织细胞与朗汉斯细胞非常相似，尽管组织学上很少见到坏死，但结节内常常出现空洞，也可见小囊与大囊，其起因仍不清楚。

（二）CT 表现

CT，特别是 HRCT 比常规 X 线能更清楚地发现肺内异常，CT 征象主要有以下几个方面：

1. 小结节　1～2mm 至数厘米直径的结节影，以中上肺野为主，但可普遍分布于整个肺野，其中有些可形成空洞，小结节可为小叶中心性的，在次小叶内，与细支气管相邻。位于肺的外围。

2. 含气囊腔　是本症最常见的表现。在进展病例，囊腔可大至数厘米直径；壁可薄，可厚，形态不规则，并可互相融合，可成为主要的 CT 征象（图 6－88）；而此时结节影不明显。

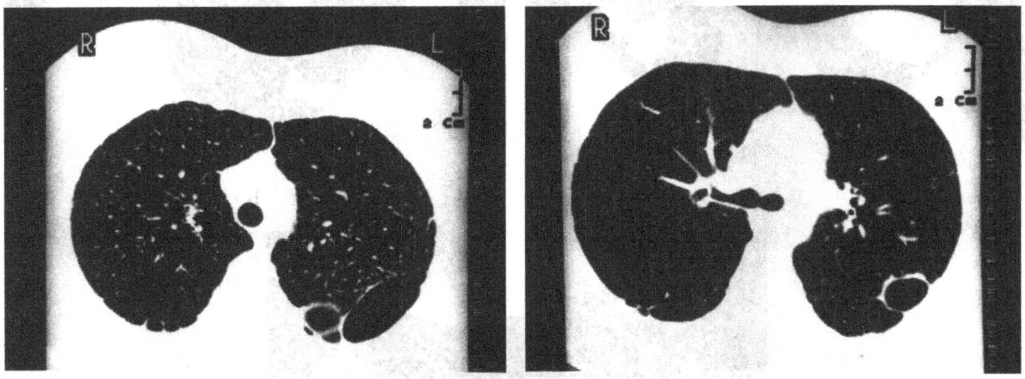

A　　　　　　　　B

图 6－88　组织细胞病 X

A. 示肺纹理呈网织状增强；两肺野有弥散分布之含气囊腔，大小不等，其壁厚薄不一，于左上肺尖后段，胸膜下不规则厚壁含气囊腔；B. 同一病例示右上肺后段有直径 5～6cm 之薄壁囊腔，内有分隔，左上肺后段胸膜下有一 1.5cm×2.0cm 卵圆形囊腔，壁较厚

3. 小叶间隔增厚与叶间裂不规则　提示胸膜下间质纤维化和细胞浸润。

四、矽肺

矽肺系吸入含有游离二氧化硅浓度很高的粉尘引起。吸入的矽尘在肺内产生增生性纤维改变。首先累及较细微的间隔结构，产生网织结节状改变，约 20% 的结节钙化，晚期融合成团块。肺门淋巴结反应性增大，并可有蛋壳样钙化。矽肺的诊断有赖于传统的 X 线；但 CT 对于检出小结节的范围与程度以及弥散性或局限性肺气肿优于 X 线。CT 能较容易发现与矽肺合并的结核与肿瘤。

CT 表现：单纯的矽肺主要 CT 表现是肺内多发结节，绝大多数 <1cm，主要见于上叶，在肺的后部

分布更多，X 线平片难以显示出这种分布特点。结节边缘较清晰，密度较高（图 6－89）。当病变进展时，结节增大，数目增多并可融合，较大的融合块亦就是进展性的块状纤维化在 CT 上容易识别（图 6－90）。通常伴有血管纹理中断和肺大泡形成，小叶间隔常增厚，但不是矽肺的主要特征。

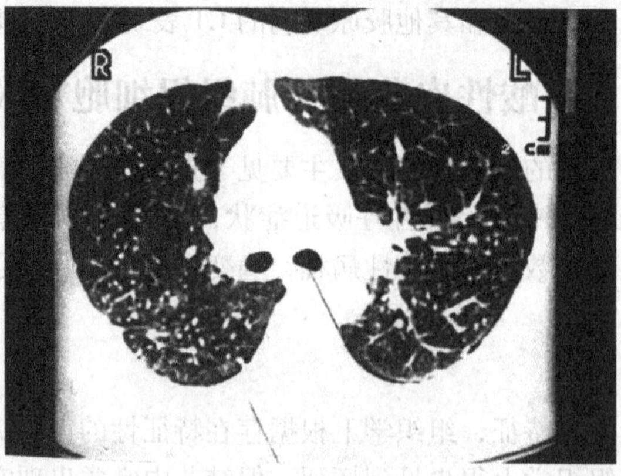

图 6－89　矽肺

两上肺内弥散性小结节影，直径约 2～4mm，以肺后部较密集，结节密度较高，边缘清晰

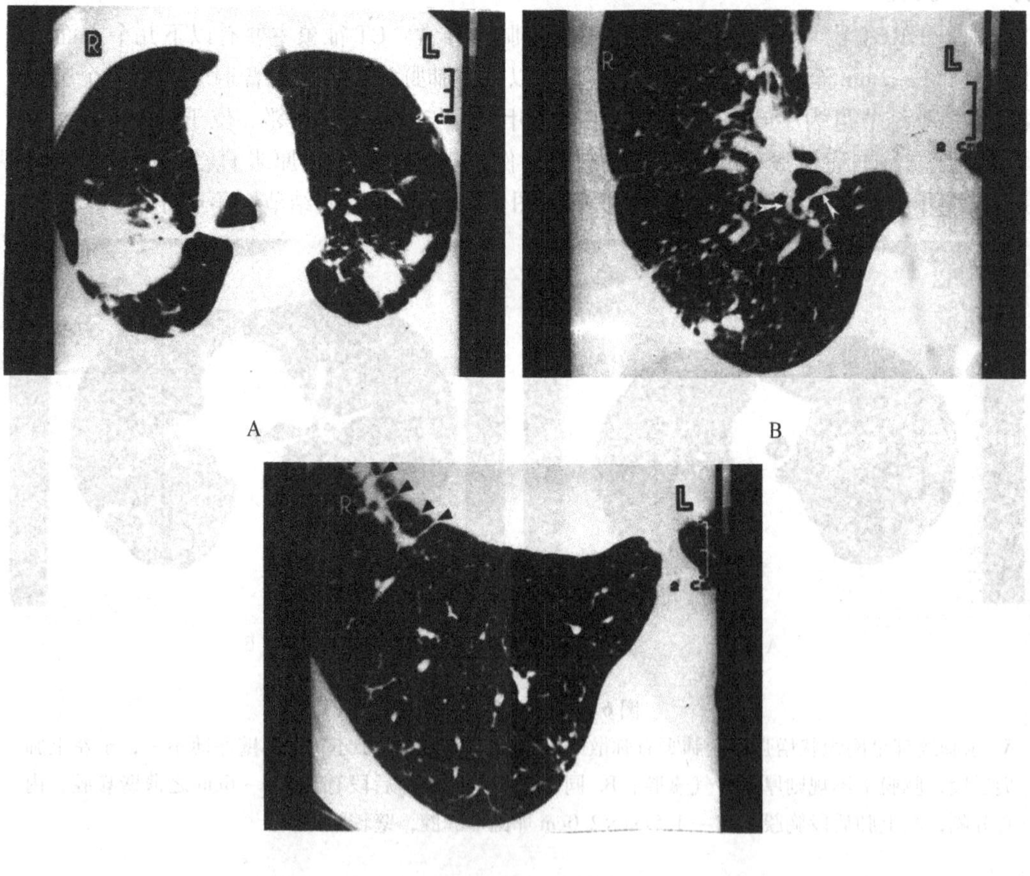

A　　B

C

图 6－90　矽肺

A. 肺纹理紊乱扭曲，失去正常结构，右上肺后段与左上肺尖后段可见块影，病变周围肺组织呈气肿改变；B. 右下肺背段胸膜下小结节影，背段支气管不规则增厚（↑）；C. 膈上小叶间隔线明显增厚（▲）

五、石棉肺

系吸入石棉纤维所致，引起肺实质与胸膜的损害。

肺实质的损害主要是间质的弥散纤维化。纤维化过程以小叶中心、终末细支气管水平开始，首先侵犯两下肺、胸膜下，以两下肺为主，呈多灶性，间有正常的肺实质，胸膜下蜂窝状改变仅见于 10% 患者。

胸膜的损害是胸膜斑，呈灰白色，表面光滑，质地较硬，境界清晰，微凸于表面，最多见于肋面胸膜之后外侧以及覆盖下叶与膈的胸膜。

CT 表现：需用高分辨 CT 扫描，CT 表现有以下几点：

1. 胸膜下曲线　在胸膜下 1cm 外，与内侧胸壁平行，常见于肺后部，长度在 5 ~ 10cm，代表初期纤维化，可能系胸膜下淋巴网的增厚所致。

2. 小叶间隔增厚　见于胸膜下肺实质部位，为垂直于胸膜面的细短白线。

3. 小叶内线　呈细分支状结构，起于胸膜下 1cm 处；与胸膜下不接触；为小叶小动脉及伴行终末细支气管及其周围间质纤维化增厚的表现。

4. 蜂窝状改变　为胸膜下小囊腔，大小 2 ~ 4mm，一般散在，好发生于下叶后部，与胸膜接触处明显增厚。

5. 肺实质束带　为线状致密影，长 2 ~ 5cm，通过肺部与胸膜面接触，不具血管的形态，亦不与血管走行方向一致。常伴邻近肺实质扭曲。

6. 胸膜改变　显示胸膜不规则增厚，表现为不同厚度线状致密影，呈扁平或不规则状边缘，约 10% 病例胸膜斑块可发生钙化，此外尚可见胸膜广泛增厚；其密度低于胸膜斑块；形成上下 8 ~ 10cm，向一侧扩展 5cm 的一片增厚，后胸壁与脊柱旁区为最常见部位。

六、结节病

结节病的病因不明，在临床上容易误诊为结核、肿瘤、肺间质性纤维化等，胸部 CT 检查对于显示结节病肺部变化比普通 X 线敏感，因而有助于结节病分期与在治疗过程中观察病变的动态变化。

（一）病理

结节病的结节是一种非干酪坏死肉芽肿，是以上皮样细胞，朗汉斯细胞为主，并有淋巴细胞浸润的肉芽肿，无干酪坏死，结节部位有网织纤维。

结节病累及气管周围的淋巴结，胸膜下间质，小叶间隔，肺间质和肺泡壁，病变较多时即形成肺内广泛性纤维结节性病变。偶融合成 3 ~ 4cm 直径肿块者，还可发生于较大支气管，引起支气管狭窄。肺部的结节病变大部分可完全吸收愈合；但可以形成纤维性病变，严重的病变可形成广泛间质纤维化，细支气管及肺泡腔可扩张。在间质之间形成囊腔，结节病灶内肺毛细血管床被破坏。

（二）CT 表现

结节病中以淋巴结增大表现最多见，其次为肺内病变。

1. 纵隔与肺门淋巴结肿大　以两肺门多数淋巴结对称性增大为特征，呈“土豆块”状（图 6 - 91A）。纵隔淋巴结肿大多位于上腔静脉后，主动脉弓旁，支气管分叉下，其他区域包括前纵隔淋巴结也可发生肿大，激素治疗效果好，也可自愈。

2. 肺内病变　①结节性病变：可为 < 3mm 直径的微结节与 3mm ~ 6mm 的小结节，早期位于肺外周，病变进展者呈弥散分布。病变边缘较清楚，形态较规则（图 6 - 91B）。②斑片状与块状模糊密度增高影，其内可有支气管充气征，这一征象可能提示有活动性的肺泡炎。③小叶间隔增厚。④局部性血管与扩张的支气管向中心聚集。⑤蜂窝状影：为直径 2 ~ 3cm 大小之小囊构成，壁厚 < 1mm，位于胸膜下。⑥牵引性支气管扩张：发生在严重纤维化部位和蜂窝状影区域。

结节病 X 线上分为三期：Ⅰ期：只有淋巴结增大而无肺内浸润；Ⅱ期：有肺门与纵隔淋巴结增大

而同时有肺内浸润；Ⅲ期：肺内纤维化。实际上胸部平片只表现为Ⅰ期时，CT上则常能出现肺部病变。病变的程度和异常的类型可预示功能障碍，当CT上显示多个小结节和纤维化改变时，通常有肺功能的障碍。进展型的结节病需与特发性肺纤维化鉴别，前者多呈上叶分布，有淋巴结肿大，多发小结节和大的囊腔，肺实质的瘢痕性扭曲，小叶中心腔隙受累和局部支气管，血管聚集。

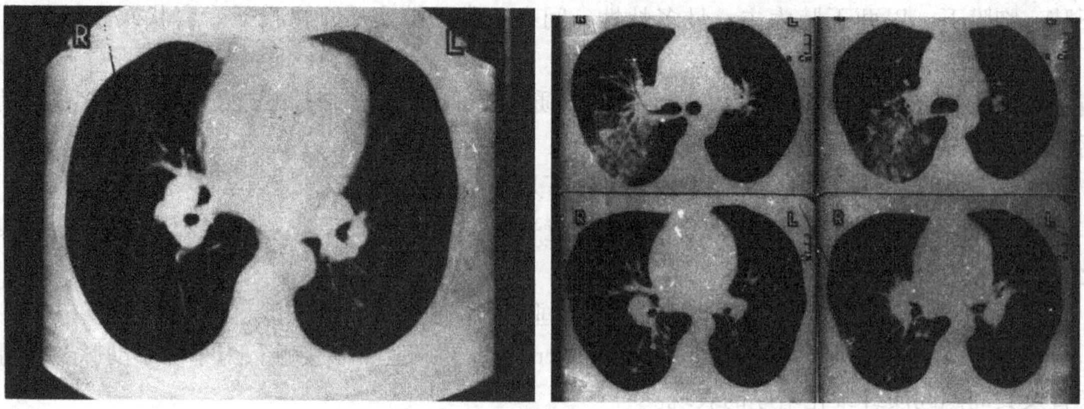

A　　　　　　　　　　　　　　B

图6-91　结节病

A. 两肺门对称性增大，呈土豆块状，右肺中叶支气管受压变窄；B. 右上肺后段有多数小斑点与斑片状密度增高影，右下叶背段亦有多个散在直径约3~6mm的小结节影，此例为Ⅱ期结节病

七、淋巴管肌瘤病

本病只累及青年女性，有进行性呼吸困难和（或）咯血或有反复发作性的气胸。其病理特征是细支气管壁，淋巴管和血管壁的平滑肌增生，使上述结构的管腔狭窄乃至闭塞。由于细支气管狭窄，肺气肿性小泡和小囊形成，并可导致气胸，甚者邻近纵隔与腹膜后淋巴结的肌性结构也受累，引起淋巴结肿大，乳糜性渗出液。

CT表现：数毫米至5cm的囊性改变，均匀地分布于肺实质，无好发于肺外周的趋向，囊壁光滑，密度稍增高，通常不存在网织结节样结构。

（刘建军）

第七章

消化系统疾病的 CT 诊断

第一节　胃　癌

胃癌（carcinoma of stomach）是最常见的恶性肿瘤之一，好发年龄在 40 ~ 60 岁，男性多于女性，好发于胃窦部小弯侧，是由胃黏膜上皮和腺上皮发生的恶性肿瘤。早期胃癌是指癌组织浸润仅限于黏膜及黏膜下层，未侵及肌层，不论有无淋巴结转移；中晚期胃癌（进展期胃癌）指癌组织浸润超过黏膜下层或浸润胃壁全层。

CT 表现：

1. 正常胃壁　厚度 <5mm，注射对比剂后有明显强化，可表现为单层、部分两层或三层结构。

2. 蕈伞型　表现为突向腔内的分叶状或菜花状软组织肿块，表面不光整，常有溃疡形成（图 7 – 1A）。

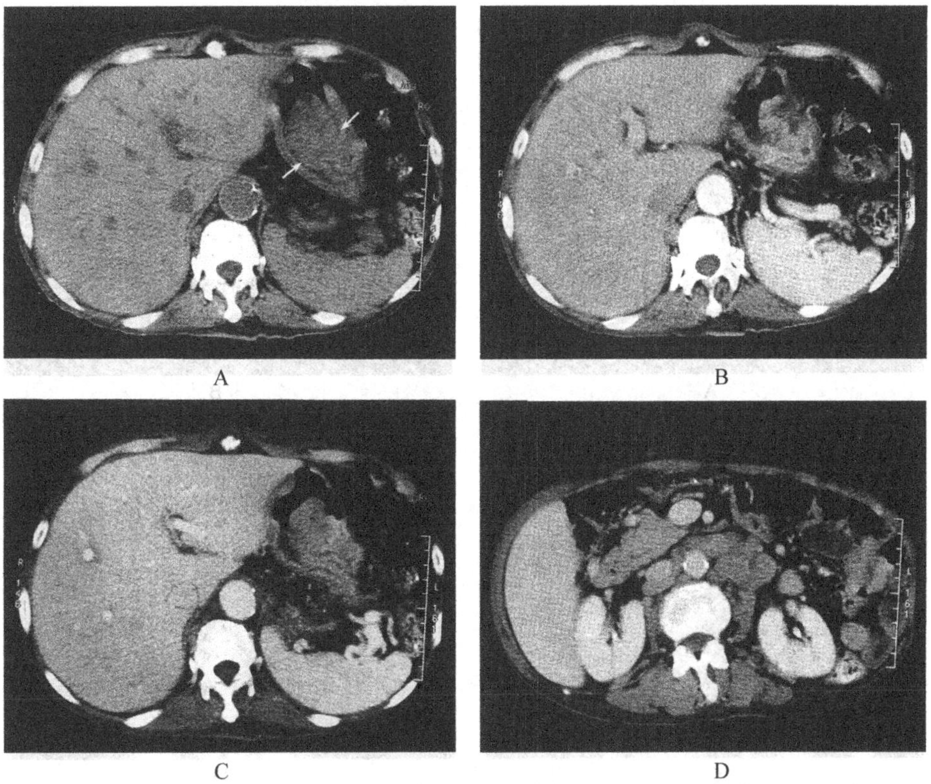

图 7 – 1　蕈伞型胃癌

A. CT 平扫见胃底有一隆起的腔内肿块，表面不光整，局部黏膜有中断破坏（↑）；B. C. 增强动脉期和门脉期见腔内肿块有强化；D. 后腹膜腹主动脉及下腔静脉旁见多个淋巴结肿大

3. 浸润型　表现为胃壁不规则增厚，增厚的胃壁内缘多凹凸不平，范围可以是局限或广泛的。胃周围脂肪线消失提示癌肿已突破胃壁。并对肝、腹膜后等部位转移很有帮助（图7-2，图7-3）。

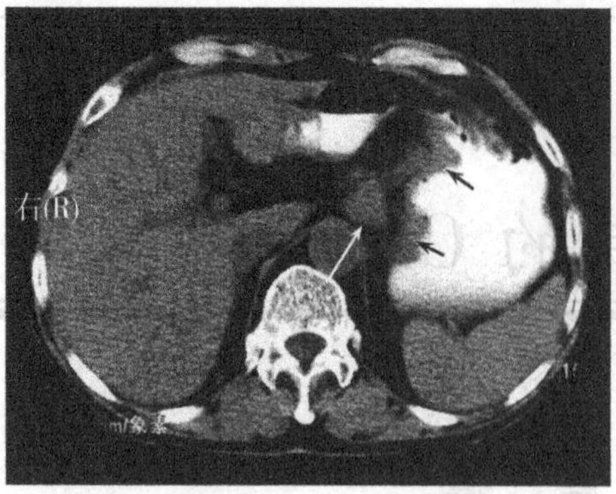

图7-2　浸润型胃癌

CT平扫见小弯侧胃壁不规则增厚，内缘凹凸不平（↑），胃周淋巴结肿大（长↑）和肝内转移

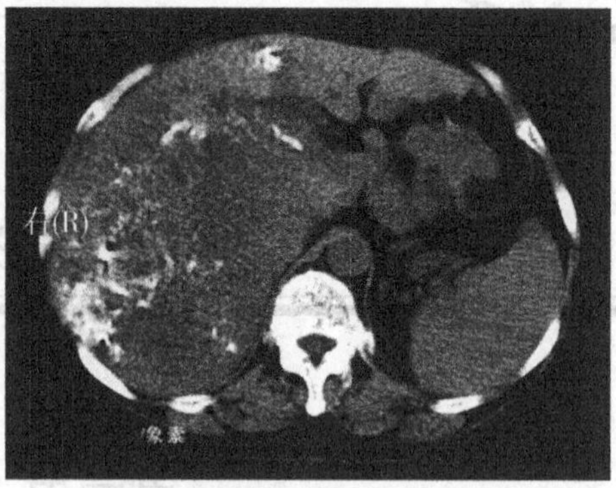

图7-3　胃癌肝转移

胃内蕈伞状软组织肿块，肝脏多发转移灶，TACE术后见碘油不规则积聚

4. 溃疡型　形成大而浅的腔内溃疡，边缘不规则，底部多不光整，其周边的胃壁增厚较明显，并向胃腔内突出。利用三维重组可很好地显示肿块中央的溃疡以及溃疡与环堤的关系。

5. 胃腔狭窄　表现为胃壁增厚的基础上的胃腔狭窄，胃壁僵直（图7-4）。

6. 增强扫描　增厚的胃壁或腔内肿块有不同程度的强化（图7-1B，图7-1C，图7-4B）。

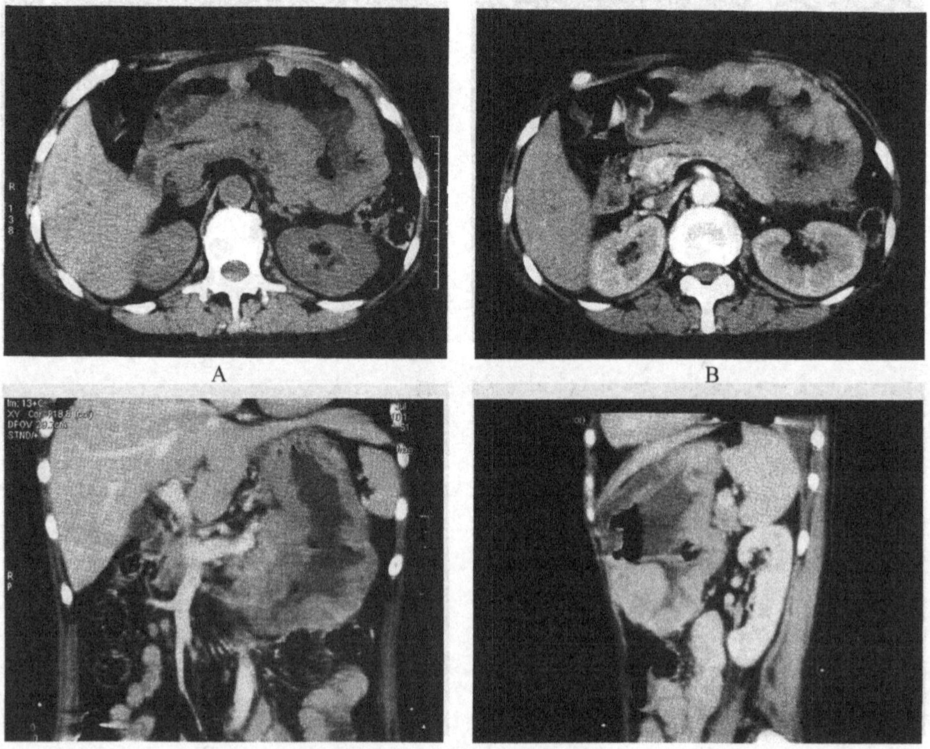

A　B　C　D

图7-4　浸润型胃癌

A. CT平扫见胃壁弥散性增厚、僵直，与胰腺间的脂肪间隙消失；B. 增强扫描弥散增厚的胃壁有强化；C. D. 冠状面及矢状面MIP像示胃壁弥散性增厚，胃腔变小，状如皮革

7. 胃癌 CT 可分为四期　如下所述。

（1）Ⅰ期：表现胃腔内肿块，无胃壁增厚，无邻近或远处转移。

（2）Ⅱ期：表现胃壁厚度超过 10mm，但癌未超出胃壁。

（3）Ⅲ期：表现胃壁增厚，并侵犯邻近器官，但无远处转移。

（4）Ⅳ期：有远处转移。

8. 鉴别诊断　如下所述。

（1）胃淋巴瘤：单发或多发结节或肿块，边缘光滑或轻度分叶，病变大，病变范围广泛可越过贲门或幽门侵犯食管下端或十二指肠，胃壁增厚明显常超过 10mm，但仍保持一定的扩张度和柔软性，胃与邻近的器官之间脂肪间隙存在，常伴有腹腔内淋巴结肿大。

（2）胃间质瘤：是发生于胃黏膜下的肿瘤，病变部位黏膜撑开展平，但无连续性中断，胃壁柔软，蠕动正常，肿瘤大多位于胃体呈外生型生长，腔内型少见，呈息肉状，黏膜表面可有溃疡，可见气体、液体或口服对比剂进入。

（贾立镯）

第二节　直肠癌

直肠癌（carcinoma of rectum）是乙状结肠直肠交界处至齿状线之间的癌，是消化道常见的恶性肿瘤，男性多见，好发年龄为 40～50 岁。

CT 表现：

1. 早期表现　仅一侧直肠壁增厚，随着病变发展可侵犯肠管全周，肿瘤向外周扩展形成肿块，侵犯直肠周围间隙（图 7－5）。

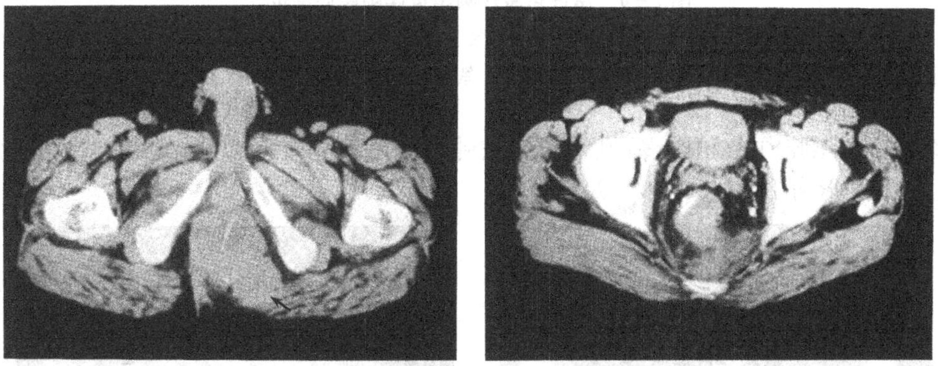

A　　　　B

图 7－5　直肠癌（B 期）

A. CT 平扫直肠壁增厚并向外周扩展形成肿块，侵犯直肠周围间隙，左侧坐骨肛门窝内见一圆形软组织影，侵犯左侧臀大肌（↑）；B. 增强扫描肿块未见明显强化

2. 直肠周围淋巴结肿大　表现为直肠周围脂肪间隙内出现直径 >1cm 的结节状软组织影。

3. 直肠癌 Dukes 分期　如下所述。

（1）A 期：癌肿浸润深度限于直肠壁内，未超出浆肌层，且无淋巴结转移。

（2）B 期：癌肿超出浆肌层，侵入浆膜外或直肠周围组织，但无淋巴结转移。

（3）C 期：癌肿侵犯肠壁全层，伴有淋巴结转移。

（4）D 期：癌肿伴有远处器官转移，或因局部广泛浸润或淋巴结广泛转移。

（贾立镯）

第三节　阑尾炎

阑尾炎（appendicitis）是外科常见病，属于化脓性炎症，由于阑尾管腔阻塞导致细菌感染引起。根据病程常分为急性和慢性阑尾炎，急性阑尾炎在病理上分为单纯性阑尾炎、化脓性阑尾炎、坏疽性阑尾炎。慢性阑尾炎多为急性阑尾炎转变而来。

CT 表现：

1. 正常阑尾　多数位于盲肠末端的内后侧，CT 表现为细管状或环状结构，外径一般不超过 6mm。

2. 急性阑尾炎　阑尾壁呈环状、对称性增厚（图 7－6A），横径超过 6mm 以上，密度接近或略高于邻近的肌肉组织，增强时可有强化（图 7－6B），有时增厚的阑尾壁表现为同心圆状的高、低密度分层结构称"靶征"。

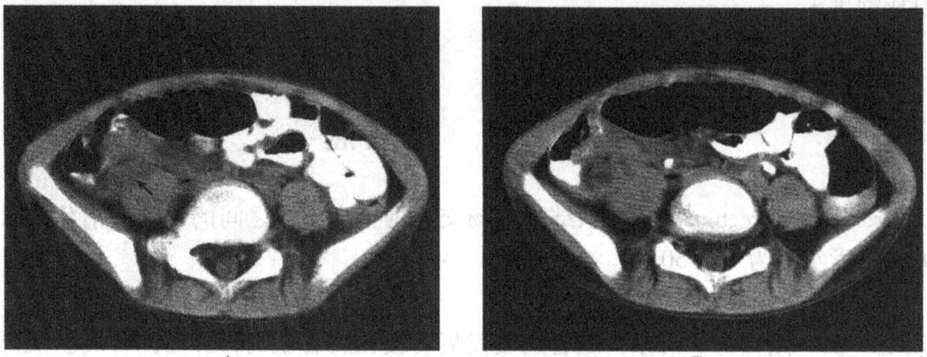

A　　B

图 7－6　急性化脓性阑尾炎伴阑尾周围炎

A. CT 平扫见阑尾壁增厚，边缘模糊，与右侧腰大肌之间的脂肪间隙消失（↑）；B. 增强扫描增厚的阑尾壁有强化，周围脂肪层内出现片絮状稍高密度影

3. 阑尾结石　阑尾腔内或在阑尾穿孔形成的脓肿和蜂窝织炎内有时见到单发或多发的阑尾结石，呈高密度圆形或椭圆形均质钙化（图 7－7）。

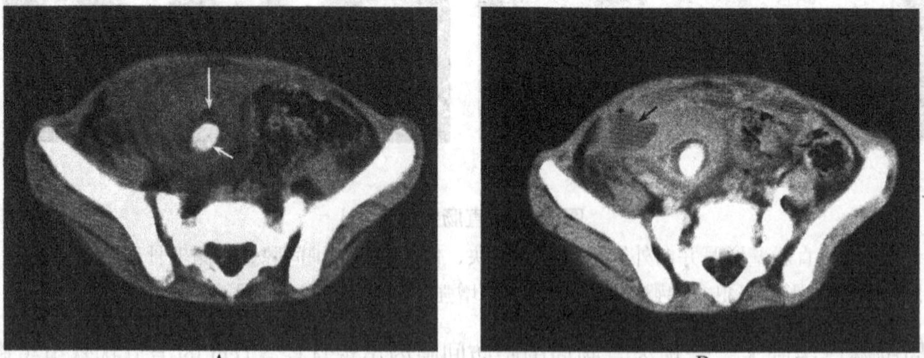

A　　B

图 7－7　急性化脓性阑尾炎伴阑尾结石

A. CT 平扫见右下腹部有一团块状密度增高影，其内可见圆形高密度阑尾结石（↑）和少量气体影（长↑）；B. 增强扫描炎性肿块明显强化，其内低密度坏死形成的脓肿未见强化（↑）

4. 阑尾周围炎症　①阑尾周围结缔组织模糊，筋膜（如圆锥侧筋膜或肾后筋膜）水肿、增厚。②周围脂肪层内出现片絮状或条纹状稍高密度影。③盲肠末端肠壁水肿、增厚。④局部淋巴结肿大，表现为成簇的结节状影。⑤另一个常见的征象是阑尾急性炎症的蔓延造成盲肠与右侧腰大肌之间脂肪间隙模糊。

5. 盲肠末端的改变　在盲肠末端开口处出现漏斗状狭窄或在盲肠末端与阑尾之间出现条带状软组

织密度影，这两种征象在盲肠充盈对比剂时显示较清楚。

6. 阑尾周围脓肿　一般呈团块状影，直径多为3～10cm。中心为低密度液体，有时脓肿内可出现气液平面，脓肿外壁较厚且不均匀，内壁光整（图7－8）。盆腔、肠曲间甚至膈下、肝脏内可出现脓肿。

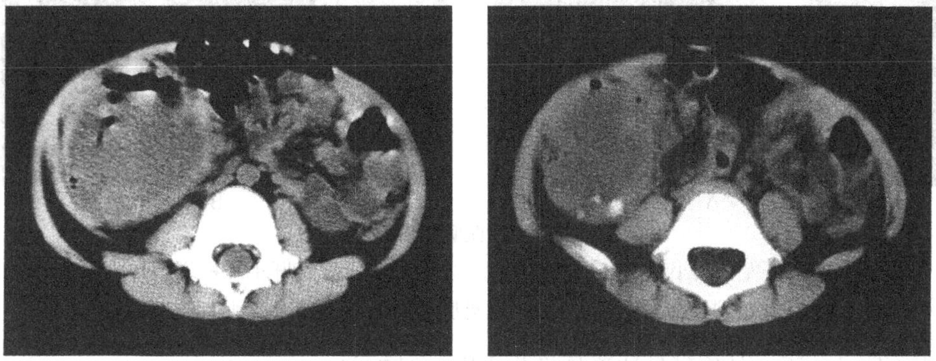

图7－8　急性化脓性阑尾炎伴阑尾周围脓肿

A. B. CT平扫见右下腹部有一圆形厚壁阑尾脓肿，其内可见气体影和阑尾结石，并可见气－液平面

7. 慢性阑尾炎　除阑尾有不同程度的增粗、变形外，阑尾边缘毛糙，阑尾腔闭塞，多伴有钙化或阑尾粪石。由于腹膜的包裹或炎症机化，CT上可出现类似肿块的征象。

（王少华）

第四节　肝硬化

肝硬化（cirrhosis of liver）是一种以肝组织弥散性纤维化、假小叶和再生性结节（regenerative nodules，RN）形成特征的慢性肝病。发病高峰年龄为35～48岁，男女之比为3.6∶1～8∶1。本病病因有多种，主要为病毒性肝炎、酒精中毒和血吸虫病。临床上以肝功能损害和门脉高压为主要表现。晚期常有消化道出血、肝性脑病、继发感染和癌变等，是我国常见病死亡的主要原因之一。

一、肝脏体积和形态的改变

（1）肝脏体积通常缩小。

（2）肝脏各叶大小比例失调，常见肝右叶缩小，尾状叶和肝左叶外侧段增大（图7－9，图7－10），局部增生的肝组织突出于肝轮廓之外（图7－11）。

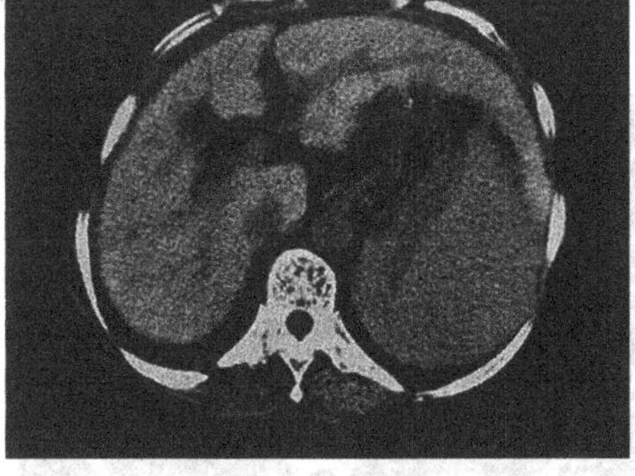

图7－9　肝硬化

CT平扫见肝右叶缩小，左叶外侧段增大，肝门肝裂增宽，脾肿大似球状

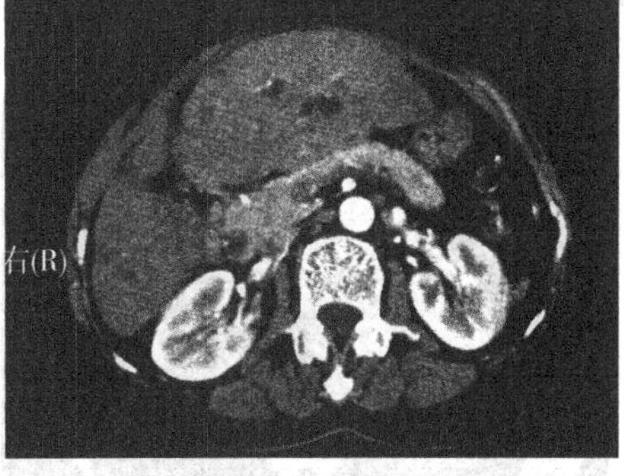

图7－10　肝硬化

增强扫描见肝脏右叶体积缩小，左叶肿大向下延伸达肾门以下

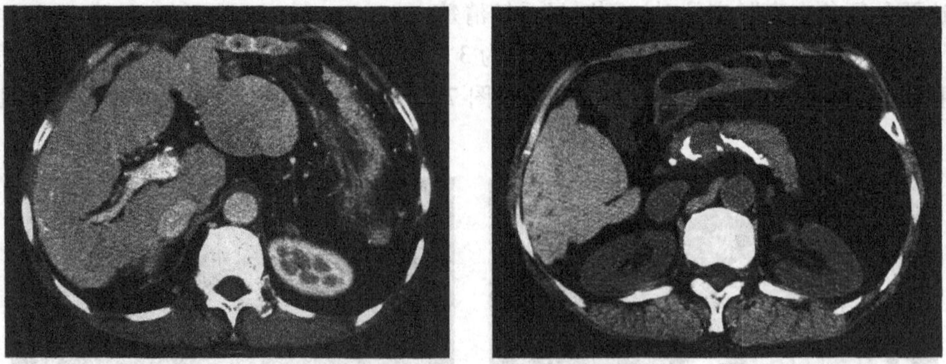

A　　　　　　　　　　　　　　B

图 7－11　血吸虫肝硬化

A. 增强扫描见肝左叶缩小，内有线条样钙化，左叶外侧段后缘肝小叶样增生，大部分突出于肝外，强化密度与肝脏同步；B. 胰腺层面见脾静脉和门静脉主干钙化，脾脏已经切除

（3）肝表面凹凸不平，外缘可呈波浪状或分叶状（图 7－12）。

（4）肝裂增宽，肝门扩大。

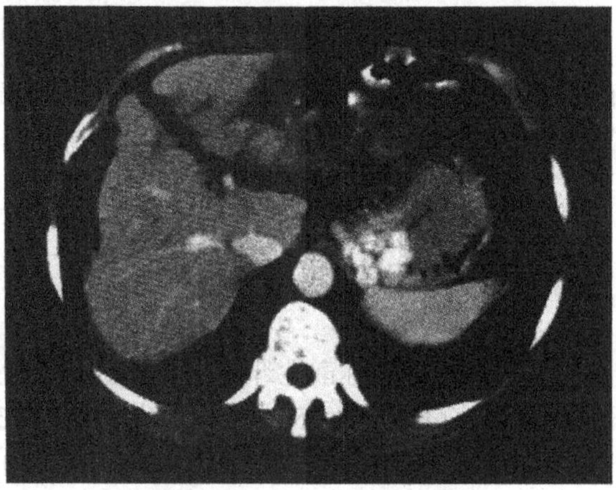

图 7－12　肝硬化伴门静脉高压

增强扫描见肝脏外缘呈波浪状，肝右叶缩小，肝裂增宽，胃底静脉曲张呈结节状强化（↑）

二、肝脏密度的改变

（1）早期肝硬化肝脏密度均匀，中晚期肝脏密度不均匀，为高低密度相间的稍高密度结节样增生和不同程度的低密度脂肪浸润改变（图 7－13A）。增强扫描时再生结节呈低密度或随时间推移呈等密度，后者更具有诊断意义（图 7－13B，图 7－13C）。

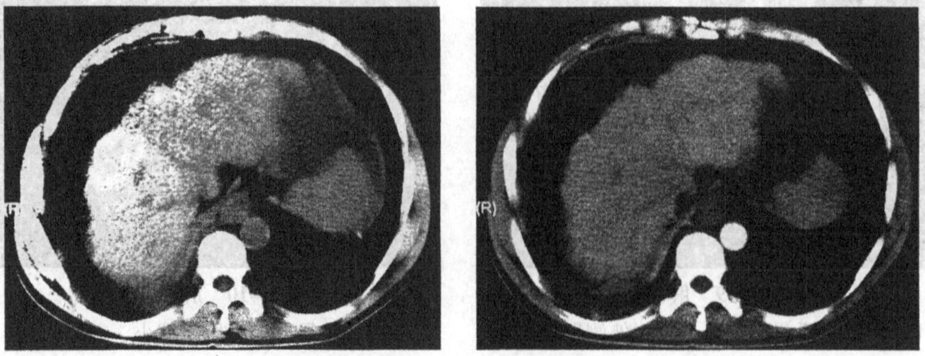

A　　　　　　　　　　　　　　B

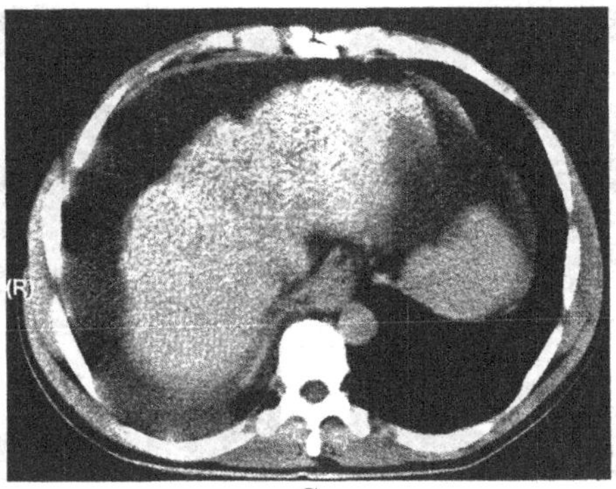

C

图7-13 肝硬化伴脂肪浸润

A. CT平扫见肝左叶肿大，肝实质内不均匀稍低密度区；B. C. 增强动脉期和门脉期肝脏强化，左叶为均匀强化，低密度略低于肝右叶，大量腹水

（2）血吸虫性肝硬化：96%病例伴有肝内钙化，可呈线条状、蟹足状、地图状及包膜下钙化（图7-14）。另可见门静脉系统与血管平行走向的线状或双轨状钙化。肝内汇管区低密度灶及中心血管影。

（3）胆源性肝硬化：可见胆管结石、肝内外胆管感染征象。

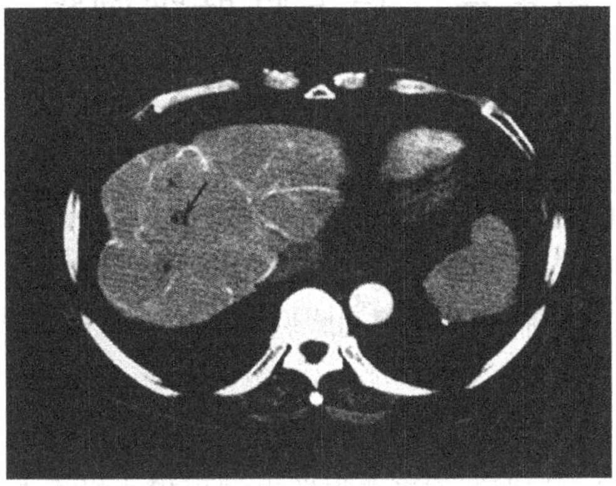

图7-14 血吸虫性肝硬化

增强扫描见肝内及肝包膜下清晰线条状钙化，肝内汇管区小片低密度区（↑），肝脏外缘呈分叶状

三、继发改变

（1）门脉高压症：门脉主干扩张，直径>13mm，平均直径多在（18.3±5.1）mm。增强扫描在脾门、食管下端和胃底贲门区可见团块状、结节状曲张的强化静脉血管（图7-15）。

（2）脾脏肿大：脾外缘超过5个肋单元，以一个肋骨横断面或一个肋间隙为1个肋单元，正常脾脏的外缘一般不超过5个肋单元。

（3）腹水：CT可明确显示。

（4）肝病性胆囊改变：多种肝脏实质性病变常继发胆囊改变（图7-15B），CT表现为胆囊壁水肿增厚>3mm，1/4病例胆囊轮廓不清，胆囊床水肿，积液围绕在胆囊周围，增强扫描胆囊壁不同程度强化，以门静脉期强化明显。

（5）肝硬化的CT表现可以与临床症状和肝功能紊乱不一致，CT表现肝脏大小、形态和密度接近正常并不能排除肝硬化的存在。肝炎后肝硬化常并发肝癌，增强扫描十分必要。

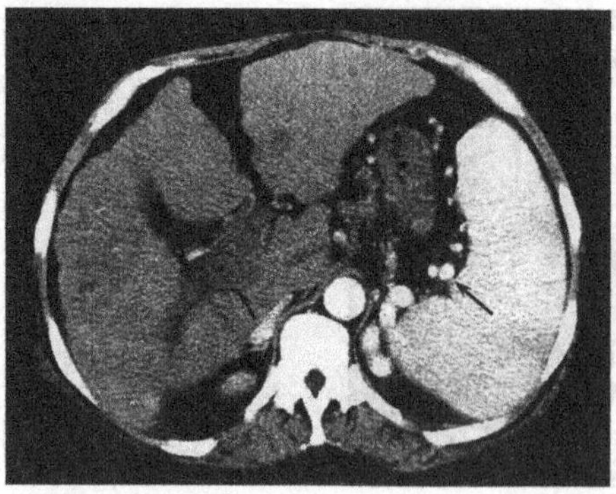

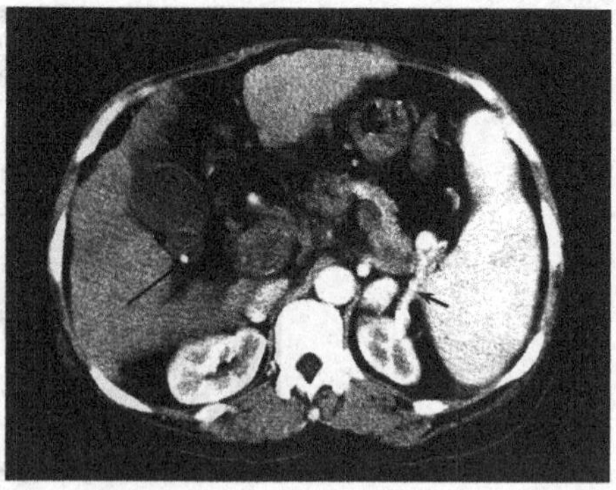

图 7－15　肝硬化伴门静脉高压

A. 增强扫描见门静脉（↑）、脾静脉（长↑）及胃底静脉增粗、扭曲，门静脉内呈低密度充盈缺损，脾胃间隙和脾肾间隙内见多个增粗扭曲的血管影，脾脏肿大达 8 个肋单元；B. 脾肾静脉开放（↑），胆囊壁增厚，胆囊床积液呈典型慢性肝病性胆囊改变并发胆石症（长↑）

（王少华）

第五节　原发性肝细胞癌

一、概述

肝肿瘤以恶性多见，约占 90% 以上，其中肝细胞癌占原发性恶性肿瘤的 75% ～85%。原发性肝肿瘤可发生于肝细胞、胆管上皮细胞以及血管、其他间质、中胚层组织等。

原发性肝癌的细胞学类型有肝细胞癌、胆管细胞癌与混合型。近些年报道的纤维板层样肝细胞癌为肝细胞癌的一种特殊类型。

肝细胞癌的病因主要有两方面：①乙型肝炎病毒（HBV）：国内病例中，90% 以上感染过 HBV，即 HBsAg 阳性。②黄曲霉素（AFT）：长期低剂量或短期大剂量摄入可诱发。此外，与饮水污染、丙型肝炎、戊型肝炎、饮酒和吸烟等也有一定关系。

（一）肝细胞癌的分级

可分为 4 级：Ⅰ级高度分化；Ⅱ～Ⅲ级中度分化；Ⅳ级为低度分化。中度分化最多，其 AFP 多为阳性，而高度与低度分化者 AFP 阴性者为多。

（二）大体病理

肝细胞癌（HCC）的大体病理分型较为繁杂。

（1）Eggel 于 1901 年提出的经典分类曾被广泛应用至今。此分类将 HCC 分为 3 型。①结节型：直径 <5cm 的属结节，单个或多个分布。②巨块型：直径 ≥ 5cm，常为单个巨块，也有密集结节融合而成的巨块，以及 2 个以上巨块的。③弥散型：少见，该型结节很小，直径为 5～10mm，弥散分布且较均匀，全部合并肝硬化；易与肝硬化结节混淆。上述分类属中、晚期肝癌的类型。

（2）20 世纪 70 年代以后国内将 HCC 分为 4 型：①块状型：单块状、融合块状或多块状。②结节型：单结节、融合结节、多结节。③弥散型。④小癌型：小癌型（即小肝癌）的提出标志着肝癌诊断水平的提高。

（3）20 世纪 80 年代以来日本学者的分类为：①膨胀型：肿瘤分界清楚，有纤维包膜（假包膜），常伴肝硬化；其亚型有单结节型和多结节型。②浸润型：肿瘤边界不清，多不伴肝硬化。③混合型（浸润、膨胀）：分单结节和多结节两个亚型。④弥散型。⑤特殊型：如带蒂外生型、肝内门静脉癌栓形成而见不到实质癌块、硬化型肝细胞癌等。日本和中国以膨胀型为多，北美以浸润型为多，而南非地区多不伴肝硬化。国内80%～90%伴肝硬化，而出现相应影像学表现。

（4）小肝癌的病理诊断标准：目前国际上尚无统一标准。中国肝癌病理协作组的标准是：单个癌结节最大直径≤3cm；多个癌结节，数目不超过2个，其最大直径总和应≤3cm。

（三）转移途径

（1）血行转移：最常见。HCC易侵犯血窦，在门静脉和肝静脉内形成癌栓，并向肝内、外转移。肺为肝外转移的主要部位，其他有肾上腺、骨、肾、脾和脑等。

（2）淋巴转移：以肝门淋巴结最常见；其次为胰头周围、腹膜后（主动脉旁）和脾门等区域。

（3）种植性转移：最少见。此外，除晚期少数患者产生癌性腹膜炎外，极少发生腹膜转移。

（四）HCC的单中心与多中心起源

多结节型HCC或巨块结节型HCC，究竟是HCC肝内播散的结果（即单中心起源）还是多中心起源，尚有争论。Esumi（1986年）通过HBV－DNA整合这一分子生物学方法证实两种可能性同时存在。

二、临床表现

国内将其临床分为3期：Ⅰ期（亚临床期，无临床症状和体征）、Ⅱ期（中期）、Ⅲ期（晚期）。一旦出现症状，肿瘤多较大，已属中晚期。

1. 症状　以肝区痛、腹胀、上腹部肿块、食欲缺乏、消瘦、乏力等最为常见，其次可有发热、腹泻、黄疸、腹水和出血等表现，低血糖与红细胞增多症为少见表现。

2. 并发症　①肝癌结节破裂出血。②消化道出血：由肝硬化门脉高压和凝血功能障碍所致。③肝性脑病。

3. 实验室检查　①AFP（甲胎球蛋白）定量：放免法测定>500μg/L，持续1个月。②AFP 200～500μg/L，持续2个月，并排除其他AFP升高的因素，如活动性肝病、妊娠和胚胎性肿瘤等。小肝癌病例AFP常轻度或中度升高，如持续时间长（低浓度持续阳性）亦应警惕；但有10%～30%的肝癌AFP阴性。其他如γ－GT和各种血清酶测定亦有一定意义。

三、CT表现

（一）平扫表现

平扫很少能显示出<1cm的病灶。肿瘤一般呈低密度改变；少数与周围肝组织呈等密度（分化好的），如无边缘轮廓的局限突出，则很难发现病变；极少数呈高密度（图7－16A）。当合并脂肪肝时，与肝实质呈等密度及高密度者为肝细胞癌的特征性所见。肿瘤内产生钙化的约占5%以下，还偶见出血及脂肪成分。合并肝硬化者可出现相应表现。

1. 结节型　①为单结节或多结节，多呈类圆形。②界限清楚，部分可见完整或不完整的更低密度环状带即假包膜。③肿瘤内常形成间壁而密度不均，另因肿瘤缺血、坏死其内可见更低密度区。④有时肿瘤所在的肝段呈低密度，是由于肿瘤浸润并压迫门静脉血流减少，而致瘤周肝实质营养障碍。

2. 巨块型　①单个或多个，占据一叶或一叶的大部分（图7－16）。②常因向周围浸润而边缘不规则。③肿瘤内多有缺血、坏死而有不规则更低密度区。④周围常有子灶（<5cm为结节），有人称之巨块结节型。

3. 弥散型　平扫难以显示弥散的小结节。可见肝脏呈弥散性增大、肝硬化以及门静脉内瘤栓形成（图7－17）。

（二）增强扫描

肝癌主要由肝动脉供血，但几乎都存在着不同程度和不同情形的门静脉供血。早期肿瘤血供多来自门静脉，随着肿瘤发展，动脉供血逐渐成为主要血供，而门静脉供血逐渐走向瘤周。CT增强表现如下。

1. 动脉期　肿瘤显著强化（图7－16B）。小肝癌常为均一强化；大肝癌由于内部形成间壁、有不同的血管结构、缺血坏死等而呈不均匀强化。但有时小肝癌动脉期不强化（国内有人统计占13.2%），主要与其坏死有关，透明细胞变可能是另一原因。

2. 门静脉期　肿瘤呈低密度改变（图 7-16C）。此时，病变范围比平扫时略缩小，边界较为清晰。是因为肝癌 90% ~99% 由肝动脉供血，而周围肝实质约 80% 由门静脉供血，两者增强效应时相不同所致。

3. 平衡期　肿瘤仍呈低密度（图 7-16D）。如与血管瘤鉴别可延迟至 7~15min 扫描（即所谓延迟扫描）仍呈低密度。

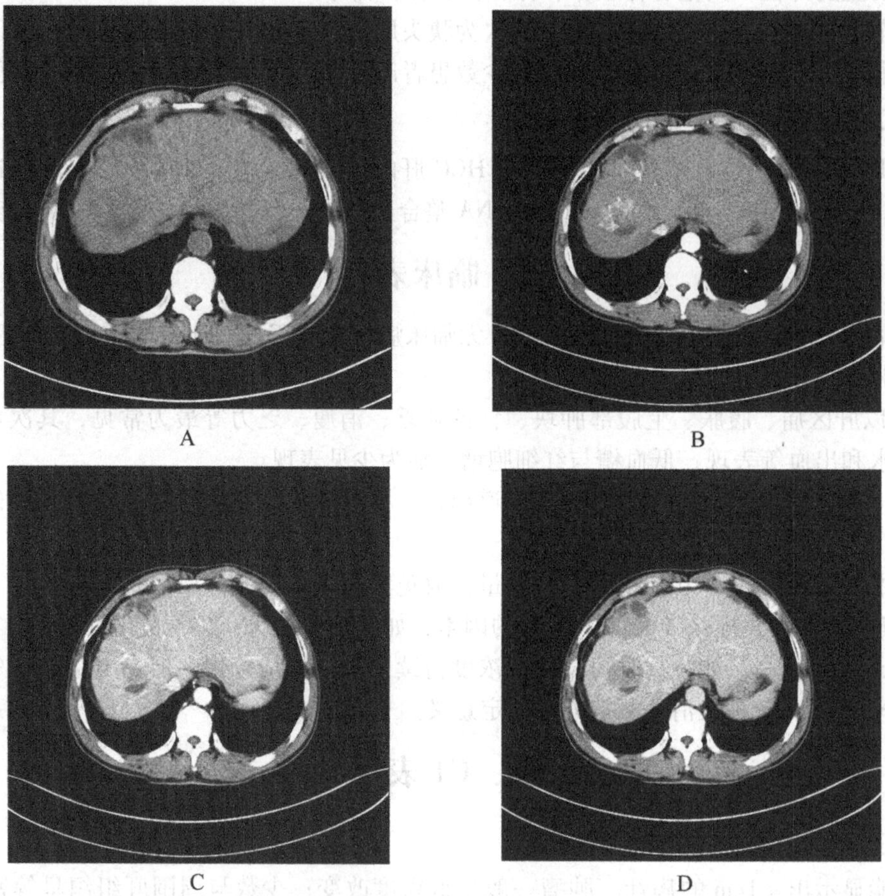

图 7-16　肝癌（巨块型）

A~D 为同一患者。A. 平扫可见于左右叶有团块状等、低、高混杂密度灶，界限欠清晰；B. 动脉期病灶部分有强化，病灶界限清晰；C. 门静脉期病灶呈低密度，界限清晰，其内有更低密度的坏死区；D. 平衡期病灶呈低密度

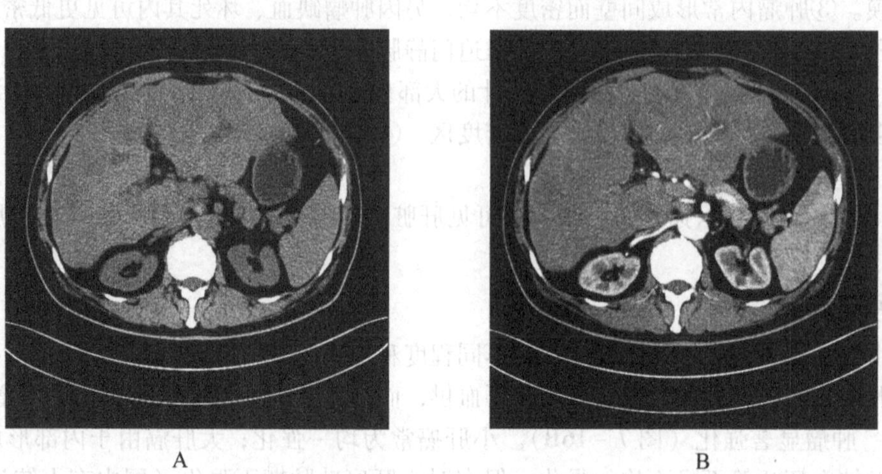

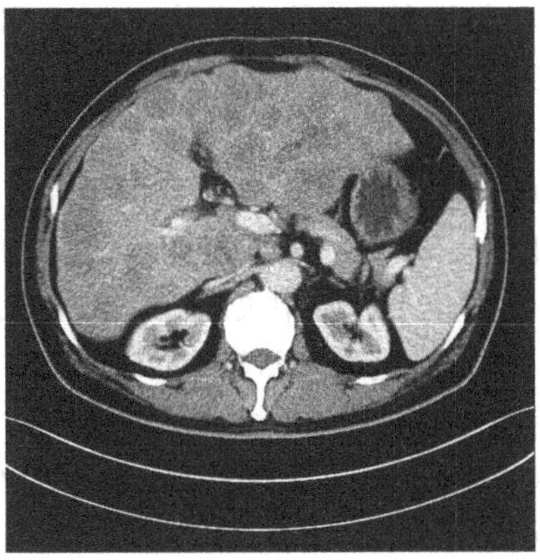

C

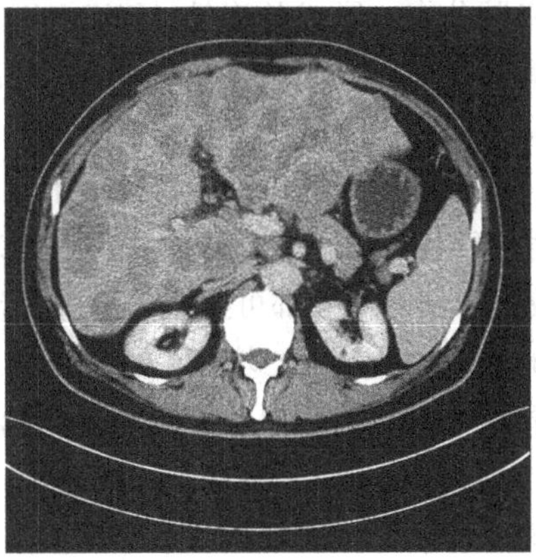

D

图7－17 肝癌（弥散型）

分别为平扫和三期增强扫描：肝内弥散性分布有许多低密度小结节

（三）CT增强的时间－密度曲线

肝癌CT增强的时间密度曲线可分为5型：①速升速降型。②速升缓降型。③无明显变化型。④速降缓升型。⑤初期速降而后稳定极缓上升型。但速升速降型是其特征性强化表现。

因肝癌主要由肝动脉供血，在动脉期CT值迅速上升达到峰值并超过肝实质。因平扫病灶密度多低于肝脏，故在其密度升高的极早期有一次与肝实质密度相近的第一次等密度交叉，但因极短暂，故一般不会显示。病灶峰值停留的时间很短，然后迅速下降，随着肝实质的CT值上升，两者的密度接近出现第二次等密度交叉。此后病灶密度缓慢下降而正常肝实质密度继续上升，病灶又成为低密度。但正常肝实质的增强上升速度较肝癌缓慢，达到的峰值低，峰值停留时间长，下降速度不及肝癌。

总之，凡血供丰富的HCC，与正常肝实质对照均出现从高密度、等密度到低密度的3步曲，整个过程短暂，时间密度曲线呈速升速降型，这是肝癌的特征性表现。可能由于乏血、门静脉参与血供较著等，因而出现其他4种强化曲线。

（四）肝细胞癌的包膜及其边缘强化方式

1. 纤维包膜的形成　是由于肿瘤呈膨胀性生长，对邻近的非癌变肝组织产生压迫，引起纤维结缔组织增生；同时由于肿瘤细胞及其间质细胞产生促进血管生长的细胞因子，使纤维结缔组织内形成数量不等的血管。此外，癌灶压迫周围正常肝组织，进一步有利于包膜的形成。

2. HCC的边缘强化方式　①动脉期未显示明确包膜，门脉期和平衡期显示明确包膜呈高密度影，提示肿瘤呈膨胀性生长，且包膜血管较少；或确无包膜，但癌周受压肝组织仍由门静脉供血而呈线环状强化。②动脉期包膜呈低密度，门静脉期和平衡期显示明确的包膜（略低或高密度）或包膜不清，提示肿瘤呈膨胀性生长，包膜内血管少。③三期扫描均见明确包膜且呈环状或不完整环状的高密度强化，提示包膜血管丰富。④动脉、门脉期未见包膜显示，平衡期显示包膜呈高密度，包膜内血管少。⑤三期扫描均未显示明确包膜，表现为癌灶与非癌变肝组织分界不清，提示肿瘤呈侵袭性生长，且生长迅速，无纤维结缔组织包膜。

国内有学者认为，HCC分化低者以不完整环状强化为主；分化高者以完整环状强化为主。

（五）动脉－门静脉分流及与肝硬化、血管瘤APVS的机制的区别

国内有学者将APVS的动脉期表现分为3型：①Ⅰ型：门静脉三级（亚段）及以上分支提早显影。②Ⅱ型：肿瘤或病变周围肝实质提早强化。③Ⅲ型：肝脏边缘结节形、楔形提早强化，且邻近无占位性病变。此外，还有文献报道少见的弥散型，表现为全肝早期强化，门静脉早显。

1. 肝癌　肝癌病灶内出现动静脉分流征象为肝癌的特征之一。其APVS的发生机制有以下3种：①跨血管的APVS：即肿瘤组织对门静脉分支的直接侵犯破坏，使肿瘤处的肝动脉血通过破坏的门静脉

壁直接灌入门静脉分支，形成肿瘤性 APVS。CT 表现为Ⅰ和Ⅱ型。②跨肝窦的 APVS：肿瘤组织压迫、侵犯周围的肝静脉分支，造成该区域肝静脉回流受阻，致使肝窦压力升高，当此压力超过门静脉压力时，所属门静脉就成为引流静脉，直接接受肝动脉血液，形成跨肝窦的 APVS。又由于受累区功能性门静脉血流减少，而致肝动脉的血流代偿性增加。还有人认为，在压迫肝静脉的情况下肿瘤周围的肝实质还会“盗取”肿瘤组织的肝动脉血供。该类在 CT 上呈Ⅱ型表现。③跨血管丛的 APVS：肿瘤的压迫和（或）门静脉较大分支的瘤栓都可造成门静脉血流受阻，此时位于肝脏中央部分较大胆管的周围血管丛作为顺肝方向的侧支循环开放、增生，代偿受阻的门静脉血流。这种 APVS 在 CT 亦表现为Ⅱ型。但肝癌所致的Ⅱ型病变在门静脉期和平衡期均不呈低密度，有助于与肿瘤子灶相鉴别。

2. 肝硬化　其 APVS 的 CT 表现以Ⅲ型多见。其形成主要与肝硬化时继发肝内血管网结构的扭曲、肝窦微细结构的变化以及门静脉高压等变化有关。原因可能为：①跨肝窦的 APVS：因肝窦的结构会出现毛细血管化、胶原化，其通透性也有变化，肝内血管网结构的扭曲可使小的肝静脉出现梗阻，从而形成跨肝窦的 APVS。②跨血管丛的 APVS：门脉高压所致，与上述肝癌 APVS 的形成机制相似。③跨血管的 APVS：尚未见报道，但国外有学者电镜发现肝硬化的大鼠可出现。

3. 血管瘤　有文献报道，肝海绵状血管瘤有近 23.5% ~29.7% 出现 APVS。于动脉期表现为瘤周楔形强化区（Ⅱ型），常伴门静脉支早显。随着时间的延长有的可变为低密度，最后呈等密度。伴脂肪肝时于平扫图上即可见到与异常灌注类似的高密度影。从狭义上说这种瘤周楔形强化区是指瘤旁肝组织内那些与瘤体内血窦相通的、扩大的肝窦腔隙或异常薄壁血管腔被对比剂充盈所致，从广义上可认为这种楔形强化是血管瘤并发 APVS 的一种特征性表现。

总之，APVS 以肝癌最为多见，且 CT 表现为Ⅰ、Ⅱ型；亦可见于单纯肝硬化者，而其 CT 表现以Ⅲ型多见；血管瘤所致 APVS 应予重视。此外，肝转移瘤、肝脏手术、穿刺后亦可发生，偶为正常人。APVS 应注意与肝第 3 血供所致的假性病变相鉴别。

（六）肝脏灌注异常

导致肝脏灌注异常的病因：多种多样，包括门静脉阻塞（癌栓、血栓）、肝静脉阻塞（布加综合征、心衰、纵隔纤维化等）、局限性肝脏病变、感染（肝脓肿、胆囊炎、胆管炎）、肝内门－体分流术后所致的血流动力学改变、肝脏肿瘤、肝硬化、急性胰腺炎等，以及已述及的第 3 血供。

门静脉癌栓所致的肝灌注异常的增强 CT 表现：动脉期的不规则形或三角形高密度区，或（和）门脉期不规则形或三角形低密度区。

门静脉癌栓所致的肝实质灌注异常，其部位与受累门静脉分布一致。但当合并动脉－门静脉短路时则例外。其形成机制为：①门脉癌栓形成后血流受阻，致相应区域肝实质门静脉血供减少，即门静脉血流灌注减少。为维持肝实质血流量的相对恒定，则供应该区域的肝动脉血流量将代偿性增多，即动脉血流量高灌注。有人认为，从前已述及肝动脉－门静脉分流（APVS）之跨血管丛型可知，这种灌注异常还可与 APVS 有关。②门静脉期低灌注（伴或不伴动脉期高灌注），可能原因有两方面：一是由于门静脉癌栓未导致管腔完全阻塞，仍有血流通过肝实质；二是由于脾静脉与肝内门静脉分支之间存在着较广泛的侧支循环，这些侧支循环开放（即门静脉海绵样变），使门静脉属支的血液绕过癌栓阻塞的部位进入肝脏。

（七）门静脉海绵样变

门静脉海绵样变（CTPV）是指门静脉栓塞或后天性、先天性狭窄后引起门静脉旁、肝内及胆囊窝小静脉或毛细血管呈网状扩张，以及栓塞的门静脉再通。

正常情况下门静脉周围仅见肝固有动脉伴行，极少数可见门静脉周围有 2 ~3 个小血管断面显示，可能是胃右动脉或胆囊动脉显影，或存在解剖变异。胆囊壁及周缘无肉眼可见的小血管断面。故国内有学者提出 CT 图像以门静脉周围血管横断面多于 3 个作为胆总管周围侧支循环开放的标准。

门静脉癌栓所致的位于肝门、肝十二指肠韧带的形似海绵的静脉网，由门静脉之间的侧支循环（门－门短路）和门静脉分流至体循环（门－体分流）的侧支循环所形成。它包括如下内容。①门静脉胆支：包括胆囊静脉和胆管周围静脉丛。②门静脉胃支：包括胃左静脉（即胃冠状静脉）、胃右静脉，以及它们的属支如食管静脉、胃短静脉、幽门前静脉和幽门十二指肠静脉。③胰十二指肠后上静脉。④脐旁静脉：其扩张提示门体分流的存在。

国内文献报道，门静脉胆支和胃支是构成门脉海绵状变的最主要血管；胆支开放仅见于门脉海绵样变（但有学者认为亦可见于肝硬化）；胰十二指肠后上静脉亦较常显示；门静脉胃支的开放与肝硬化并门静脉高压，以及门脉海绵样变均有关系。

（八）门静脉、肝静脉、下腔静脉癌栓和门静脉动脉化征

肝细胞癌向门静脉、肝静脉、下腔静脉浸润生长时，可形成肿瘤癌栓。

1. 门静脉内癌栓　①平扫癌栓的密度与门脉血液密度无差异，但受累血管因癌栓生长有扩大，造成分支直径大于主干或主干与分支粗细不成比例。②增强后表现为血管内充盈缺损征象，相应血管扩张。③增强后动脉早期癌栓强化及其内显示细小的肿瘤血管，称为“门静脉动脉化征”，其发生率可高达86%，是与血栓鉴别的主要征象。血栓一般主要位于肝外门脉，累及或不累及肝内主干及分支。④位于末梢的门静脉癌栓诊断困难，CTAP有利于显示，并可见此范围呈扇形低密度区。

2. 肝静脉和下腔静脉受侵和癌栓　①受侵犯的血管不规则狭窄，或见局部压迹，也有完全被肿瘤包绕的。②腔内充盈缺损，个别病例向上可延伸至右心房内。③局部管腔扩大。④奇静脉，半奇静脉扩张。⑤应注意：增强扫描早期下腔静脉可部分显影或密度不均，需同一部位重复扫描鉴别；下腔静脉受肿块压迫亦可不显影。

（九）肝细胞癌胆管内浸润

据统计，肝细胞癌伴有肝内胆管扩张的发生率为14.4%，小肿瘤很少发生，是肝癌肿块的直接压迫、侵犯或肝门区转移淋巴结压迫所致。肿瘤向胆管内直接浸润生长，可形成胆管内癌栓，比较少见，其发生率在13%左右，多同时合并门静脉及肝静脉内癌栓。

CT表现：肝内胆管轻、中度扩张，以肝门（包括左、右肝管）附近多见。CT可显示肝总管或大分支内癌栓，确诊需胆道造影。对于末梢部位者，一般形成胆管内癌栓的肝细胞癌多属乏血型，周围又有扩张的胆管，故应与肝内胆管细胞癌鉴别。直接显示出胆管内癌栓及伴随门静脉癌栓征象对诊断和鉴别极为重要。

（十）肝细胞癌肝内转移的方式

其肝内转移方式有两种。①门静脉性：癌细胞经肿瘤周围之门静脉系，着重于末梢侧或中枢侧的肝实质内形成转移灶。若合并肝门侧的动脉－门静脉短路，可转移至肝较远部位。②肝动脉性：多由其他脏器的肝细胞癌转移灶，再循环入肝动脉血，引起肝动脉性肝内转移，此种方式只见于晚期患者。

CT表现：肝内均一大小转移灶，易发生在肝，被膜部位，结节型和巨块型均可伴有肝内转移，也称为子结节。平扫及增强扫描病变特点与原发灶基本相同。

（十一）肝细胞癌破裂出血

其CT表现为：平扫示肿瘤内斑片状、片状高密度灶；也可表现腹腔内广泛出血；还可形成肝包膜下血肿，呈沿肝脏表面的月牙形、梭形血肿征象。

（十二）肝细胞癌肝外浸润及转移

（1）肝细胞癌向周围邻近脏器直接浸润极少：①病灶巨大或近横膈者可产生横膈的直接浸润，并进而浸润胸腔。但除晚期患者外，极为少见。②肝左叶与胃前壁相邻，但肝癌直接浸润胃的发生率极低。③肝镰状韧带及胆囊可有直接受侵，也极少见。

（2）肝细胞癌早期远隔转移少见，晚期可发生血行转移、淋巴转移及腹膜种植转移。

四、鉴别诊断

（一）血管瘤

血管瘤表现典型，两者多鉴别不难，但小血管瘤的变化较多。注意快速推注造影剂于动脉早期快速

扫描，以及充分的延迟扫描有助于诊断。血管瘤有以下 CT 特点：①平扫呈类圆形低密度，密度多均匀、边缘清晰。②增强扫描于动脉早期出现边缘结节状、点状、斑点状等显著强化，其密度可与同层腹主动脉相近，有特征性；且密度高于周围肝实质的持续时间即强化峰值持续时间长，超过 2min。③增强区域进行性向病灶中央扩散。④延迟扫描病灶呈等密度充填。⑤如病灶中央有纤维瘢痕，除瘢痕不强化外，增强扫描仍符合上述特点。⑥少数病灶强化不显著，但延迟期仍呈等密度充填。⑦个别病例始终无强化，延迟扫描亦无充填则诊断和鉴别诊断困难。

（二）肝转移瘤

转移瘤有以下 CT 特点：①转移瘤病灶多发、散在、大小相仿。②少血供者明显的边缘强化和“牛眼征”；而少数富血供者呈弥散性强化。③较小病灶出现囊样变伴边缘强化。④无门脉癌栓和病灶周围的包膜（或晕圈）显示。⑤邻近脏器发现原发灶、复发灶或转移灶。

单个或数目不多的转移灶与 HCC 鉴别有一定困难。①大小不一，特别是大病灶周围的结节（卫星灶）形式出现以 HCC 可能大。②增强扫描病灶呈速升速降改变的以 HCC 可能大；而转移瘤门静脉期可呈渐进性厚壁强化，但强化程度低于肝组织。③病灶周围有包膜及门脉癌栓形成明显支持 HCC。④两者大的瘤灶均可出现囊样坏死，而小瘤内囊样变一般不见于 HCC。

（三）肝内胆管细胞癌

肝内胆管细胞癌 CT 表现无特异性，下列特点有助于与肝癌鉴别。①呈边缘欠清的低密度灶，病灶常较大，部分病灶有点状钙化。②肿瘤多乏血，增强早期及门静脉期可见肿瘤边缘轻度不连续环状强化。③国内有学者报道近 60% 的病例可出现瘤体延迟强化。④局部肝内胆管扩张较多；极少数有门静脉侵犯或癌栓形成。⑤极少数有肝硬化表现，AFP 为阴性。

总之，如病灶较大，且其内有点状钙化或大片状的无强化的液性密度区出现时，应考虑胆管细胞癌。肿瘤边缘不连续环状强化及低密度肿瘤内含无定形的稍高密度影是其双期增强扫描的典型表现。

（四）肝硬化结节

单个或多个肝硬化结节与肝癌结节很难鉴别。

1. 肝硬化结节缺乏动脉血供　团注动态增强扫描，甚至 CTA 如病灶无强化，则以再生结节、局灶性脂肪变或坏死结节可能大；结节明显强化则可确立肝癌的诊断；如仅轻度强化，或血管造影见轻度染色，则很难做出诊断。总之，肝动脉血供的有无及程度与结节的良、恶性相关。

2. 大结节性肝硬化　肝脏表面高低不平，肝内有许多再生结节，颇像多结节性或弥散性肝癌。下列征象有助于鉴别：①在平扫图上，肝硬化再生结节较正常肝组织密度略高。②增强扫描结节强化不明显，或不及正常肝组织，故成为低密度；或两者密度趋向一致，肝脏密度由平扫时的不均匀变为均匀。后一种情况更多见，更具有诊断意义。③门脉内见不到癌栓，而弥散性肝癌的门脉癌栓发生率近于 100%。

五、肝硬化再生结节至肝细胞癌的演变

在肝硬化基础上肝细胞癌的发生是一个多阶段过程，在这一过程中再生结节可能是第一步。其演变过程有两种观点：①再生结节（RN）→腺瘤样增生（AH）或称为普通型 AH→不典型腺瘤样增生（AAH）→早期肝细胞癌（EHCC）→小肝细胞癌（SHCC）。②RN→发育不良结节（DN）→含局灶癌变的发育不良结节→SHCC。

1. 病理特征　如下所述。

（1）再生结节（RN）：是在肝硬化的基础上发生局灶性增生而形成的肝实质小岛，直径多在 0.3 ~ 1.0cm。内含肝细胞、Kupffer 细胞及小胆管等正常肝组织，周围被硬化肝脏的粗糙纤维间隔所包绕。

（2）发育不良结节（DN）：最初称为腺瘤样增生，还有再生大结节、腺瘤性增生及肝细胞假瘤等名称。1994 年，国际胃肠道会议正式命名为发育不良结节。结节常 >1.0cm，多 <2.0cm，可达 3.0cm 左右。无真正包膜。镜下根据细胞异形性程度又分为低度 DN 和高度 DN，分别相当于腺瘤样增生的普

通型AH和AHH。后者细胞异形性较明显，被认为是癌前病变。当DN内部出现癌灶时就称为早期肝细胞癌。

（3）小肝细胞癌（SHCC）：其定义无统一标准，国内规定直径≤3cm或两个相邻结节直径之和≤3cm。包膜、脂肪变性及镶嵌模式等都是SHCC较为特征的病理改变。

2. CT表现和区别　如下所述。

（1）平扫：SHCC呈界限清楚的低密度；RN和DN有聚铁特性，偶呈高密度。

（2）动态增强扫描：由RN至SHCC随着结节恶性程度的增高，肝动脉供血比例逐渐增加，而门静脉供血比例逐渐减少并走向结节周围。96%的发育不良结节（DN）主要由门静脉供血，而94%的HCC主要由肝动脉供血。①HCC于动脉期明显增强，而门静脉期又呈低密度；CTA呈高密度，CTAP呈低密度。②RN、DN的血供大部分为门静脉，其增强规律与正常组织多相似；CTA、CTAP亦与肝实质同步。③一些分化较好的SHCC与含癌灶的DN（即早期肝癌）、异形性明显的DN（相当于非典型样腺瘤样增生），其血供无明显差别。因此，三者有一定重叠性，CT表现无特异性，鉴别较困难，需结合MR、US等综合分析。

但对上述由再生结节至小肝细胞癌的演变过程，有时病理亦难以鉴别。

六、肝癌术后复发及鉴别诊断

1. 肝癌术后复发的病理机制　①肝内转移和播散。②多中心起源。③术中小的病灶未被发现，而后继续生长。

术后AFP浓度未下降到正常，或短期内又复上升；3个月之内又发现新病灶，或原来可疑病灶又增大，通常把它归为术后残存。如术后AFP降到正常，3个月后又复升高，同时找到新病灶通常归为复发灶。复发的时间从3个月至5年不等，也有10年以上的。

2. 鉴别诊断　复发灶以结节型、单个居多，与原发灶CT表现基本相同，但需与术后残腔和纤维瘢痕鉴别。①残腔：多呈水样密度，轮廓光滑，无强化。②纤维瘢痕：靠近手术部，平扫呈低密度，无张力和占位效应，边缘较清楚，无明显强化。

（鲁统德）

第六节　胆系结石、炎症

一、胆系结石

胆石症为胆道系统的最常见疾病，可发生在胆囊、肝内外胆管。

（一）概述

其形成原因尚不完全明确，主要有以下几方面：①胆道感染。②胆道蛔虫。③代谢障碍。④神经功能紊乱和胆汁滞留。

胆系结石的化学成分主要为胆色素、胆固醇、钙质及其他少量的无机盐类。按化学成分可分为：①胆固醇结石：以胆固醇为主，其含量占80%左右，并含少量钙、蛋白及胆色素。②胆色素结石：此类结石在我国较多，呈砂粒状或桑葚状，可有少量钙盐和有机物质为核心。③混合类结石：是由胆色素、胆固醇和钙盐分层混合而成。

（二）临床表现

与结石的位置、大小、胆道有无梗阻及并发症有关。多表现为右上腹不适及消化不良等症状；急性发作时，可有胆绞痛、呕吐、黄疸等；合并急性炎症时，出现高热等症状。

（三）CT表现

1. 常见表现　如下所述。

（1）胆囊结石：①胆固醇结石：表现为单发或多发低密度及等密度结石，平扫多难以诊断，常需口服造影检查。②胆色素结石：表现为单发或多发的高密度灶，大小、形态各异。泥沙样结石沉积在胆囊下部呈高密度，与上部胆汁形成液平面。③混合性结石：表现为结石边缘呈环状高密度，中心为低密度或等密度。

（2）肝外胆管结石：①胆管内圆形或环形致密影，近端胆管扩张。②结石位于胆管中心呈致密影，周围被低密度胆汁环绕，形成靶征；结石嵌顿于胆总管下端而紧靠一侧壁，则形成新月征或半月征。③胆总管扩张逐渐变细，且突然中断，未见结石和肿块，应考虑等密度结石可能。

（3）肝内胆管结石：可局限于一叶或左、右叶均有，单发或多发，大小不等、形态各异。以管状、不规则状常见，亦可在胆管内形成铸型，并可见远侧胆管扩张。以高密度结石常见。

但在诊断时应注意：①胆管结石排出后，胆总管因弹性减退或消失，不能恢复原状，可造成胆管梗阻的假象；肝内胆管周围受肝脏的保护，一般可恢复原状。②结石引起的梗阻常为不完全性或间歇性，其扩张可较轻或在临界范围内。

2. 结石成分的预测　胆结石CT值与胆固醇含量呈负相关，与钙盐含量呈正相关。国外有学者对胆囊结石的体外研究认为：以CT值140Hu（范围135～145Hu）作为结石化学类型的预测阈值，其准确率达84%，即CT值<140Hu为胆固醇结石，>140Hu为混合性结石和胆色素结石。还有学者行鹅去氧胆酸溶石试验，结果结石CT值<50Hu或60Hu组大部分溶解，而>50Hu或60Hu组无一例溶解。

3. CT分类　国外有学者根据结石的CT表现，一般将结石分为以下几类：①高密度结石：CT值>90Hu者。②稍高密度结石：CT值26～67Hu。③环状高密度结石。④等密度结石：与盐水或胆汁相似。⑤分层状结石。⑥低密度结石。低密度、等密度、稍高密度结石以胆固醇性结石为主，其他则以非胆固醇性结石为主。

4. 钙胆汁　胆汁中含有很高浓度的碳酸钙称为钙胆汁或石灰样胆汁。钙胆汁与胆结石有密切的关系。CT或X线表现为胆囊呈造影样高密度，在胆囊管区或胆囊内可见结石。有时可见胆汁分层。

二、急性胆囊炎

（一）概述

本病多由结石嵌顿于胆囊颈部、胆囊管或细菌感染所致。病理可分为4类。①急性单纯性胆囊炎：胆囊黏膜充血、水肿、炎性细胞浸润。②急性化脓性胆囊炎：炎症波及胆囊壁全层，胆囊壁水肿、增厚，浆膜面纤维素渗出，胆囊内充满脓液。③急性坏疽性胆囊炎：胆囊壁缺血坏死及出血，胆囊内充满脓液，并可穿孔。④气肿性胆囊炎：由产气杆菌（多为梭状芽孢杆菌、产气荚膜杆菌，其次为大肠杆菌等）感染所致，胆囊内及其周围可见气体产生；30%发生于糖尿病患者，50%不存在结石。

（二）临床表现

主要为急性右上腹痛，向肩胛区放射。多伴有高热、寒战、恶心、呕吐、轻度黄疸。既往有胆绞痛发作史。莫菲氏征阳性。

（三）CT表现

胆囊增大，为最常见的征象。胆囊壁弥散性增厚为胆囊炎的重要依据，但不具特异性。增强扫描胆囊壁明显强化，且持续时间长。胆囊周围可见一周低密度环即“晕圈”征，为胆囊周围水肿所致。该征是胆囊炎，特别是急性胆囊炎的特征性征象。出血、坏死性胆囊炎时，胆囊内胆汁CT值升高。胆囊内或周围脓肿形成时，可见气体征象。有时可见胆囊扩张积液征象。气肿性胆囊炎可见胆囊壁内有气泡或线状气体，胆囊腔、胆道内及胆囊周围也可有低密度气泡影。

此外，黄色肉芽肿性胆囊炎囊壁可高度不规则增厚，偶有钙化，容易穿孔并在肝内形成脓肿和肉芽肿，不易与胆囊癌鉴别。但是，黄色肉芽肿性胆囊炎增厚的囊壁内有大小不一、数目不等的圆形或类圆形低密度灶（主要由胆固醇、脂质及巨噬细胞构成），增强扫描无强化，是其特异性表现。

三、慢性胆囊炎

（一）概述

本病为常见的胆囊疾病，可因细菌感染、化学刺激、乏特壶腹的炎症和肥厚等引起胆汁淤滞，以及代谢异常等所致。病理上胆囊黏膜萎缩、破坏；胆囊壁纤维化增厚，并可钙化；胆囊浓缩及收缩功能受损；胆囊可萎缩变小，亦可积水增大。

（二）临床表现

主要为右上腹痛及反复发作性急性胆囊炎。其他有上腹不适、消化不良、饱胀等一般性症状。

（三）CT表现

胆囊壁增厚为主要表现之一，增厚多较规则。一般认为，胆囊扩张良好时，壁厚度≥3mm有诊断意义。胆囊壁钙化为特征性表现，如囊壁完全钙化称为“瓷胆囊”。胆囊可缩小或扩大，常合并胆囊结石。

四、急性化脓性胆管炎

（一）概述

本病因胆管梗阻及感染引起，多胆囊壁增厚、密度增高，周围无水肿见于胆管结石、胆道蛔虫，其次有胆管狭窄、肿瘤以及胰腺病变等。梗阻多位于胆总管下端。病理表现胆总管明显扩张，其内充满脓性胆汁，管壁炎性增厚，肝内可见多发脓肿。左肝管易使胆汁引流不畅、结石不易排出，而容易或加重感染，且感染可致肝实质萎缩。此外，所谓的复发性化脓性胆管炎是感染性胆管炎的反复发作，最终导致胆管狭窄、胆管梗阻和胆管结石。

（二）临床表现

起病急骤，右上腹剧痛、高热、寒战，多数有黄疸，甚至昏迷及死亡。复发性化脓性胆管炎患者可出现反复发作的腹痛、脓毒症和黄疸。

（三）CT表现

肝内外胆管均明显扩张，其内充满脓汁，CT值高于胆汁。肝内胆管扩张常呈不对称性或局限分布，以左叶为著，扩张的胆管呈聚集状，是因左肝管易使胆汁引流不畅、结石不易排出所致。同时，扩张的胆管常局限在一、二级分支，而周围胆管因炎性纤维增生丧失扩张能力，表现为“中央箭头征”。胆管壁弥散性增厚，其增厚可呈弥散偏心性，增强扫描多于急性发作期呈明显强化。胆管内有时可见积气表现，常伴有胆管内结石。肝内可有多发性小脓肿。由于反复炎性阻塞、破坏，可有肝体积缩小或局限性萎缩，以左肝多见。

复发性化脓性胆管炎的基础疾病是肝内外胆管不规则扩张、胆系结石、胆囊炎、胆汁性肝硬化，典型的影像学表现是肝内胆管多房性囊性扩张并周边渐进性强化为特征（MR平扫、增强和MRCP对本病的诊断具有重要意义）。

五、慢性胆管炎

本病常由急性胆管炎发展而来。

（一）概述

胆总管下端纤维瘢痕组织增生及狭窄，胆总管明显扩张，管壁增厚。

（二）临床表现

中上腹不适、腹胀。急性发作时与急性化脓性胆管炎相同，可有高热、寒战、黄疸三联征。

（三）CT 表现

（1）肝内、外胆管明显扩张，内有多发结石，是其常见和主要的 CT 表现：结石密度从等密度到高密度不等。结石的形态多种多样。肝内大的胆管扩张，而分支不扩张或扩张不明显。

（2）肝外胆管壁呈广泛性、不规则增厚，壁厚可达 2 ~ 3mm。

六、原发性硬化性胆管炎

本病又称狭窄性胆管炎，其病因不明，是一种罕见的慢性胆管阻塞性疾病。

（一）概述

以肝内、外胆管的慢性进行性炎症及纤维化，最终导致胆管的短段狭窄与扩张交替为特征的病变。80% 的病变累及包括胆囊在内的整个胆系，20% 仅局限于肝外胆道。受累的胆管壁增厚、管腔狭窄，外径变化不大，内径明显缩小或闭塞。后期可发生胆汁性肝硬化或门静脉高压，9% ~ 15% 合并胆管癌。

（二）临床表现

好发于 40 岁左右，男女之比约为 2 ∶ 1。以慢性进行性黄疸为主要表现，一般无上腹绞痛史。合并肝硬化、门脉高压等并发症可有相应表现。87% 伴发溃疡性结肠炎，13% 伴发 Crohn 病。

（三）CT 表现

其主要 CT 征象为跳跃性扩张、串珠征和剪枝征。①病变局限于肝外胆管者，呈典型的低位梗阻表现，狭窄处远端的胆总管仍可见。狭窄处胆管壁增厚，管腔狭小，密度增高；增强扫描管壁强化明显。可有或无胆囊壁增厚。如某段扩张的肝外胆管不与其他扩张的胆管相连称为“跳跃性扩张”，其形成基础是肝内胆管狭窄合并远段胆管扩张。②病变广泛者呈不连续的散在分布的串珠状或不规则状，反映了其多发性狭窄。段性分布的肝内胆管扩张也是其表现之一。在 1 个层面上见到 3 处以上狭窄与扩张交替出现，称为“串珠征”。但此征也可见于恶性病变。③剪枝征：即某 1 层面上见到长度≥4cm 的肝内胆管或左右肝管，而无次级分支称为“剪枝征”。本病 25% 的可见此征，但 13% ~ 15% 的恶性病变也可见此征。④晚期可见肝硬化、门脉高压表现，还可见大量的肝内胆管钙化影。

通常本病引起的肝内胆管扩张程度较轻，有明显扩张者要想到肿瘤性病变。

（四）鉴别诊断

应注意结合病史与结石、胆系感染和手术等原因所致的继发性硬化性胆管炎相鉴别。

七、胆道出血

胆道出血是肝胆疾病的严重并发症。

（一）病因

其病因很多，主要有肝内感染、肝内胆管结石、手术时的探查和肝损伤等。

（二）临床表现

临床有不明原因的消化道出血。DSA 有助于进一步确诊，并指导介入治疗。

（三）CT 表现

血液通过开放的胆总管进入胆囊，当出血量占胆囊容量的 70% 和出现血凝块时，表现为胆囊不均匀性密度增高。出血量更大时，胆囊内密度均匀性增加，CT 值高达 50 ~ 60Hu。胆系出血常合并胆道梗阻，引起扩张、积血，表现为胆管扩张，其内见管状或圆形高密度灶。

本病需注意与钙胆汁（其密度高于出血 15 ~ 20Hu）、胆管结石相鉴别。结合临床对本病的诊断和鉴别有重要作用。

（张利华）

第八章

泌尿系统疾病的 CT 诊断

第一节　泌尿系统良性病变

一、泌尿系结石

泌尿系统结石（urinary lithiasis）是泌尿系统的常见病之一，为几种不同成分组成的凝聚物，以不同的形状留存于尿路中。成因复杂，包括环境因素、遗传因素、疾病、饮食习惯、药物和全身代谢因素等。发病以青壮年为主，20～50 岁发病率约占 90%，男性多于女性，上尿路结石男女之比约为 3 ：1，下尿路者约为 6 ：1。双侧发病占 10%～20%。结石成分复杂，一般以草酸钙、磷灰石结石为主，X 线检查大部分为阳性结石。

（一）诊断要点

1. 症状和体征　如下所述。

（1）疼痛：呈钝痛或绞痛，并可向会阴部放射。

（2）血尿：为镜下或肉眼血尿。

（3）尿路刺激症状：尿频、尿急、排尿中断。

（4）结石继发感染或梗阻性积水：出现发热、肾区痛、血常规升高等。

2. X 线检查　腹部 KUB 平片和尿路造影基本可明确结石的多少、大小、形态、分布，尿路造影可明确梗阻部位、程度及肾功能情况。

3. B 型超声　超声诊断与 KUB 功能相仿，因其操作简单、无辐射、价廉成为首选检查方法。

（二）CT 表现

1. 尿路结石　CT 对尿路中阳性、阴性结石均可显示，对结石的大小、数目、形态及位置的确定更为精确，并能很好地发现并发症，如畸形、憩室及肿瘤等。等密度结石与肿瘤难以区分时可增强扫描，增强结石无强化。

2. 肾结石　如下所述。

（1）阳性结石表现为肾实质、肾盂及肾盏内边缘清晰锐利的结节状、不规则形高密度灶，部分可致其远端集合管扩张积水（图 8－1，图 8－2）。

（2）阴性结石 CT 值也多高于肾实质，常在 100Hu 以上，无增强效应，螺旋 CT 扫描可发现近 3mm 大小的结石。

3. 输尿管结石　如下所述。

（1）常单发，多发少见。

（2）直接征象为管腔内高密度影，与输尿管走行一致，CT 值 200～800Hu，其上方输尿管有不同程度扩张（图 8－3）。

（3）输尿管结石刺激输尿管壁造成管壁水肿，形成高密度影周围圆弧形的软组织低密度影，即 CT

图像上的“软组织边缘征”，则是输尿管结石急性发作期的特异表现，出现率为77%，于72h内检查更为多见。

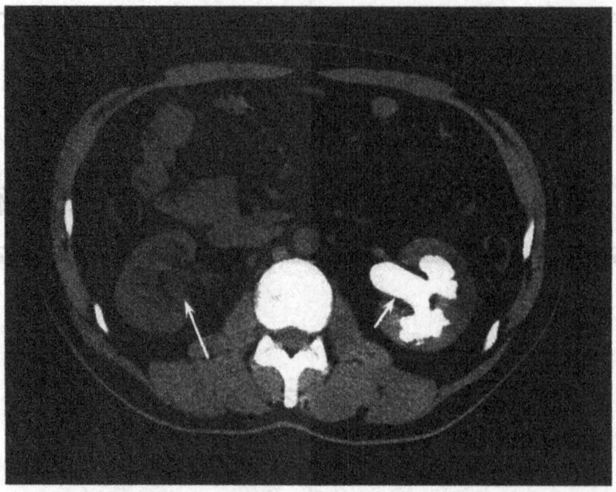

图8-1　肾结石

CT平扫见左肾盂肾盏内高密度铸形结石（↑），右肾盂肾盏轻度扩张（长↑）

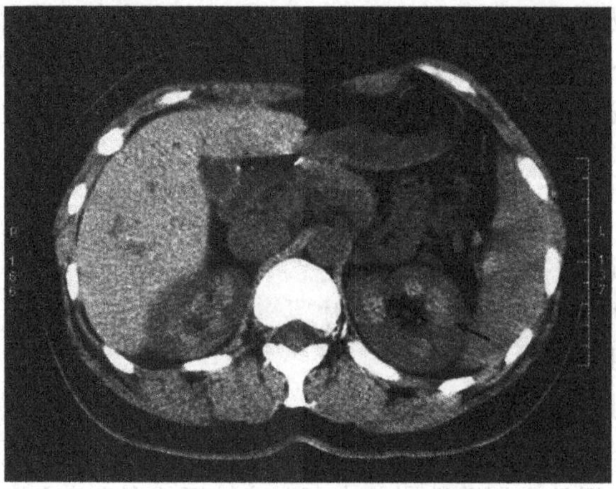

图8-2　肾结石

CT平扫见两肾实质内多发小结节状高密度结石，边缘清晰规整（↑）

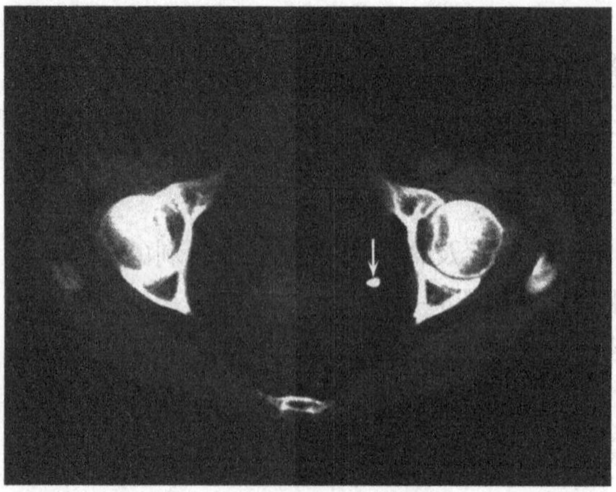

图8-3　输尿管结石

CT平扫左输尿管下段走行区见小类圆形高密度结石，CT值150Hu，边缘清晰、锐利（↑）

（4）MPR 较清晰地显示输尿管内较小的结石影。

（5）MIP 利用最大密度重组，图像对比度好，排泄期输尿管内如果有对比剂充盈时，对梗阻部位、梗阻程度敏感性和准确性高，可以较好地显示扩张的输尿管。

（6）VR 能清晰显示整个泌尿系统全貌，并可任意旋转图像，从不同角度观察输尿管的走行，使结石的定位诊断更加精细（图 8－4）。

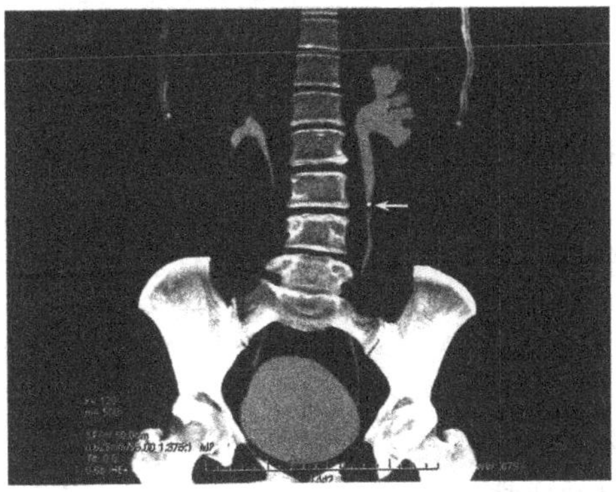

A

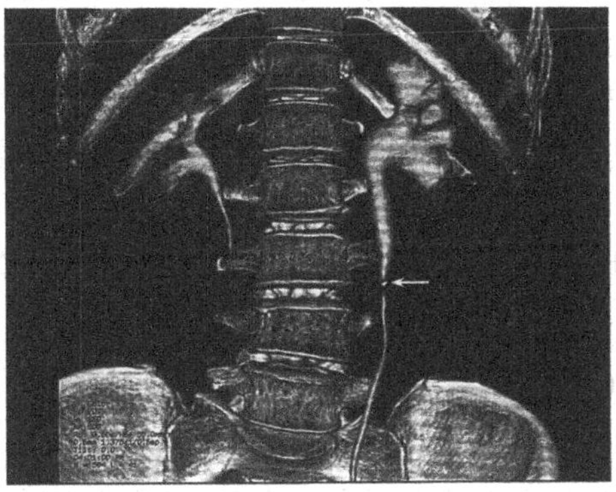

B

图 8－4　输尿管结石

A. 为排泄期 MIP 像，B. 为 VR 像：左输尿管中段结石（↑）伴上段输尿管扩张、肾积水

4. 膀胱结石　如下所述。

（1）膀胱内见圆形、卵圆形、不规则形高密度灶。

（2）单发多见，亦可多发，大小不一，活动性强（图 8－5）。

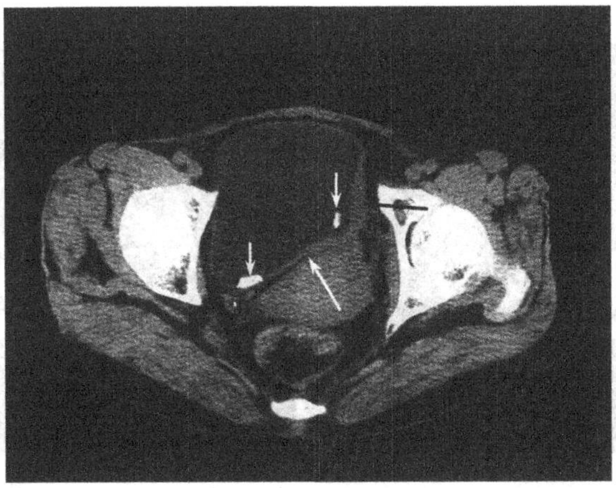

图 8－5　膀胱结石

CT 平扫见膀胱内两枚高密度结石，边缘清晰、锐利（↑），另见膀胱左后壁明显增厚（长↑）

（3）由于化学成分不一而密度不均，可出现同心圆征象，大部分边缘清晰，部分边缘不整。

5. 尿道结石　少见，占尿路结石 10% 以下，男性为主。表现为尿道内圆形、卵圆形高密度灶，体积较小，直径数毫米，边缘光滑。结石易嵌顿于尿道膜部和阴茎尿道部或尿道狭窄处。

二、肾血管平滑肌脂肪瘤

肾血管平滑肌脂肪瘤（angiomyolipoma of kidney）又称错构瘤，为良性肿瘤。发病率约 1/10 000，多在 40 岁以后发病，女性居多，男女之比约为 1 ∶ 4。男性患者可伴有结节性硬化，表现为智力发育差、癫痫和皮脂腺瘤，占全部病例的 10% ～20%，此系家族遗传性疾病。病理上由血管、平滑肌和脂肪组成，各成分比例差别较大，多以脂肪组织为主，呈膨胀性生长，不具侵蚀性，镜下与周围组织分界清楚。

（一）诊断要点

（1）多数无症状，当肿瘤较大时可引起腰部酸痛、腹部不适。

（2）肿瘤内出血或肿瘤破裂出血会产生突发腹痛，肾区叩击痛，甚至伴发休克。

（3）少数患者有高血压表现。

（4）B 型超声：肿瘤回声不均匀，可见脂肪组织形成的强回声光团。

（5）排泄性尿路造影：当肿瘤较大和靠近肾盂肾盏生长时，可见肾盂肾盏受压、变形、移位，但边缘清晰。

（6）MRI 检查：在 T_1WI 上病灶呈均匀或不均匀高信号，在 T_2WI 上信号略有下降，伴出血时则信号明显提高。

（二）CT 表现

（1）多数为单侧肾脏单发病灶，合并结节性硬化者为双侧多发（图 8－6）。

（2）病灶呈圆形或类圆形，轮廓大多较规则，边界较清楚。

（3）密度不均匀，其内可见脂肪性的低密度（CT 值常为－90～－50Hu），其间为条状或网状的软组织密度。

（4）病灶多较小，只有少数直径超过 5cm。小肿瘤应采用薄层扫描以避免容积效应的影响，尽可能显示具有特征性的低密度脂肪，有助于同小肾癌或其他占位性病变的鉴别。

（5）增强扫描：病灶不均匀中等度强化，脂肪区不强化。

（6）非典型病例的肿瘤呈较均匀的等或高密度原因是因肿瘤主要由血管、平滑肌组成，脂肪含量少，或由于肿瘤内出血。

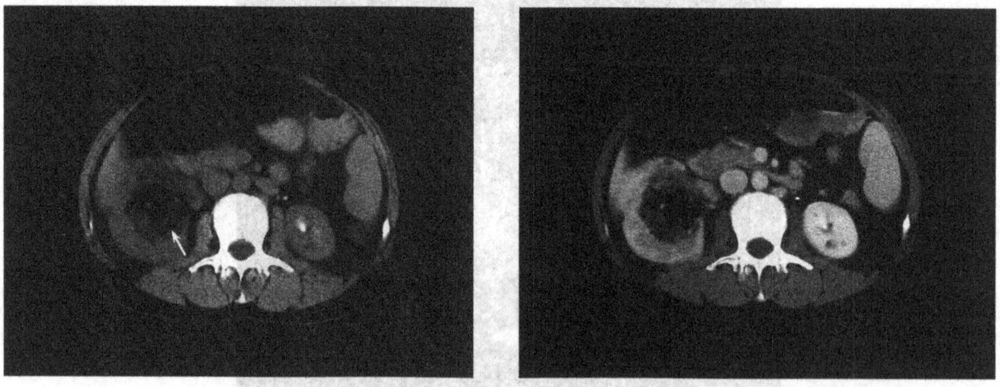

A　　　　B

图 8－6　血管平滑肌脂肪瘤

A. CT 平扫见右肾内有一类圆形病灶，呈低、等密度混杂，最低 CT 值达－78Hu（↑）；

B. 增强扫描实质部有强化，低密度脂肪不强化

三、肾腺瘤

肾腺瘤（renal adenoma）是一种少见的肾脏良性肿瘤，起源于近端肾小管上皮，多位于靠近包膜的皮质部。分为乳头状腺瘤、嗜酸细胞腺瘤和后肾腺瘤。乳头状腺瘤在＜40 岁成人中发病率约为 10%，＞70 岁时发病率约为 40%。嗜酸细胞腺瘤约占肾小管上皮肿瘤的 5%，好发年龄在 70 岁前后。后肾腺瘤罕见，常见于 50～60 岁，男女之比约为 1 ∶ 2。

（一）诊断要点

（1）肿瘤生长缓慢，常无临床症状。

（2）偶有腰部胀痛，肿块较大时可触及腹部包块。

（3）侵及肾盂时可出现镜下血尿及肉眼血尿。

（4）MRI检查

1）乳头状腺瘤在 T_1WI 上呈等或稍低信号，在 T_2WI 上呈稍高信号。增强扫描实质期轻度均匀强化。

2）嗜酸细胞腺瘤在 T_1WI 上呈低信号，在 T_2WI 上呈低信号或高信号，增强明显强化。

3）后肾腺瘤 T_1WI 为低信号，T_2WI 为低或稍高信号。

（二）CT表现

1. 乳头状腺瘤　如下所述。

（1）肾脏包膜下单发或多发结节状病灶，直径多 <1.0cm，可突向肾皮质外，边缘清晰、规整。

（2）CT平扫为等或高密度软组织块影，偶见点状钙化，病灶中央为低密度带有网格状囊状变化。

（3）增强呈轻度至中度强化，无明显出血与坏死征象。

2. 嗜酸细胞腺瘤　如下所述。

（1）肾脏实性肿块，直径多在2~10cm，边缘清晰，大部分中央有低密度瘢痕（约占80%）。

（2）CT平扫多表现为等密度或稍低密度，增强呈中等度至明显强化。

（3）较大肿瘤呈车辐状强化，并可呈中央瘢痕，增强延迟扫描强化区向瘢痕内推进。

（4）增强后车辐状强化及中央瘢痕，均非嗜酸细胞腺瘤的特异性征象，均需与肾细胞癌鉴别。肾细胞癌大部分表现为速升速降的强化曲线。

3. 后肾腺瘤　如下所述。

（1）肾实质内较大类圆形肿块，直径多在3~6cm，平扫呈等或稍高密度，中央见密度稍低。

（2）增强肾皮质期肿瘤轻微强化，肾实质期和肾盂期肿瘤实质进一步强化，但仍低于肾实质强化，中央为均匀未强化的低密度区。

（3）肿瘤可有包膜或无包膜，部分轮廓不规整，部分呈分叶状，与周围组织分界清楚，偶见钙化或沙砾体形成。

四、肾纤维瘤

肾纤维瘤（renal fibroma）是一种少见的肾脏良性肿瘤，好发于肾脏髓质，亦可发生于肾包膜。多见于女性，单侧为主。肾纤维瘤具有完整的包膜，体积较小（直径一般为2~10mm）。镜下主要为梭形细胞，以纤维及致密纤维基质分隔，肿瘤内明显纤维化并伴不同程度的硬化，可有钙化和骨化成分。

（一）诊断要点

（1）大多数病变很少引起临床症状。

（2）少数肿瘤因近期突然增大而出现肾区痛、尿频、尿急、尿痛或无痛性肉眼血尿，肾区叩击痛阳性。

（3）MRI检查：T_1WI 及 T_2WI 均呈均匀低信号，轮廓光整。

（二）CT表现

（1）肾脏内结节状病灶，体积较小，局部可突出于肾轮廓之外，轮廓规整，边缘清晰（图8-7A）。

（2）平扫为等或高密度，密度均匀。

（3）病灶内可出现钙化或骨化。

（4）增强扫描皮质期轻度强化，实质期中度至明显强化，强化幅度低于肾实质强化幅度。囊变坏死少见（图8-7B）。

（5）鉴别诊断：需与肾癌鉴别，后者平扫为等或低密度，增强扫描皮质期强化明显，实质期强化幅度有所降低，较大肿瘤内囊变和坏死明显。与肾乳头状腺瘤鉴别较困难。

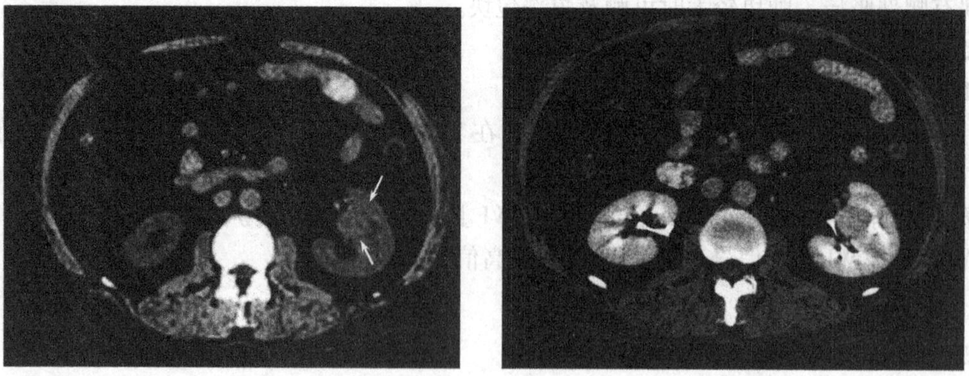

图 8-7 肾纤维瘤

A. CT 平扫见左肾近肾门区小类圆形等密度灶且突向肾盂内，边缘尚清晰规整，直径 10mm（↑）；B. 增强扫描见病变位于髓质内，中度均匀强化，边缘清晰，压迫邻近肾盏

（周晨曦）

第二节 泌尿系统恶性肿瘤

一、肾癌

肾癌又名肾细胞癌（renal cell carcinoma），是成人最常见的肾实质恶性肿瘤，占其 85%，多发生于 40 岁以上，男女之比为（2 ∶ 1）～（3 ∶ 1）。吸烟、镉污染则发病率高。肿瘤来自于肾小管上皮细胞，大多数血供丰富，无组织学上的包膜，但有周围受压的肾实质和纤维组织形成的假包膜。肿瘤内可发生出血、坏死、纤维化、钙化等。以 3cm 为界，人为将其分为 <3cm 的小肾癌和 >3cm 的肾癌。转移途径有直接蔓延、血行和淋巴转移。30% 的肾癌有肾静脉瘤栓，其中 25% 累及腔静脉。常见转移部位有肺、纵隔、骨、肝等。

（一）诊断要点

1. 症状和体征　如下所述。

（1）血尿：是肾癌的主要症状，发生率为 60%，常为无痛性全程肉眼血尿。

（2）腹部疼痛：占 35%～40%。

（3）腹部肿块：腹部可扪及软组织肿块。血尿、腹痛及腹部肿块同时出现即为本病典型的三联症，但不足 10%。

（4）全身症状：体重减轻、贫血、发热、内分泌症状（高钙血症、红细胞增多症、溢乳、高血压）和肝功能异常等。

2. 排泄性或逆行性尿路造影　可见肾小盏破坏、受压、不规则变形、变长、扭曲等，甚至使肾盏、肾盂分离、受压、变形，呈“蜘蛛足”征。

3. DSA 检查　如下所述。

（1）动脉期：①为肾动脉主干增宽，瘤周动脉分支被分离、推移或拉直；②有时瘤周动脉包绕瘤体形成“手握球征”，肿瘤内血管密集成团，形成血池或血湖；③出现动静瘘时可见静脉早期显影。

（2）实质期：主要表现为瘤内不均匀和不规则密度升高，称“肿瘤染色”。

（3）静脉期：显示肾静脉或下腔静脉内瘤栓。

4. B 型超声　多呈圆形或椭圆形低回声或不均匀回声区。

5. MRI 检查　总体检查效果与 CT 相仿，肿瘤在 T_1WI 上呈低信号，T_2WI 呈高信号，MRI 易于显示肿块周围的“假包膜征”和其内的出血、坏死及囊变区，在显示肾癌侵袭性方面优于 CT。

（二）CT表现

1. 平扫　多呈圆形、类圆形或不规则形低密度、等密度及少数稍高密度肿块，大小不一，较大肿瘤可使肾盂及肾盏受压、变形（图8-8）。

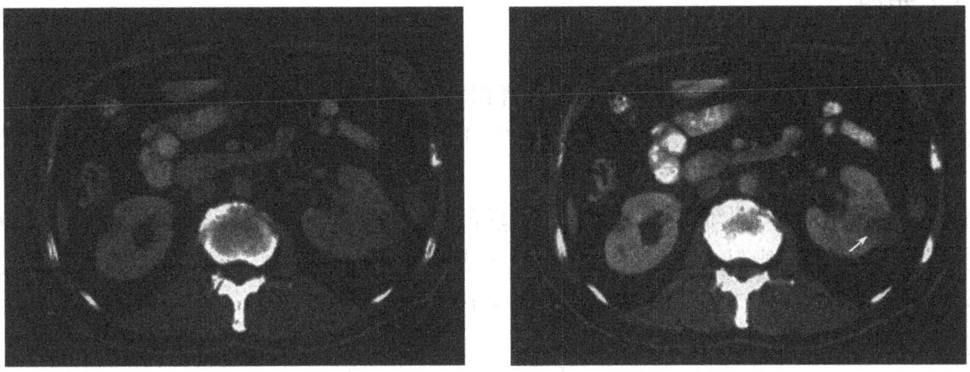

A　　B

图8-8　肾癌

A. CT平扫见左肾实质内不规则低密度区，边缘不清，侵犯脂肪囊及肾筋膜；B. 增强扫描病灶明显强化（↑），但密度仍低于正常肾实质

2. 常为单侧单灶　密度可均匀，瘤体亦常因出血、坏死和钙化而致密度不均匀，5%～10%病例的钙化多表现为外周不全环状或弧线状钙化。

3. 小肿瘤大多有假包膜形成　所以轮廓规则，边缘清楚；较大的肾癌多数呈浸润性生长，轮廓不规则，边缘模糊，与周围正常肾实质不易分开，常形成局部膨出或肾轮廓改变。

4. 增强扫描　增强扫描应是肾癌CT检查必不可少的环节，肾癌多为富血供肿瘤，强化明显，但仍低于周围正常肾实质，出血、坏死区不强化；部分乏血供肿瘤，瘤体较大，动脉期强化不明显，肿瘤内隐约可见条索状或斑片状强化，肾实质期和肾盂期扫描呈低密度改变；部分小肾癌可表现为均匀强化；极少数多房囊性肿瘤增强扫描可见囊壁及肿瘤内分隔强化。

5. 转移征象　肿瘤向周围直接蔓延侵犯邻近结构；经淋巴转移使肾门及腹膜后淋巴结肿大；经血行转移可形成肾静脉和下腔静脉瘤栓。

6. 鉴别诊断　如下所述。

（1）肾高密度囊肿：单纯性囊肿可因囊液内含较多蛋白质成分或出血而呈高密度，轮廓可不规则，但与肾癌明显不同的是其边界较清楚，增强扫描不强化。

（2）肾血管平滑肌脂肪瘤：脂肪含量少的瘤体常需行薄层扫描，尽可能发现脂肪成分而与小肾癌相鉴别。

二、肾盂癌

肾盂癌（renal pelvic carcinoma）的发病率远低于肾癌和膀胱癌，约占肾脏恶性肿瘤的8%，好发年龄在40岁以上，男女之比约为3：1。单发或多发，双侧同时发病占2%～4%。肾盂癌中最常见的是移行细胞癌，占90%，其次是鳞癌，腺癌甚少见。肿瘤呈乳头状、菜花状或广基浸润生长。

（一）诊断要点

1. 血尿　是肾盂癌的主要临床症状，表现为间歇性无痛性肉眼血尿。

2. 腰痛　大约25%的患者有腰痛。

3. 肿块　体积大的肿瘤或有肾积水时，还可触及肿块。

4. 排泄性尿路造影　可发现肾盂积水、充盈缺损及肾功能异常。

5. 尿液细胞学检查　低分化癌阳性率可达60%，分化良好的肿瘤假阴性率较高。细胞学检查对诊断不明的输尿管梗阻有重要意义。

6. MRI 检查　主要表现为在 T_1WI 上于肾盂肾盏内可见低信号肿块，T_2WI 呈稍高信号。增强扫描呈轻度至中度强化，广基浸润型易侵犯肾实质，很少引起肾轮廓改变。

（二）CT 表现

（1）CT 平扫：病灶呈圆形、分叶状或不规则形。病灶较小时呈位于肾窦内的小圆形或分叶状块影，较大的病灶多呈不规则形，可引起肾盂肾盏变形和肾积水，并可累及肾实质（图 8－9A，图 8－10A）。

（2）肿块密度：一般高于尿液，低于正常肾实质，较大的肿瘤内可见低密度坏死区或高密度钙化灶。

（3）增强扫描：肾盂癌为少血供，所以一般呈轻度至中度强化，与正常强化的肾实质对比鲜明，肿块显示更清楚。较大的肿瘤呈不均匀强化，小肿块表现为肾盂肾盏内充盈缺损，延迟扫描有时更能明确肿块的形态和范围（图 8－9B，图 8－10B，图 8－10C）。

（4）边界不清：周围肾窦内脂肪受压、模糊，甚至消失，进一步发展则侵犯肾实质，表现为肾实质内不规则低密度，边界不清（图 8－10）。

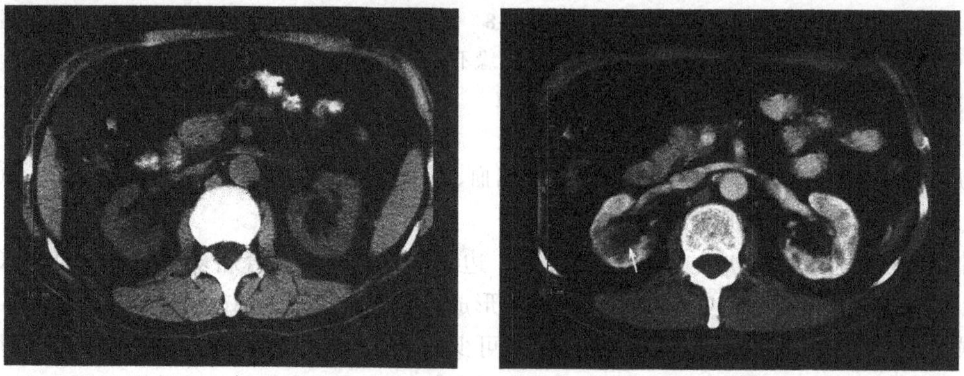

A　　B

图 8－9　肾盂癌

A. CT 平扫见右肾盂内三角形稍低密度肿块，尖端指向肾门，基底与肾实质分界不清；

B. 增强扫描病灶轻度强化（↑）

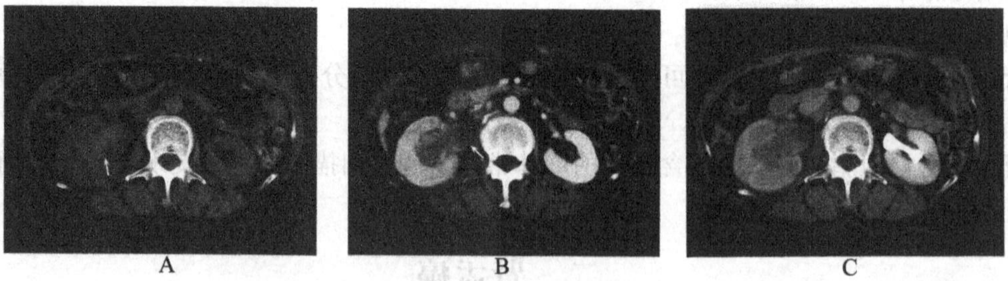

A　　B　　C

图 8－10　肾盂癌

A. CT 平扫见一椭圆形稍高密度肿块充填于右肾盂内（↑）；

B. 增强扫描肾实质期右肾强化程度较左肾低，肿块轻度强化，肾窦内脂肪消失，肿瘤向下侵犯输尿管（↑）；

C. 肾盂期示左肾盂显示清晰，右肾盂未见显示

（5）肾门及腹膜后淋巴结可肿大。

（6）MSCTU：肾实质期 MPR 像可更加清晰地显示肿块部位及范围，排泄期 VR 与 MIP 像显示为肾盂内的局部充盈缺损，并间接判断患侧肾功能状况。

（7）鉴别诊断：侵犯肾实质的肾盂癌应注意与侵犯肾盂的肾癌鉴别。肾癌常引起肾轮廓异常，局

部膨隆，肿瘤呈偏心性生长，内有低密度坏死区。另外，肾癌血供丰富，CT 增强扫描强化明显。而肾盂癌时肾轮廓多保持正常，肿瘤向心性生长，强化不如肾癌明显，较少引起肾静脉或下腔静脉瘤栓。

三、肾母细胞瘤

肾母细胞瘤（nephroblastoma）又称肾胚胎瘤或 Wilms 瘤。系恶性胚胎性混合瘤，占儿童期肿瘤的 10%，居腹膜后肿瘤的首位，约占小儿泌尿系统恶性肿瘤的 90%。5 岁以下儿童多见，发病高峰为 1～3 岁。预后与肿瘤细胞的倍体、染色体有无缺失有关。

（一）诊断要点

1. 临床症状　一般不典型，早期可无症状，中晚期可有低热、贫血、体重减轻等症状。

2. 血尿　常为无痛性血尿，大量血尿只在肾盂肾盏受累时才出现。

3. 季肋部无痛性包块　肿块巨大可越过中线，并发生相应的压迫症状。

4. 先天性疾病诱因　虹膜缺如、偏侧肥大、“Beckwith－Wiedemann 综合征”的患儿易患本病。

5. B 型超声　为首选检查方法。肿物多呈中等或稍高回声，坏死囊变呈低回声，钙化为强回声。

6. 排泄性尿路造影　根据肾盂肾盏位置、形态等征象确定其肾内肿块。主要表现为肾轮廓失去正常形态，肾盏伸长、变形、分离和旋转形成“爪形征”，残余肾受压移位，部分肾盂肾盏受压呈轻、中度扩张积水。

7. MRI 检查　信号混杂，肿瘤 T_1、T_2 延长，多轴位重组能清楚判断肿瘤起源、形态大小及与邻近组织结构的关系。因费用较高，检查时间较长，小儿不易配合，临床应用较少。

8. 组织活检　为主要诊断手段。采用穿刺活检或开放活检有利于细胞学诊断和分子生物学检测。

（二）CT 表现

1. CT 平扫　为实性或囊实性肿块，体积较大，边缘常光整清楚，密度略低于正常肾实质（图 8－11A，图 8－11B）。瘤体内可发生出血、坏死、囊变，少数可有细小斑点状钙化或弧形钙化（3%～15%）。

2. 增强扫描　肿瘤轻度强化，正常残余肾高密度强化呈新月形称“边缘征”，为本病典型 CT 表现（图 8－11C，图 8－11D）。

3. 肿块巨大　可超越中线或达盆腔。肿块包膜不光整或肾周脂肪层模糊、狭窄常提示肿瘤外侵。腔静脉增粗或充盈缺损表示有瘤栓存在，肾及主动脉旁淋巴结肿大。

4. 瘤体破裂　扩散可发生腹膜后及腹腔种植。

5. 鉴别诊断　如下所述。

（1）神经母细胞瘤：常位于肾上腺，对肾脏以压迫推移为主，肿块外形不规则，钙化多见（70%～80%），呈浸润性生长，可越过中线，包绕推移邻近大血管。

（2）肾细胞癌：儿童少见，多发生于成年人，肿块一般较小，常有血尿。

（3）肾母细胞增生症：2 岁以下儿童多见，常为双侧性，呈低密度均匀性病变，增强扫描不强化。

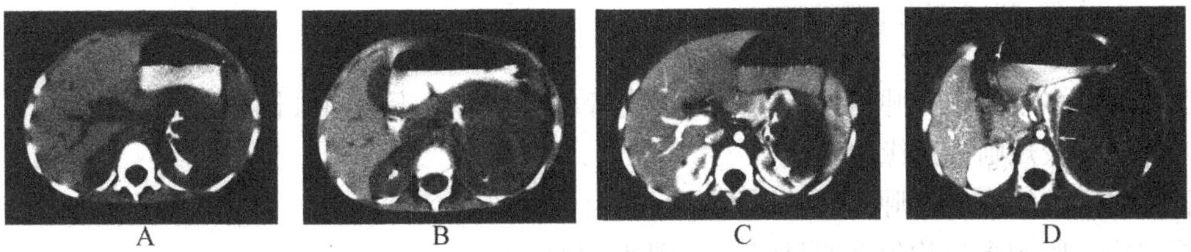

图 8－11　肾母细胞瘤

A. B. 患儿，1 岁半。排泄性尿路造影后 CT 扫描见左肾区一巨大肿块，密度不均，肾盂肾盏受压、伸长、移位；

C. D. 增强扫描见左肾肿块呈不均匀强化，低密度坏死区未见强化，内侧呈新月形高密度影为正常肾组织称“边缘征”（↑）

四、膀胱癌

膀胱癌（urinary bladder carcinoma）是泌尿系统常见的肿瘤，但恶性程度不高。多见于40岁以上，50~70岁发病率最高，男女之比为（3∶1）~（4∶1）。肿瘤主要发生于移行上皮，鳞癌及腺癌少见。生长方式：一种是向腔内呈乳头状生长，另一种是向上皮内浸润性生长。转移方式：淋巴转移最常见，首先累及闭孔淋巴结；其次是直接扩散：肿瘤晚期会发生肝、肺及骨骼等的血行转移。

（一）诊断要点

1. 症状和体征　如下所述。

（1）血尿：是大多数患者的首发症状，多为间歇性、无痛性肉眼血尿，血尿量可较大，少数为镜下血尿。

（2）贫血：与肿瘤的严重性成正比，但极少数情况下一个小的乳头状癌可导致严重贫血。

（3）尿路刺激征：尿频和尿急是由于肿瘤占据膀胱腔使其容积减小，以及膀胱三角区受刺激所致。

（4）梗阻症状：膀胱颈或带蒂的肿瘤可出现排尿困难或尿潴留。

2. 排泄性或逆行性尿路造影　表现为膀胱腔内的充盈缺损，但无法显示壁内浸润和腔外生长情况。

3. 膀胱镜检查　直观显示腔内肿瘤情况，并可同时行活检作定性诊断。

4. MRI检查　非首选检查，但为最理想的影像学方法，除显示肿瘤本身外还可帮助肿瘤分期。肿瘤在T_1WI上为中等信号，T_2WI呈稍高信号。

（二）CT表现

1. 膀胱腔内肿块　如下所述。

（1）乳头状癌向腔内生长，在尿液衬托下呈结节状或较大的软组织肿块（图8-12）。

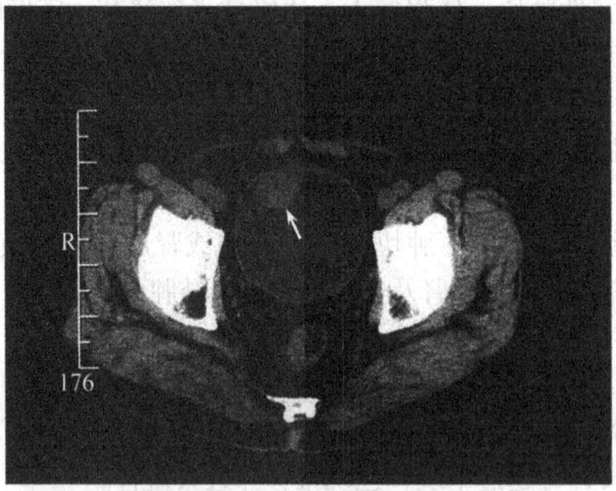

图8-12　膀胱癌

CT平扫见一突向膀胱腔内的结节状肿块（↑），基底附着于膀胱前壁，附着处的膀胱壁不规则增厚

（2）病灶密度多较均匀，肿瘤内有坏死和钙化者可显示密度不均匀（图8-13A）。

（3）轮廓大多较规则，边缘清楚。

2. 膀胱壁局限性增厚　是肿瘤向膀胱壁浸润性生长所致。

3. 增强扫描　肿瘤多呈均匀性明显强化（图8-13B）。

4. 转移征象　如下所述。

（1）首先是膀胱周围低密度的脂肪层内出现软组织密度影。

（2）进一步发展则累及前列腺和精囊，使膀胱三角区变小、闭塞。

（3）中晚期病例，盆腔淋巴结转移较多见。

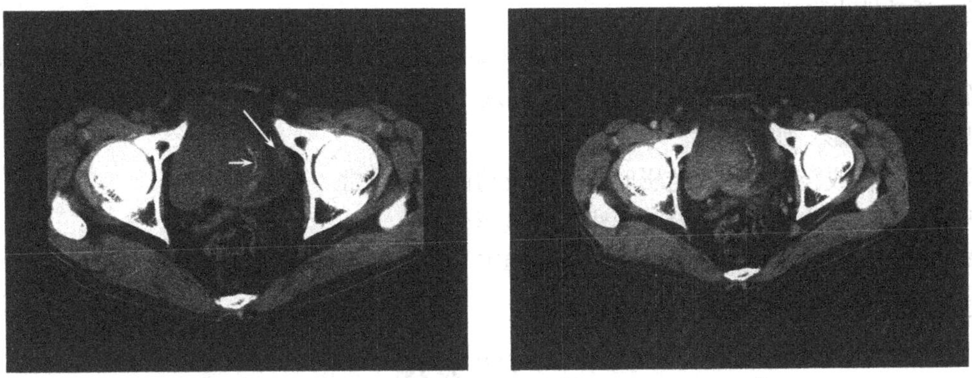

A　　　　　　B

图 8－13　膀胱癌

A. CT 平扫见一自膀胱右后壁突向腔内的巨大肿块，其左侧缘有一线样高密度钙化灶（↑），膀胱左侧壁可见另一个附壁结节（长↑）；

B. 增强扫描肿瘤呈较明显强化

5. CT 应用于膀胱癌诊断的主要目的在于帮助肿瘤分期　它不仅能观察肿瘤累及膀胱本身的范围和程度，还能显示病变对邻近脏器的侵犯以及是否存在淋巴结和远处转移。

6. 鉴别诊断　如下所述。

（1）膀胱血块：CT 平扫膀胱血块可呈软组织密度块，但增强扫描不强化，常位于坠积部位，尤其是改变体位时其位置也随之改变。

（2）前列腺癌：晚期前列腺癌可侵犯膀胱，形似膀胱占位，但前者主体位于前列腺，后者位于膀胱。

（尹　培）

第三节　肾脏外伤

肾损伤（renal trauma）常是严重多发性损伤的一部分。开放性损伤多见于枪击伤、刀刺伤等：闭合性损伤多见于车祸、高处坠落等。后者可分为以下病理类型。①肾挫伤：局限于部分肾实质，形成肾瘀斑和/或包膜下血肿，肾包膜及肾盂黏膜完整。②肾部分裂伤：肾实质部分裂伤伴肾包膜破裂，可致肾周血肿。③肾全层裂伤：肾实质深度裂伤，累及肾包膜，内达肾盂肾盏黏膜，此时常引起广泛的肾周血肿、血尿和尿外渗。④肾蒂伤：主要为肾血管主干及分支损伤、断裂及血栓形成，造成肾功能全部或部分丧失。

一、诊断要点

1. 症状和体征　如下所述。

（1）休克：严重损伤、肾蒂伤或合并其他脏器损伤时，因损伤和出血常发生休克。

（2）血尿：大多数患者出现血尿。肾挫伤时可出现少量血尿，严重裂伤呈大量肉眼血尿，并有血块阻塞尿路。继发感染时血尿可持续很长时间。

（3）疼痛：肾包膜下血肿，肾周软组织损伤、出血或尿外渗引起患侧腰腹部疼痛。血块通过输尿管时发生肾绞痛。

（4）腰腹部肿块：血液、尿液外渗在肾周局部包裹形成肿块，有时腹部可触及包块。

（5）发热：由于血肿、尿外渗容易继发感染，甚至导致肾周脓肿或化脓性腹膜炎，伴全身中毒症状。

（6）当血液、尿液渗入腹膜腔时常出现腹膜刺激症状、肌强直等。

2. 实验室检查　尿中含大量红细胞。继发感染时出现血白细胞增高。血红蛋白及血细胞比容持续性降低时提示活动性出血。

3. X线平片　患肾影增大，患侧腰大肌模糊并突向健侧，同时可有横结肠胀气。当血流进入腹膜后腔引起局部反射性胃肠积气、麻痹性肠梗阻等表现。

4. 排泄性尿路造影　如下所述。

（1）局部肾挫伤或轻度裂伤，造影时肾形态及功能基本正常。

（2）严重挫伤肾功能受损时，肾显影浅淡或显影延迟。

（3）肾深度裂伤时，对比剂可以分别进入包膜下、肾筋膜囊或肾周组织呈蜂窝状显影。

（4）肾蒂伤时，肾脏多不显影，肾边缘致密。

二、CT表现

（一）肾挫伤

1. CT平扫　患肾体积增大，密度不均匀，其内可见少许斑片状高密度出血灶（图8－14）。

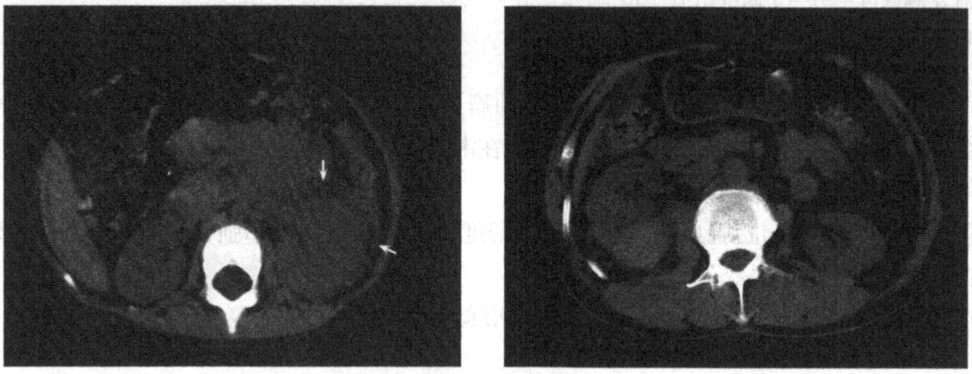

A　　B

图8－14　肾挫伤

A. 车祸伤，CT平扫见左肾体积增大，密度欠均匀，其内见斑片状高密度出血灶，肾周筋膜明显增厚（↑）；

B. 同一患者，右肾内高密度血肿，局部突入脂肪囊

2. 增强扫描　病灶为边缘模糊的略低密度区，当肾损伤出现灌注紊乱时，延迟扫描低密度病变中央可出现点状对比剂聚集。

（二）肾撕裂伤

（1）撕裂的间隙为出血充填，新鲜出血为条状高密度影，亚急性和陈旧性血肿为等密度及低密度改变；增强扫描为条形或楔形低密度影（图8－15）。撕裂间隙有对比剂外溢提示活动性出血。

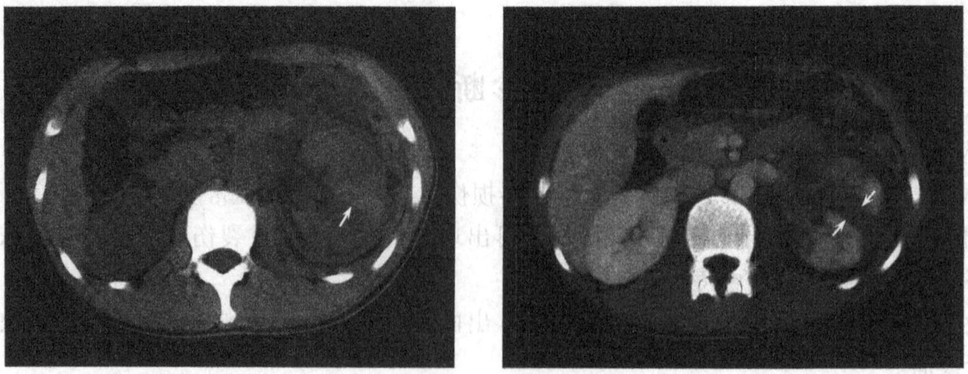

A　　B

图8－15　肾撕裂伤

A. 车祸伤，CT平扫见左肾体积增大，轮廓不清晰，其内见条状贯穿肾脏的高密度出血带（↑）；

B. 增强扫描示左肾撕裂（↑），原高密度带未见强化，另见肾门周围多发挫伤

（2）当肾撕裂伤累及集合系统致尿液外渗时，撕裂间隙内为低密度尿液充填。增强扫描早期无强化，延迟扫描对比剂外溢充填。

（3）尿液外渗时，沿肾周间隙形成含尿囊肿，囊肿较大时可致肾脏移位，增强延迟扫描可见囊肿内有对比剂充填。

（4）肾碎裂时可见肾多处撕裂或呈碎片状并与肾分离。当有血运时，增强碎片有强化；当无血运时，增强后碎片无强化，属于肾梗死范围。

三、肾蒂伤

（1）主肾动脉完全阻塞引起肾梗死时，肾实质不强化，肾盂无对比剂积聚，肾实质边缘强化，出现“皮质边缘征”。

（2）动脉部分撕裂或动脉内膜断裂引起主肾动脉狭窄及肾灌注不足，增强扫描患肾实质显影浅淡，肾盂内对比剂分泌减少。

（3）动脉分支阻塞引起节段性梗死，形成底朝包膜、尖端指向肾门的楔形低密度阴影。

（4）肾蒂伤在常规 CT 上的直接征象不明显，多层螺旋 CT 扫描及肾血管的三维重组能直观地显示肾血管的损伤，有报道诊断正确率高达 100%，在一定程度上可替代肾动脉造影。

四、肾损伤后血肿

（1）当只有肾挫伤时，仅见少量出血可局限于肾内。

（2）肾破裂出血量较多时，血液极易进入肾包膜下沿包膜蔓延，形成新月形、梭形包膜下血肿。

（3）当血肿时间较长，血红蛋白降解时，血肿呈低密度改变。

（4）间断出血可形成高低密度相间隔的葱皮样改变（图 8－16）。

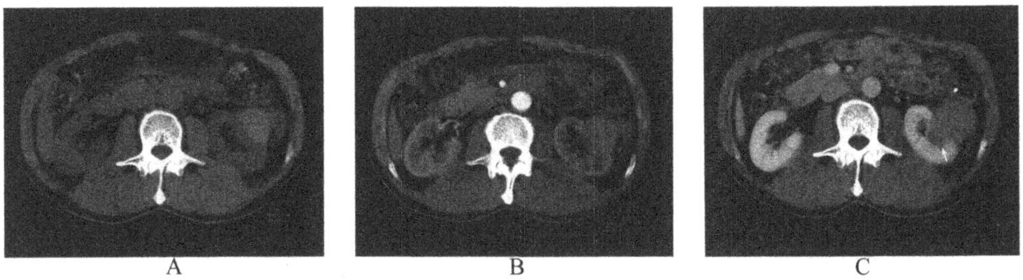

A　　　　B　　　　C

图 8－16　肾包膜下血肿

A. CT 平扫见左肾包膜下梭形高密度血肿；

B. C. 增强扫描肾皮质期和实质期见血肿无强化及左肾局部撕裂（↑）

（边　浩）

第三篇

MRI 诊断

第九章

磁共振成像（MRI）技术

第一节　磁共振原理

磁共振是自旋的原子核在磁场中与电磁波互相作用的一种物理现象。为了加强理解，先复习有关概念，再根据 Bloch 的氢原子核磁矩进动学说（经典力学理论）和 Purcell 的氢原子核能级跃迁学说（量子力学理论），分别予以讨论。

一、基本概念

（一）原子与原子核

物质由分子组成，分子由原子构成，原子又由原子核和电子构成。原子核内含质子和中子，质子带正电荷，中子不带电荷，电子带负电荷。核外电子负电荷总量与核内正电荷总量相等。因此整个原子表现为中性。原子的化学特性取决于核外电子的数目，而它的物理特性由原子核所决定。

（二）原子核的磁矩、自旋、进动

氢的质子带正电荷，核的自旋就会产生环形电流，它会感应出磁场。因此我们可以将氢质子看作一个小磁棒，其磁力是一个矢量，称磁向量或磁矩。磁矩是随机分布的。

氢原子时刻绕自身中轴旋转称自旋（spin）。自旋的速率由核的种类决定，与磁场强度无关。氢原子在自旋时，由于受到重力影响，转动轴与重力方向形成倾角。氢原子绕自身轴线转动的同时，其转动轴线又绕重力方向回转，这种回转现象称进动（Precession）。

在磁场中自旋的质子也会绕磁场轴进动，进动是磁场与质子磁矩相互作用产生的。为了产生共振，要对自旋的质子输入能量，需要按照自然进动频率加磁推力。所加的射频磁场的振动频率要等于自旋质子在磁场中的进动频率。进动频率取决于磁场强度和所研究原子核的特性。

（三）产生磁共振的原子核

除氢原子核可以产生磁共振外，元素周期表中凡具有自旋特性的原子核都有产生磁共振的可能。这些元素的原子核中，其质子数或中子数必有一个是奇数，包括如下情况：

1. 质子或中子之一为奇数　如 H－1（质子数为 1，无中子）；C－13（质子数为 6，中子数为 7）；P－31；Na－23；O－17。

2. 质子和中子皆为奇数　如 H－2（质子数和中子数皆为 1）和 N－14（质子数和中子数皆为 7）。

3. 质子和中子数皆为偶数　此原子核不具有自旋的特性，也不可能产生磁共振，如C－12（质子数和中子数皆为 6），O－16。

目前用于临床 MR 成像的原子核仅为质子（氢的一种同位素）。而人体内含有其他许多有自旋特性的原子核或其同位素，均未用于临床 MR 成像。这是因为这些原子核或其同位素在人体的含量低，原子核产生共振的敏感性差。见表 9－1。

表9-1 具有自旋特性的原子核

原子核	旋磁比（MHz/T）	相对含量（%）	相对敏感性
^{1}H	42.576	99.985	1
^{2}H	6.536	0.015	0.009 6
^{13}C	10.705	1.108	0.016
^{14}N	3.076	99.635	0.001
^{15}N	4.315	0.365	0.001
^{17}O	5.772	0.037	0.029
^{19}F	40.055	100	0.834
^{23}Na	11.262	100	0.093
^{31}P	17.236	100	0.066
^{39}K	1.987	93.08	0.000 5

（四）Larmor 公式

Larmor 公式：$\omega_0 = rBo$。ω_0 为质子的共振频率，单位是 MHz；Bo 为静磁场中的场强，单位是 Tesla，简称 T；r 为磁旋比，是常数，见表9-1。要能使磁化的氢原子核激发，所用的射频脉冲频率必须符合氢的共振频率，原子核的共振频率又称 Larmor 频率或进动频率。

二、氢原子磁矩进动学说（经典力学理论）

Bloch 从经典力学的角度描述了磁共振的产生过程。认为原子核磁矩偏转过程即为磁共振过程，其磁矩偏转及在新的状态下继续进动，可引起周围线圈产生感应电流信号即磁共振（MR）信号。现分述如下：

（一）氢原子核磁矩平时状态——杂乱无章

氢原子核具有自旋特性，在平时状态，磁矩取向是任意的和无规律的，因而磁矩相互抵消，宏观磁矩 M=0（图9-1）。

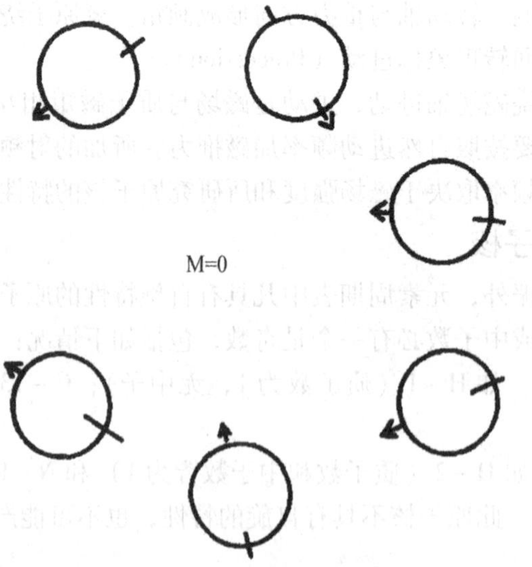

图9-1 未置于磁场时，氢原子核磁矩取向呈随意分布

（二）氢原子置于磁场的状态——磁矩按磁力线方向排列

如果将氢原子置于均匀强度的磁场中，磁矩取向不再是任意和无规律的，而是按磁场的磁力线方向取向。其中大部分原子核的磁矩顺磁场排列，它们位能低，呈稳定态，但数量多；另外，较少一部分逆

磁场排列，位能高，但数量少。由于顺磁场排列的原子核多于逆磁场排列的，这样就产生了一个平行于外磁场的磁矩 M。全部磁矩重新定向所产生的磁化向量称之为宏观磁化向量，换言之，宏观磁化向量是表示单位体积中全部原子核的磁矩。磁场和磁化向量用三维坐标来描述，其中 Z 轴平行磁力线，而 X 轴和 Y 轴与 Z 轴垂直，同时 X 轴和 Y 轴相互垂直。

（三）施加射频脉冲——原子核获得能量

一个短的无线电波或射频能量被称为“射频脉冲”。能提供能量使磁化向量以 90°的倾斜角旋转的射频脉冲称为 90°脉冲。质子磁化后，按照 Larmor 频率向质子辐射射频脉冲，质子才能发生进动，同相进动被称为相干。

一旦建立了相干性，磁化向量 Mo 将偏离 Z 轴一个角度绕 Z 轴旋转。Mo 可以被分解成一个平行于 Z 轴的垂直分量 Mz 和一个横向分量 Mxy，Mxy 垂直于 Z 轴的 XY 平面内旋转。随着射频脉冲的作用，横向分量愈来愈大，垂直分量愈来愈小，最后仅有横向分量 Mxy 而没有垂直分量 Mz。给予不同大小的脉冲，磁矩旋转亦不同。

向受检物质施加射频脉冲，等于向主磁场施加一个旋转磁场，由于旋转磁场的影响，磁矩发生旋转。施加射频脉冲愈强或时间愈长，磁矩偏离 Z 轴愈远，原子核获得能量愈多。

（四）射频脉冲停止后——产生 MR 信号

当射频脉冲停止作用后，磁化向量不立即停止转动，而是逐渐向平衡态恢复，最后回到平衡位置。这一恢复过程称为弛豫过程，所用时间称为弛豫时间。这是一个释放能量和产生 MR 信号的过程。

当射频脉冲消失后，质子相干性逐渐消失，而质子磁矩在磁场的作用下开始重新排列。相干性和横向磁化向量的损失将导致辐射信号振幅下降，这个衰减信号被称为自由感应衰减信号（free induction decay，FID）（图 9－2）。横向磁化分量 Mxy 很快衰减到零，并且呈指数规律衰减，将此称横向弛豫，而纵向磁化分量将缓慢增长到最初值，亦呈指数规律增长，将此称纵向弛豫。

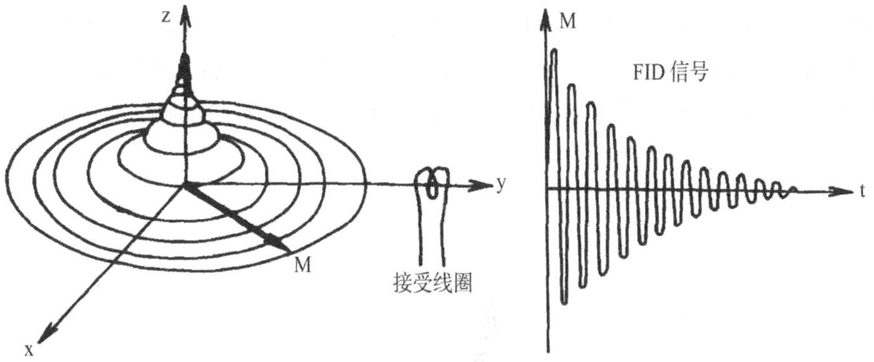

图 9－2　90°脉冲的 FID 信号

三、原子核的能级跃迁学说（量子力学理论）

Purcell 认为，氢原子核吸收射频能量并跃迁至高能级，这是核磁共振的本质。

在无磁场时，氢原子磁矩取向是杂乱无章的。如将其置于磁场中，其磁矩取向按磁力线方向排列。其中大部分原子核的磁矩顺磁场排列，它们的位能低，呈稳定态；较少的一部分逆磁场排列，位能高。两种取向的原子的能级间有一个能级差（图 9－3）。能级差是磁共振的基础。

氢原子如果获得能量，低能级质子就会跃迁至高能级。原子核如何获得能量？它是由射频脉冲提供能量。当射频脉冲提供的能量精确匹配于相邻两个原子能级之差，这时低能级原子核就会跃迁至高能级。Purcell 认为，氢原子核吸收射频能量并产生能级跃迁就是核磁共振，这就是核磁共振的本质(图 9－4)。

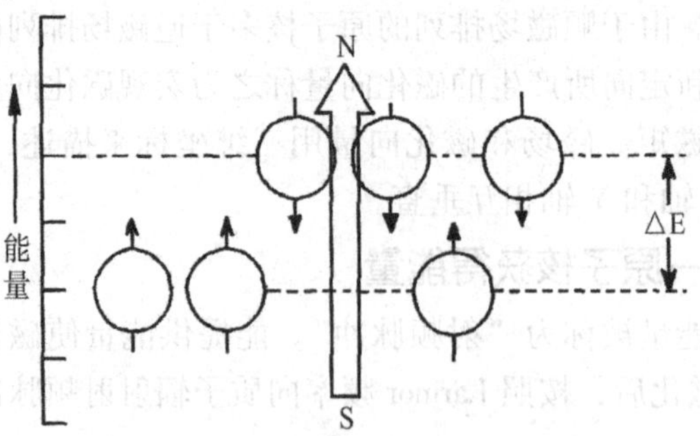

图9－3　指向南极和北极的原子核的能级差

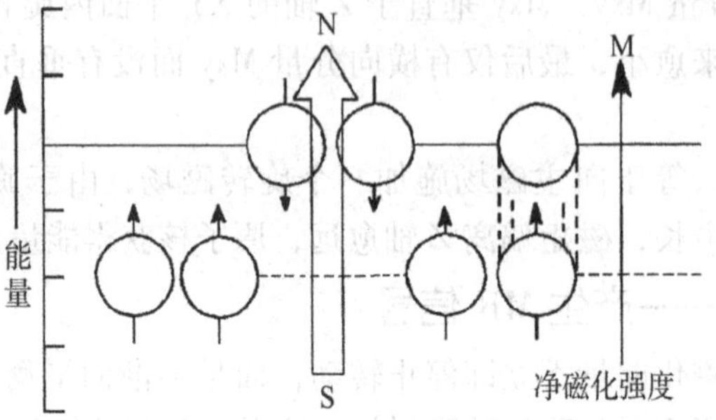

图9－4　原子核吸收能量，产生能级跃迁

磁场强度愈大，原子间的能级差愈大，要求射频脉冲提供能量愈大（射频脉冲频率愈高）。

四、核磁弛豫

当射频脉冲停止作用后，宏观磁化向量并不立即停止转动，而是逐渐向平衡态恢复，最后回到平衡位置。这一过程称弛豫过程，所用的时间称弛豫时间。射频脉冲停止后，横向磁化分量 Mxy 很快衰减到零，称为横向弛豫；纵向磁化分量 Mz 将缓慢增长到最初值，称为纵向弛豫（图9－5）。不同物质弛豫时间并不相同。

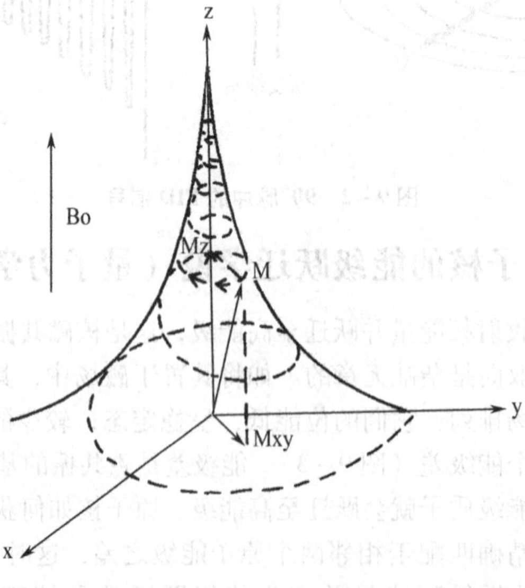

图9－5　90°射频脉冲停止后，宏观磁化向量的变化

横向磁化向量 Mxy 很快衰减到零，纵向磁化向量 Mz 缓慢增长到最初值

（一）纵向弛豫

1. 概念　90°射频脉冲停止以后，磁化分量 Mz 逐渐增大到最初值，它是呈指数规律缓慢增长，由于是在 Z 轴上恢复，故将其称为纵向弛豫。弛豫过程表现为一种指数曲线，其快慢用时间常数来表示，T_1 规定为 Mz 达到其最终平衡状态 63% 的时间。

2. 机制　由于质子从射频脉冲吸收能量，处于高能态的质子数目增加，纵向弛豫是质子群通过释放已吸收的能量而恢复原来的高、低能态平衡的过程。由于能量转移是从质子转移至周围环境，故称自旋晶格弛豫。能量转移快，则 T_1 值短，反之亦然。晶格是指构成物质的质点，即受检原子核所处周围环境原子核有秩序的晶体框架（晶格）。这主要对固体物质而言，液体虽无这样的晶格结构，但也沿用下来了。

共振质子向周围晶格转移能量是有条件的，只有当晶格上的原子核波动频率等于共振质子的进动频率时，上述能量转移方能完成。

3. 影响 T_1 的因素　如下所述。

（1）不同物质对 T_1 的影响：固态下，晶格以振动为主，其磁场的波动频率常显著高于进动频率，质子向晶格的能量转移极慢，故 T_1 值极长。

能量转移也与分子大小密切相关。大分子其进动受限，晶格磁场的波动频率低于共振质子的进动频率；小分子运动相对活跃，晶格磁场的波动频率高于共振的进动频率。这两种分子都不利于能量向晶格转移，T_1 值都较长，只有中等大小的分子其晶格磁场的波动频率多数等于质子进动频率，能量传递快，T_1 值短（图 9－6）。

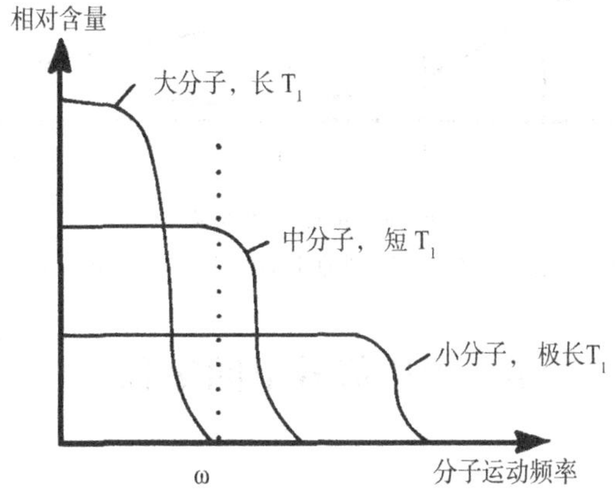

图 9－6　分子大小与 T_1 值的关系

在生物系统中的液体中，反映 T_1 的多是中等或大尺度分子的溶液或悬浮液，这些总的来说可以当作是不纯的液体，其 T_1 弛豫时间短于固体和纯液体。胆固醇一类中等尺度的分子在常温时进动频率接近 Larmor 频率，T_1 弛豫效率高，长链的脂肪酸进动得很慢，但它绕终端碳碳结合点旋转的频率非常靠近 Larmor 频率，故脂肪 T_1 值很短（图 9－7）。

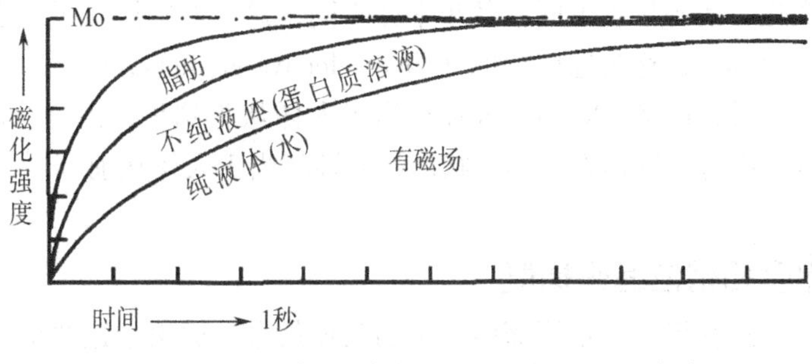

图 9－7　不同物质的 T_1 弛豫时间。纯水 T_1 长，脂肪 T_1 短

（2）外磁场对 T_1 值的影响：外磁场增大时，质子的频率增大（$\omega_o = rBo$），与晶格磁场的波动频率距离更大，使共振质子的能量更不易向晶格转移，故 T_1 值延长（表 9－1）。

（二）横向弛豫

1. 概念　90°射频脉冲停止以后，磁化分量 Mxy 很快衰减到零，而且呈指数规律衰减，将其称为横向弛豫。T_2 值是指磁化分量 Mxy 衰减到原来值的 37% 的时间（图 9－8）。

2. 机制　90°射频脉冲结束时，磁化分量 Mxy 达到最大值进动的质子最相干，随后，由于每个质子处于稍有差别的磁场中，开始按稍有不同的频率进动，这将造成分相，相干性逐渐减弱。能量是在质子间相互传递，但无能量散出，故称自旋——自旋弛豫。

3. 影响 T_2 的因素　固体中质子相干性丧失很快，这是因为质子共振频率分布在一个范围，这使相位很快地分散，故固体 T_2 值短，信号弱。

而水一类的小分子有很高的共振频率，这样在纯液体中净磁场基本与外加磁场相同，由于质子一直以相位进动，相干性可以保持很长时间，故纯液体 T_2 值长，信号强。

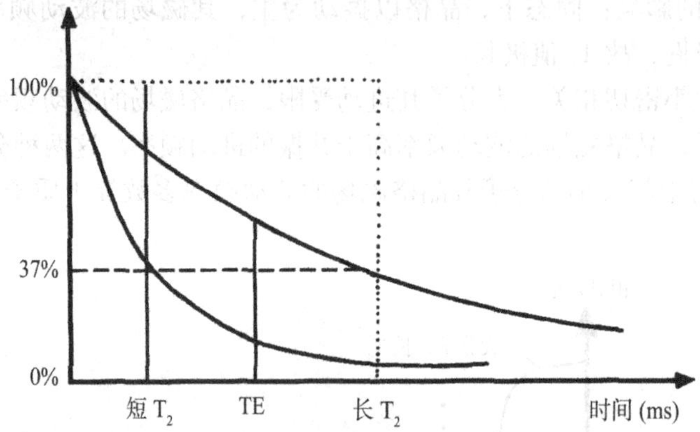

图 9－8　横向弛豫时间

T_2 是指 90°脉冲后，原磁化分量 Mxy 衰减到原来值的 37% 的时间；T_2 愈短，信号愈弱

五、MR 信号空间定位

（一）梯度磁场与定位

要完成 MR 成像，必须获得人体特定层面内的 MR 信号。但在均匀的主磁场中，射频脉冲不可能只使一个层面内的质子产生共振，MR 接收线圈所收集到的是整个被成像区域内的质子发出的 MR 信号，这些信号不含有空间的信息，因此不可能用来重建图像。

如果在主磁体中再加一个梯度磁场，则被检体各部位质子群的进动频率可因磁场强度不同而区别，这样就可对被检体某一部位进行 MR 成像，因此 MR 空间定位靠的是梯度磁场，例如图 9－9 和图 9－10。图 9－9 的 3 行质子在主磁场内相位是一致的，启动梯度磁场后，图 9－10 的 3 行质子受梯度磁场的作用不同而发生相应变化，箭头位置不同，其频率亦不同，这个差别提供了识别位置的依据。通过梯度磁场达到选层的目的，此梯度也称为选层梯度（slice selective gradient，Gs）。

磁共振成像有 3 个基本轴，即 Z、X、Y。Z 轴相当于人体从头到足，沿这个轴选择人体的横断面；X 轴相当于人体从左到右，沿这个选择人体的矢状面；Y 轴相当于人体从前到后，沿这个轴选择人体的冠状面。

（二）频率编码梯度和相位编码梯度

通过选层梯度，我们已经获得了特定层面内质子的共振信号，但由于这些信号具有相同的频率，我们尚无法将同一层面内不同区域的 MR 信号区分开，也完成不了 MR 断面像的重建。

为了完成同一层面内不同区域质子信号的空间定位，需借助于与选层梯度垂直的另外两个梯度；频率编码梯度（frequency encoding gradients，Gf）和相位编码梯度（phase encoding gradients，Gp）。两种梯度与射频脉冲的时序关系如图 9－11 所示。下面让我们分析一下 Gf 和 Gp 是如何实现信号空间定位的。

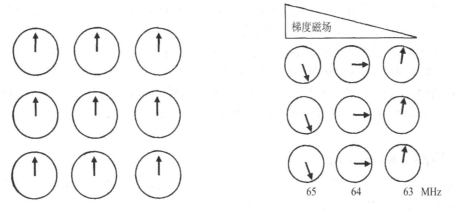

图 9－9　在主磁场中质子相位一致

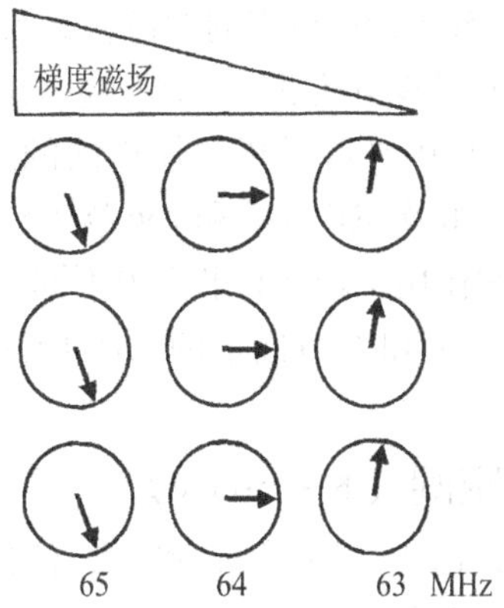

图 9－10　加入梯度磁场，质子相位发生变化

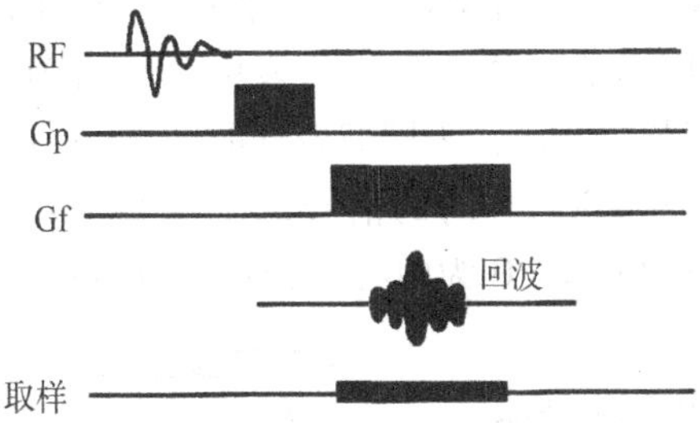

图 9－11　RF 与 Gp 和 Gf 的关系

为便于理解，首先分析 Gf（图 9－12）。该磁场梯度 Gf 的作用，使层面 XY（已被选层梯度激发）内 X 方向上不同位置的方条具有不同的磁场强度及不同的质子进动频率，MR 接收线圈收集到的信号也同样由上述不同频率的信号叠加而成。虽然看上去信号很复杂，但如果该复杂的 MR 信号经 Fourier 变换（简称 FT），则很容易将不同频率的信号区分开，再根据频率与位置的对应关系，可找到各自 MR 信号的位置。

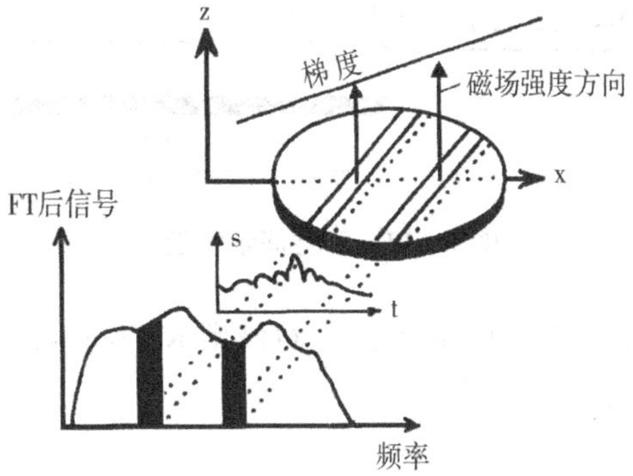

图 9－12　Gf 对质子在 X 方向上进动的影响

Gf 使质子在 X 方向上进动频率产生差异。对时间/强度信号行 FT 后，可得质子 MR 信号在 X 轴上的投影

至此，我们已完成层面内 X 方向上 MR 信号的定位，下一步要完成的，是 XY 平面中 Y 方向上质子 MR 信号的空间定位。Y 方向上 MR 信号的空间定位是通过 Gp 实现的。Gp 给予的时间是在选层梯度关闭以后、Gf 开启之前。在此梯度场的作用下，XY 平面中 Y 方向上的质子出现不同的进动频率。又由于

该梯度场给予的时间极短，关闭后，Y 方向上的质子又恢复其相同的进动频率，但遗留下不同的进动相位，即相位编码。这种相位的不同构成了 Y 方向上 MR 信号空间定位的基础。与频率编码方向上 MR 信号的空间定位不同的是，相位编码方向上的信号空间定位不可能只通过一次相位编码实现，这是由 FT 决定的。一幅 256 × 256 矩阵的图像，必须有相应的 256 次 Gp 的作用，且每次 Gp 的大小必须不同（一般从负向到正向呈规则变化），对上述一组 MR 信号行 FT（必须明确的是，每个回波信号都来源于整个层面，在 3D 取样中来源于整个体积内的质子），方能实现 Gp 方向上 MR 信号的空间定位。与其相对应，也必须有 256 次 RF 激发和 256 次 Gf（大小不变化）。

Gf 和 Gp 的作用，使 XY 平面中不同点（或体素）中的质子 MR 信号具有不同的进动频率和不同的进动相位。通过 X 和 Y 方向上的二次 FT 变换，便可实现 XY 平面内 MR 信号的空间定位，实现断面图像的重建。

（三）K 空间（K－Space）

如前所述，由于采用了 Gp 和 Gf，使任何一个回波信号中包含有空间的信息，要解译出空间信息，需反复多次激发获得一组 MR 信号，并对其进行 FT。

通过取样获得的一组原始 MR 信号（时间强度信号），在对其进行 FT 之前，需存储在计算机的某一特定“空间”，此空间称为 K 空间。每幅图像对应于一个 K 空间。图 9－13 所示的 K 空间是目前 MRI 中最常用的一种 K 空间形式。K 空间内的每“一条”代表单个原始 MR 信号，它来源于整个层面（3D 中，来源于整个体积）内的质子信号。Kx 值代表回波取样时间（与 Gf 相对应）；Ky 值对应于相位编码步（steps），它与相应的 Gp 大小对应。Ky＝0时的信号，代表了相位编码梯度等于零时获得的信号位置。该型 K 空间内的信号，以Kx＝0 和 Ky＝0 为中心，分别具有对称分布的特点。

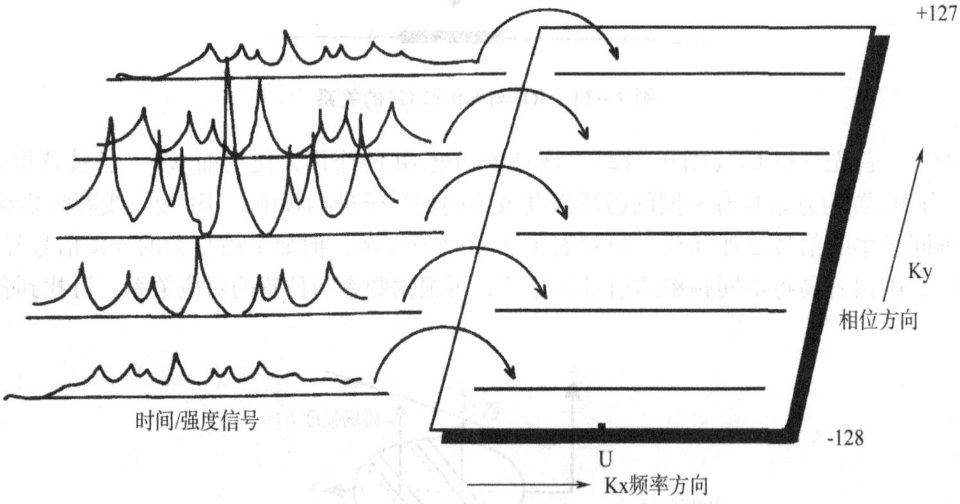

图 9－13　K 空间示意图

另外，尚有螺旋形和放射状取样对应的 K 空间。对该型 K 空间内信号行 FT 后所得图像的信噪比及对比度会与前述 K 空间得的图像有一些差异。

（四）变换层厚的措施

1. 变换 RF 频率的范围　用作激发的 RF 不是单一频率而是一个范围内的频率，这个范围被称作带宽（band width）。带宽与扫描层厚有关，采用的带宽窄则扫描层厚薄，反之亦然。

2. 变换梯度磁场坡度　梯度磁场坡度陡峭则扫描层厚薄，坡度缓则厚。

（刘立强）

第二节 磁共振成像特点与质量控制

一、MRI 成像系统的特点

1. 磁共振检查的优点 ①多参数、多序列、多方位成像；②无放射性损伤，安全可靠；③比 CT 有更高的软组织分辨率；④无骨伪影存在；⑤基于流空现象，无需造影剂可直接显示心脏和血管结构；特别是磁共振增强扫描时所用的顺磁性造影剂无毒性反应，可代替 CT 检查中造影剂过敏者行增强扫描；⑥特殊的成像方法：MR 水成像、MR 血管造影；⑦MR 功能成像：扩散成像、灌注成像、脑功能成像和 MR 波谱分析。

总的来讲，与其他成像技术相比，MRI 检查具有能够早期发现病变、确切显示病变大小和范围，且定性准确率高等优点，可用于各个部位先天性发育异常、炎性疾病、血管性疾病、良恶性肿瘤、外伤以及退行性和变性疾病等的发现和诊断。

2. 磁共振检查的限度和不足 ①MRI 显示钙化不敏感；②对于骨骼系统以及胃肠道方面不及 X 线方便、敏感；③对呼吸系统的病变显示和诊断还远远不及 CT；④磁共振检查比较复杂，检查时间较长，特别要注意的是磁共振检查存在禁忌证和相对禁忌证。

二、特殊技术

（一）磁共振血管造影技术

磁共振血管成像（MRA）是一种无创性的血管造影技术，它利用流动血液 MR 信号与周围静态组织 MR 信号的差异来建立图像对比度，而无须使用造影剂；它不仅能反映血管腔的解剖结构，而且能反映血流的方式及速度的特征。MRA 成像方法主要有下列三种：①二维时间飞越法和三维时间飞越法：利用血流流入成像层面的信号增强效应；②二维相位对比法和三维相位对比法：利用沿磁场梯度方向运动的自旋核产生的相位偏移效应；③“黑血”法（DB 法）：应用预饱和、反转恢复或失相位的梯度消除血液信号，而背景组织保持较高的信号。以时间飞越法和相位法最常用。

1. 时间飞越法（TOF） 时间飞越法的基本原理——流动相关增强效应：成像容积内的静态组织，受到射频脉冲的反复激励，重复时间远小于 T_1 时间，其纵向磁化来不及恢复，Mz 很快下降并进入稳定状态，使得静态组织所产生的 MR 信号幅度很小，这就是所谓饱和信号。在成像容积内的静态组织进入到饱和状态时，成像容积以外的流体，未受到射频脉冲的反复激励，保持较高的纵向磁化。当其以一定的速度流入成像容积时，流体的信号就远高于静态组织的纵向磁化，因此在下一次射频脉冲激励产生 MR 信号时，流体的信号就远高于处于饱和状态的静态组织，呈高信号。

二维时间飞越法（2D－TOF）是应用破坏性梯度回波脉冲序列连续采集一系列切层后，用最大强度投影法（MIP）按投影顺序叠加而成。三维时间飞越法（3D－TOF）是用相似的脉冲序列采集一个扫描块的数据，然后重建出 0.8～1.2mm 的薄层，再用 MIP 处理得到血管的图像。

3D－TOF 法的分辨率优于 2D－TOF 法，但由于成像厚度大，容易产生饱和效应而使血流信号减弱，对慢血流尤为明显，因此适用于较快血流的大血管的显示；2D－TOF 法对慢血流的显示较 3D－TOF 法好，适合于颅内静脉和小动脉的显示。

2. 相位对比法（PC） 相位对比法的基础是相位效应：在梯度磁场作用下，不论是运动自旋还是静止自旋，它们的相位都会发生改变，这种单个自旋在梯度磁场中的相位改变，称为相位偏移效应。先后施加大小和持续时间相等、方向相反的双梯度脉冲，静止组织产生的相位位移被完全取消，而流动质子在这两个梯度脉冲的作用期间已移动了一段距离，既由第一个梯度脉冲引出的相位位移，不能被第二次极性相反、大小相等的脉冲所取消，所剩余的相位位移与质子在第二次梯度脉冲期间移动的距离成正比，也就是说与流动的速度成正比。PC 法一般采集两次不同角度的流动编码图像，因为流动编码梯度对静止组织没有作用，两次图像所得的静止质子信号相同，而流动质子信号随流动编码改变而改变，将两个图像进行减影处理，即可得到流动质子像，即血管形态图像。

2D - PC 是在连续采集一系列切面数据后进行图像重建，由于同一体素内可能包含几条血流方向不同且交叉重叠的血管，从一个体素采集的不同血管的相位不同可产生相互干扰，以致信号消失。3D - PC 法直接采集三维空间的图像资料，可避免上述 2D - PC 法的缺点，能有效去背景，提高血流和周围组织的对比，无饱和效应，大扫描块内仍可显示小血管，图像质量优于 3D - TOF。PC 法可按血流速度进行调整，不仅可用于流速快的动脉，对流速慢的静脉也敏感。

3. 预饱和技术　选择饱和脉冲使血流呈低信号，和选择适当的参数使静止组织呈高信号。在成像容积外和射频脉冲前施加饱和带，再在血液流入成像容积后施加射频脉冲。由于已饱和的质子不再接受新的激励，因此血流无信号。在 MRI 图像上，血流呈黑色，称为“黑血”法；黑血技术虽分辨率差，但可分辨复杂血流引起的信号丢失，较真实地显示血管狭窄程度。

4. 造影剂对比增强 MRA　通过静脉注射 Gd 类顺磁性造影剂，缩短血液的 T_1 时间，使之较周围组织的 T_1 时间更短，利用 2D 或 3D 梯度回波技术采集兴趣区血管，再经 MIP 技术重建，可以得到从任何角度观察的三维血管像。该技术利用造影剂缩短血流的 T_1 值，与血流的流动效应无关，无须心电门控和空间预饱和技术，从而克服了非增强 MRA 的技术不足，3D 动态增强磁共振血管造影（3D DEC MRA）已广泛用于全身各部位的血管成像。

（二）心电门控技术

采用心电门控技术进行 MRI 扫描成像，既可以观察到心脏、大血管的内部结构，又可以减少心脏搏动引起的伪影，从而得到较高质量的 MRI 图像。最重要的是能得到心动周期预定点上的图像。在进行 MRI 扫描检查时，应将扫描序列与生理性触发点联系在一起，因此 TR 的长短由心电图 RR 间期决定，其成像参数的选择也受到一定的限制。一般情况下多采用心电门控，但在使用心电门控有困难时，也采用脉搏门控。心电门控效果比脉搏门控好，心电门控既可用于心脏大血管的检查扫描，也可用于胸部或其他部位检查扫描。

1. 心电触发技术　用心电 R 波作为 MRI 测量的触发点，并选择适当的触发延迟时间，可观察到心动周期上任意相位上的图像。

2. 心电门控技术　当心电门开放时再收集扫描资料，这样可得到多相位扫描的恒定信号强度。技术人员可自由选择心电门的宽度和位置。把心电门控对 MRI 信号的干扰降到最低，需将心电触发的电极与人体长轴平行排列，还需将导线拉直，并禁止与呼吸门控接触。因为环形的导线在高磁场下将产生电流，该电流将干扰 MRI 信号。当 R 波幅度较小时，有可能会影响心电触发。R 波幅度增加的方法：调整电极位置，或将患者一侧身体抬高，并使其与床面成适当的角度。

（三）呼吸门控技术

由于呼吸会干扰胸腹部的 MRI 成像，采用呼吸门控技术可使呼吸运动产生的伪影减少。在进行胸部的 MRI 成像时，如与心电门控一起使用，效果将会更好。采用呼吸门控技术，可通过选择采集呼吸某一时相的信号来实现的。用胸腹部气压感受器检测呼吸周期的频度，并选择呼气或吸气相，多采用呼气相采集 MRI 信号。为了充分发挥呼吸门控的作用和缩短检查时间，在使用呼吸门控之前，应训练患者，并使其保持有规律的呼吸。

（四）脂肪抑制技术

脂肪抑制在常规磁共振检查中为达到不同的目的而经常被应用。主要有两种适应证：首先，脂肪抑制被用来抑制正常脂肪组织的信号，从而达到降低化学位移伪影或提高增强效果的作用；其次是为了突出组织的特性，尤其是在肾上腺肿瘤、骨髓浸润、脂肪类肿瘤以及脂肪变性等情况下。应用脂肪抑制技术取决于需要被抑制的病变的脂肪含量。抑制含有大量脂质的白脂肪信号与抑制脂肪浸润或含少量脂肪病灶信号的方法不同。

1. 短时反转恢复法（STIR）　在反转恢复成像中，首先加一个 180°射频脉冲，将磁化矢量从 Z 轴变为负 Z 轴。当脉冲停止后，磁化矢量将向 Z 轴方向恢复。脂肪的 T_1 时间比水的时间短，这将导致脂肪纵向磁化矢量恢复比水快。如果在脂肪组织纵向磁化矢量于纵轴此上恢复量为零时施加 90°射频脉冲，脂肪组织将不产生信号。组织纵向弛豫过零的时间点（反转时间，TI）大约位于其 T_1 时间的 0.7 倍处。T_1 时间及 TI 时间有磁场依赖性，因此在进行抑制脂肪信号时，应根据不同场强选择不同的 TI 时间。

优点：STIR 法可以抑制整个脂肪信号，包括其中水的成分。这是对磁场均匀性不敏感的方法，而且可以在低场强系统中应用；图像对比好，具有长 T_1 长 T_2 的组织都会表现为亮信号，可以提高肿瘤的检出率。

缺点：因为成像序列在 TI 时间开始，此时大部分质子在纵轴上还没有完全弛豫，因而处于部分饱和状态，将导致整体信号丢失，因此反转恢复成像的信噪比比较低。

2. 频率饱和法　在频率饱和法成像采集中，在没有梯度磁场的情况下，通过施加一个与脂肪共振频率相同的频率选择性饱和射频脉冲，紧接着施加均一的毁损梯度以使脂肪中的氢质子失相位，这样，被下一层选择性射频脉冲所激励产生的信号中就不包含来自脂肪的信号。

优点：频率饱和法是脂肪特异性的抑制序列。在对比剂增强 T_1 加权与突出组织特性方面，尤其是在含有大量脂肪组织的区域抑制效果非常可靠；频率饱和法可以更好地显示细微的解剖细节。

缺点：不可靠的脂肪抑制。频率选择性饱和脉冲的频率必须与脂肪共振的频率相同，然而，主磁场的不均匀将会使水和脂肪的共振频率发生偏移。这样，饱和脉冲频率此时不可能恰好等于脂肪共振的频率，这种偏移将导致较差的脂肪抑制效果。可采用减小视野、把感兴趣区置于视野中央以及自动匀场等技术加以纠正。射频脉冲场的不均匀性也会降低脂肪抑制的效果。水和脂肪间的化学位移伪影随场强的增加而增加，因此在低场强中频率饱和法效果较差。频率饱和法明显增加扫描时间。

3. 反相位成像　反向为成像技术是基于在不同回波时间所采集的图像相位不同。所谓相位是指磁化矢量在 X－Y 平面的角度。因为脂肪和水的氢质子有着不同的共振频率，经过初始激励以后，两者的相对相位会随着时间而变化。在激励刚结束时，两者处于同相位（相位差为零），然而，水的质子比脂肪质子进动快，因而经过几毫秒后，两者的相位差是 180°，再经过几毫秒，相对于脂肪的质子、水质子整整旋转了 360°，此时两者再次处于同相位。因而可通过设计恰当的回波时间从而在同相位或反相位是采集信号。通常，此项技术只用于梯度回波序列。在磁共振成像过程中，每个像素的信号是这个像素中水和脂肪信号的矢量和。在同相位图像中水和脂肪的信号是相加的。但是反相位图像中信号是两者的差值。所以，反相位成像可降低含脂肪组织的信号。反相位成像非常适合于抑制水和脂肪含量基本相同的组织信号。

优点：反相位成像简单、快速，而且在所有的磁共振系统中均可运用。检出少量脂肪以及水－脂混合物的能力是此项技术最大优点。

缺点：对于被大量脂肪组织包埋的小肿瘤的检出比较困难。此种缺陷发生在乳腺成像时。

4. 水激励技术　它使用的是一个复合式脉冲，包含几个独立的脉冲，彼此间有极其短暂的间隔，仅仅用来激励水氢质子，可以产生很好的抑脂效果。

优点：水激励比频率饱和法有时间优越性，可大大缩短成像时间，尤其在 T_1 加权像，几乎可以减少一半时间；相对于频率饱和法，水激励成像在各种加权像上有着更好的信噪比。

缺点：正像频率饱和法那样，水激励对磁场的不均匀性也非常敏感，需要自动或体积匀场。

5. Dixon 法及 Chopper 法　Dixon 法也是基于化学位移原理。它包括两次自旋回波成像，而不像常规同一反相位成像那样在梯度回波中进行。第 1 次为常规的自旋回波成像，采集到水和脂肪的信号之和；第 2 次自旋回波，在于 180°重聚相位与第 1 次相比，被延迟了一小段时间，而回波时间保持不变，采集到水和脂肪的信号之差。两幅同、反相位图像的和将产生纯水图像；两幅同、反相位图像的差将产生纯脂肪的图像。Chopper 法是对 Dixon 法改进后的脂肪抑制技术，在获得图像的过程中就可以自动处理数据，省去了图像数据采集后的重建过程，因此可减少患者运动所造成的伪影，目前中场强的机器一般采用此脂肪抑制技术。

6. 混合法　实际上这并不是特别的脂肪抑制技术，它是应用两种独立的物理机制来消除脂肪信号，把各种抑脂技术整合到一个序列中，从而达到更好的抑脂效果。例如：SPIR 法，它代表的是选择性频率预饱和法和反转恢复成像法结合在一起，是一个适合于个体的脂肪频率抑制技术，对每一个患者都能做到抑脂完全，可与各种扫描方法结合使用。

（五）增强扫描技术

将对比剂经静脉注入人体，当对比剂通过组织细胞时，将改变组织的 T_1 或 T_2 弛豫时间，以达到增加组织之间、组织与病变之间的对比度；通过病灶增强方式和类型的识别帮助定性的目的。

1. 对比剂的种类　如下所述。

（1）顺磁性螯合物类对比剂：研究表明，改变质子周围的局部磁场，质子的 T_1 和（或）T_2 弛豫时间就会发生改变，能引起氢质子弛豫时间缩短的离子或小分子物质称为顺磁性物质。顺磁性对比剂含有多个不成对的电子，它们与质子一样具有磁矩。由于这些电子的磁矩比氢质子磁矩大 657 倍，将导致局部组织产生巨大的磁场波动，使附近的氢质子的 T_1 和 T_2 弛豫时间大为缩短，造成质子的弛豫增强。

该种对比剂缩短弛豫时间受下列因素的影像：①对比剂中顺磁性物质的浓度。浓度越高，T_1 缩短越明显。但当剂量过大时，反而会使含对比剂的组织呈低信号；②对比剂中顺磁性物质的磁矩。当不成对电子越多时，其磁矩也就越大，使 T_1 和 T_2 缩短越明显；③如果顺磁性物质结合的水分子数越多，顺磁作用将越强。

（2）超顺磁性和铁磁性粒子对比剂：它们都能使质子弛豫时间缩短。由于它们的磁矩和磁化率都高于人体组织，也高于顺磁性螯合物，将导致磁场不均匀。当质子通过这种不均匀磁场时，它们的横向磁化相位将发生变化，从而加速了去相位过程，使 T_2 大大缩短，即 T_2 弛豫增强。对比剂的磁化率越高，去相位作用也就愈快。此种对比剂将使 T_2 缩短，增强信号为低信号，图像为黑色。

2. 对比剂的应用剂量　Gd－DTPA 的注射剂量为成人 0.1mmol/kg（0.2mL/kg）；非离子型对比剂 Gadoterridol 的注射剂量为 0.3mmol/kg。对比剂的应用剂量应根据情况而定，还可选用常规剂量的半量，或 1/4 剂量；为排除肿瘤的转移或复发，使用 0.6mL/kg 体重的 Gd－DTPA 常常能提高诊断的可信度。

3. 对比剂的注射途径　对比剂的注射途径为静脉。

4. 对比剂的不良反应　资料统计表明：GD－DTPA 的不良反应通常是轻至中度而且是一过性的。常见有头痛、不适、恶心、呕吐等反应；癫痫患者可能诱发癫痫发作；严重的不良反应较少发生。由于正常人体内钆离子含量极少，当少量自由钆离子进入体后，就可引起不良反应。进入人体内的钆离子与血清蛋白结合后，将进入肝、脾、骨髓等器官，使这些器官中毒。患者的临床症状为共济失调，神经、心血管与呼吸抑制等。如果将对比剂中自由钆与 DTPA 络合成螯合物，它的毒性将大大减少。如果在 Gd－DTPA 中加入钙离子，将使副反应减轻。

5. 对比剂的排泄途径　Gd－DTPA 主要由肾脏排泄。当它们经肾脏排泄时，将受到浓缩，浓缩后的对比剂在肾盏、肾盂、输尿管和膀胱内的浓度较高。由于它们不透过细胞膜，在细胞外液，并与血浆蛋白结合较少，因此不易透过血脑屏障。当血脑屏障受到破坏时，它们才可能进入脑与脊髓。又由于在 Gd－DTPA 口服时，人体不吸收。因此可将它们作为胃肠对比剂，在体内不经代谢，直接被排出体外。

6. 对比剂应用的适应证、禁忌证及注意事项　如下所述。

（1）适应证：①肿瘤与非肿瘤组织的鉴别诊断；②脊髓肿瘤的发现；③肿瘤内部解剖结构的观察；④良、恶性肿瘤的鉴别诊断；⑤水肿组织鉴别诊断；⑥明确肿瘤的数目与范围；⑦肿瘤手术后的随诊等。

（2）禁忌证：①对对比剂注射液的任何成分过敏；②重度肾功能损伤；③妊娠三个月以内的孕妇。

（3）注意事项：哺乳期的妇女，在注射对比剂后 24h 内，应禁止给婴幼儿哺奶。

（六）磁共振水成像技术

磁共振水成像（MR，water imaging）的原理是利用重 T_2WI 的效果，即长 TR 加特长的 TE 使含水器官显影。长 TR（重复时间）指的是 TR 值 >3 000ms，特长的 TE（回波时间）指 TE 值 >150ms。体内静态或缓慢流动的液体具有长 T_2 弛豫值呈高信号，脑脊液（水）300～500ms；周围组织 T_2 弛豫值较短呈低信号，骨骼肌为 47ms，肝 43ms，肾 58ms，脾 62ms，脂肪 82ms，脑灰质 101ms，脑白质 92ms，扫描所选的 TE 值如高于以上组织所具有的 T_2 值，其信号为低（组织呈黑色），如相接近，信号为中等（组织呈灰色）；所用的 TE 值低于组织的 T_2 值，则信号高（组织呈白色），如含水器官，因此达到水造影的目的。实际上长 TR 主要是为了取得 T_2 效果，特长的 TE 是为了增强 T_2 的效果，更重要的是将一般的组织结构信号压低（变黑），从而使含水的信号更加突出。因此 TE 值在水成像中非常重要，是成功的关键。也就是说此技术对流速慢或停滞的液体（如脑脊液、胆汁、尿液等）非常灵敏，呈高信号，而使实质性器官和流动液体呈低信号，再将原始图像采用最大强度投影法（MIP）重建时，得到类似于注射造影剂或行静脉肾盂造影一样的影像。临床上常见的运用水成像进行检查的技术主要包括磁共振胰胆管成像、磁共振脊髓成像、磁共振泌尿系成像、磁共振内耳成像、磁共振涎腺管成像、磁共振输卵管成像等等。

三、磁共振成像系统的质量控制

（一）信噪比（SNR）

1. 信噪比的概念　它是组织信号与随机背景噪声的比值，信噪比与图像质量成正比。当比值增大时，人体组织的信号成分越多，噪声越小，图像质量越好。

2. 影响信噪比的因素　①磁场强度：信噪比与磁场强度呈正比，磁场强度越大，信噪比越高。②射频线圈：MR 信号强度与射频线圈到被检部位之间的距离成反比关系，即距离越大信号强度越小；而线圈所接收到的噪声强度又和线圈敏感区域内组织的大小成正比关系，即线圈敏感区域内所包含的组织越多噪声强度越大，因此要提高 MR 图像的信噪比就必须选择合适的射频线圈，一是要尽量贴近被检查部位，以提高 MR 信号强度；二是要使线圈敏感区域所包含的组织尽可能的少。③体素容积：体素容积增大，MR 信号增强，信噪比也就增高。增加体素容积的方法有，一是保持图像矩阵不变，增加 FOV；二是保持 FOV 不变，降低图像矩阵；三是 FOV 和图像矩阵都保持不变，增加采集层厚。④重复测量次数：当平均次数增加时，导致扫描时间增加，而信噪比的增加只与平均次数的平方根成正比。当扫描时间延长时，出现运动伪影的概率增大，将导致图像质量下降。⑤重复时间：重复时间决定纵向磁化恢复的程度，当重复时间延长时，导致组织的纵向磁化倾向最大限度增加。与此同时，信号强度也增加，使信噪比增加，但增加是有限的。因为组织一旦经过充分的纵向弛豫，它的信噪比将不会再增加。⑥回波时间：射频脉冲结束后，开始横向弛豫，而回波信号的大小取决于信号读出时横向磁化的大小，当回波时间延长时，会使横向磁化衰减增多，回波信号降低，引起信噪比相应减低，减低的程度各组织间有差异。⑦翻转角：所谓翻转角，就是在射频脉冲作用下，纵向磁化偏离 Z 轴的角度。翻转角增大，XY 平面内的横向磁化 MXY 也就提高，相应的 MR 信号就增强，信噪比就可以提高。

（二）空间分辨率

1. 空间分辨率的概念　图像的空间分辨率是指在一定对比度下，图像所能分辨的相邻物体的最小距离。也就是指对解剖细微结构的显示能力。一个像素代表一个体元大小，由观察视野面积除以像素值来表示空间分辨率。空间分辨率被分为常规分辨率，即像元大于 1mm；高分辨率，即像元在 0.5 ~ 1.0mm；超高分辨率，即像元小于 0.5mm。

2. 影响空间分辨率的因素　MR 图像灰度取决于断层内各体素所产生的 MR 信号的强度，因此 MR 图像无法把一个体素内的不同成分区分开来，而是把它们当成同一个物体，所以空间分辨率就取决于体素的大小，当体素减小时，图像空间分辨能力提高；当体素容积增大时，图像空间分辨能力降低。

体素的大小取决于断层厚度、FOV 和像素矩阵的大小：①断层越薄，空间分辨率越高；高分辨图像层厚应在 3mm 以下；②当 FOV 一定时，像素矩阵越大，体素越小，空间分辨率就越高；③当像素矩阵一定时，FOV 越小，体素也就越小，空间分辨率就越高。

（三）对比度

1. 对比度的概念　对比度是指图像中不同区域在信号强度上所存在的相对差异。它有两个方面组成，即组织信号的对比度和由磁共振信号转换成影像的对比度，前者直接影响后者。

2. 影响对比度的因素　①噪声；②层面间距：层面间距越大，噪声就越小，图像对比度就越高；③不同的脉冲序列和不同的序列参数调整不同组织特性对图像对比度的影响，形成所谓的质子密度加权图像，T_1 加权图像或 T_2 加权图像。

（四）伪影

伪影是指在磁共振成像过程中，由于某种或某些因素，而出现了人体组织原来并不存在的影像，被称为伪影。当出现伪影时，应仔细分析伪影出现的原因，用有效的方法来防止、抑制，甚至消除伪影，提高影像质量。

1. 设备伪影　是指 MRI 系统本身产生的伪影。此种伪影是由于在设计、生产、安装、调试和应用 MRI 系统过程中，某些人为因素、匹配不当、操作者设置的各种参数不当等因素所造成的伪影。

2. 化学位移伪影　在磁共振成像时，是用施加梯度磁场导致人体不同部位共振频率的差异的方法确定人体不同位置。由于脂肪和水分子内氢原子共振频率不同，导致两者在 MRI 图像上沿频率编码方向上产生化学位移伪影。

3. 卷摺伪影　当被扫描检查部位的范围超过了 FOV 范围时，造成扫描范围外的解剖结构的影像移位或卷摺到下一幅影像上。解决办法是：将被扫描检查部位的最小直径放置在相位编码方向上或扩大视场。

4. 截断伪影　在 MRI 信号发生突然跃迁时，在两个界面上可能发生信号振荡，沿频率编码方向上出现环形黑白条纹，被称为截断伪影。抑制和消除方法是：多采用增大矩阵的方法；或采用在傅立叶变换前对信号进行滤过的方法，此种方法有可能导致空间分辨率下降。

5. 部分容积效应　是由于扫描层面过厚，或病变较小并骑跨于扫描切层之间，周围高信号组织将其掩盖而形成的假影，被称为部分容积效应。解决方法是：①采用薄层扫描；②调整扫描位置。

6. 运动伪影　是由于人体生理性和自主性运动造成的伪影。消除方法是：①采用心电门控技术；②呼吸门控技术；③尽量减少检查时间；④在进行扫描检查前，应对患者进行训练，以得到患者的配合；⑤快速成像技术、改变矩阵、减少信号采集次数等。

7. 金属异物伪影　是由于患者身体上的抗磁性物质与铁磁性物质引起的。消除方法是：在患者进入扫描检查室之前，请他们仔细地检查一下身上的此类物质，并将它们去除掉。

四、磁共振成像的新进展

（一）并行采集技术

并行采集技术是指使用相控阵线圈、多个独立射频采集通道和线圈敏感曲线来减少扫描时间的一种快速扫描技术。目前有两大类技术：

1. 敏感编码（sensitivity encoded，SENSE）　并行采集技术利用相控阵线圈的空间敏感性信息，部分代替了传统费时的空间编码过程，通过增加 K 空间中的采样距离，表示为加速因子（reduce factor，简称 R），减少相位编码线数目，从而减少图像采集时间。SENSE 技术中由于 K 空间原有 K 值未变，所以能保持原有的空间分辨率和图像的对比度不变。当然，图像的信噪比会降低，减少到加速因子的平方根倍。SENSE 技术是一种基于图像的算法，在获得准确的敏感性校准图的基础上重组出的图像信噪比最优，但受 FOV 的限制，FOV 的设定时要充分考虑到不同方向扫描时的区域大小，避免由于组织超出 FOV 造成的卷折伪影。

2. 空间谐波（simultaneous acquisition of spatiall harmonics，SMASH）　并行采集技术 SMASH 技术是基于 K 空间算法的重组技术。如果有 n 个线圈单元，那么就有 n 个谐波信号，减少了相位编码线的数目，将扫描时间减少到原来的 1/n。临床上采用此技术的是西门子公司的 GRAPPA 技术，它只要求采集合适的 K 空间线，不受小 FOV 影响，允许小 FOV 成像，因此对心脏成像和骨科成像更有用。

（二）运动校正技术

为了控制在磁共振检查中出现的运动伪影，近几年出现了许多运动伪影校正技术，值得注意的两种方法就是螺旋桨技术（propeller）以及八分仪或叶型导航技术。

1. 螺旋桨技术（propeller） 全称是“周期旋转重叠平行线强化重建技术”。该技术采集以K空间原点为中心的多个矩形条带数据，每一个条带均在K空间中心区域采样，使人们可以对条带之间的相互位置、角度和相位空间不一致性进行校正。先根据校正测量指示，对无用的层面方向的运动数据加以抛弃；最后通过对低空间频率数据取平均的方法，进一步减少运动伪影的产生。目前，该技术主要用于两种场合。第一，应用于不能配合扫描检查的患者，如儿童和帕金森症患者，可以提供具有临床诊断意义的MRI图像。第二，改进了扩散MRI图像的质量。

2. 叶型导航技术 是一种改良的K空间轨道填充技术，它与相应程序结合，可以在最短的额外采集时间内，做到快速的数据在线校正、在线旋转和平移。

（三）弥散加权成像（DWI）

弥散为分子在媒介中的一种随机热运动，即布朗运动（Brownian motion）。当温度高于绝对零度时，所有分子均有布朗运动。

弥散加权成像（diffusion weighted imaging，DWI）是建立在人体组织微观流动效应的基础之上，利用人体内不同情况下水分子弥散程度的不同所造成的信号改变而进行的磁共振成像。

DWI是在常规SE序列基础上，在180°聚焦射频脉冲前后加上一个位置对称极性相反的梯度场。在梯度场作用下水分子扩散时其中的质子于横向磁化上发生相位分散，不能完全重聚，导致MR信号衰减，故形成了DWI上的异常信号。该过程受弥散系数和弥散梯度强度的影响。水分子在活体组织内的扩散与组织的空间结构有关。细胞膜、基底膜等膜结构的分布、核浆比以及胞质内大分子物质如蛋白质的分布均影响组织内水分子的扩散。病理状态下，细胞内外的大分子分布发生变化，以及膜结构的完整性遭到破坏，使其中水分子的扩散速度发生改变，从而形成DWI上信号异常。目前国内外的MR扩散加权成像主要应用于中枢神经系统疾病，可早期发现脑梗死，鉴别脑囊肿与肿瘤性病变，以及用扩散的各向异性来判断脑组织的病理状态。近年来扩散加权成像已经应用于肝脏、椎体、四肢关节、脊髓、前列腺、乳腺及子宫肿瘤中。

DWI的信号强弱与表观扩散系数（apparent diffusion coefficient，ADC）值有关，它们之间存在负指数函数关系，即ADC值增大，DWI信号降低（即高弥散区，水分子运动区）；反之，ADC值减小，则DWI信号增高（即低弥散区，水分子运动受限区）。如生物膜结构的阻挡和大分子蛋白的吸附作用在一定程度上限制了水分子的扩散，导致ADC值减小，DWI信号增高。

（四）弥散张量成像（DTI）

弥散张量成像（diffusion tensor imaging，DTI）是由弥散加权成像（diffusion weighted imaging，DWI）技术改进和发展而来的一项新型磁共振成像技术，可利用弥散敏感梯度从多个方向对水分子的弥散各向异性进行量化，从而反映活体组织内的细微结构。此技术在中枢神经系统的应用已日趋成熟。

（1）弥散各向异性：自由水的弥散是随机的，在不同方向上弥散程度相同，这种现象被称为各向同性（isotropy）；而在生物体组织结构中，水分子的弥散过程包括随机弥散、浓度梯度下的弥散、分子的跨膜弥散等，受到多种局部因素的限制，表现为单位体积内不同方向上分子弥散程度的总和各不相同，这种现象被称为各向异性（anisotropy）。水分子的各向异性与其所在介质的特定物理学排列特点或限制分子运动的障碍物的存在有关。在非自由的细胞间屏障或不规则的细胞形状存在的情况下，障碍方向上的分子弥散明显减少。大部分生物组织内水分子的弥散运动是各向异性的，获得了单位体积内的各向异性信息，即可研究生物体的细微解剖结构及功能改变。

（2）弥散张量：弥散运动不是平面内的过程，而是发生于三维立体空间中的。普通的弥散成像只用一个标量参数描述，即表观弥散系数，弥散程度的测量限制在平面内，往往低估组织的各向异性。弥散各向异性的研究进展起始于Basser等，引入的弥散张量（diffusion tensor）成像的概念，从三维立体的角度分解、量化了弥散各向异性的信号数据，使组织微结构的显示更加精细准确。由于各向异性的存在，弥散需要用张量（tensor，D）进行描述。弥散张量可显示为一个 3×3 的对称矩阵，可分解为 6 个矢量成分、3 个对角线成分 D_{XX} D_{YY} D_{ZZ}和 3 个非对角线成分 D_{XY} D_{XZ} D_{YZ}。还可应用“各向异性椭圆体”的概念进行解释，椭圆体 3 个主轴不等长，由大到小分别为 λ_1、λ_2、λ_3（即为弥散的 3 个本征值）。若 $\lambda_1=\lambda_2=\lambda_3$ 即为各向同性。扫描应用的梯度场方向越多，在椭圆体表面选取的点就越多，采样误差越小，各向异性的测量越准确。现阶段临床应用的 DTI 序列常采用 6～25 个方向（普通弥散加权成像仅应用 3 个正交方向）。

（3）平均弥散度（各向同性弥散系数）：其数值不受组织 T_1、T_2 时间的影响，只表现出组织内水分子的弥散特性。平均弥散度越大，组织自由水含量越多。

（4）弥散各向异性系数：弥散各向异性系数越大，组织的各向异性越强，组织结构排列越规律紧密。不同作者运用的各向异性系数各不相同。应用部分各向异性（faction anisotropy FA 值）的作者较多，原因有以下几点：①FA 值是不随坐标系旋转方向改变而改变的；②FA 图可提供较好的灰白质对比；③FA 图信噪比较高；④FA 值是组织的物理特性，在同一对象不同时间、不同对象间、不同成像设备获得的数值间具有可比性。

（五）磁共振波谱分析（MRS）技术

MRS 技术是一种无创伤检测体内化学成分的手段。MRI 信号的频率由磁旋比和原子核所处的磁场强度所决定，而这种磁场强度又由外加的磁场强度所决定。与此同时原子核也受自身周围电子与邻近原子核周围电子的作用，由于这些电子与外磁场的相互作用，导致原子核局部磁场强度的改变，此种现象被称为化学位移。

人体内不同化学成分的原子核，都以不同频率进行共振，产生不同的 MRI 波峰。利用化学位移的方法来研究分子结构，并对分子进行波谱定量分析，被称为波谱分析。波谱定量用两个参数，波峰的位置用 ppm 表示；而谱线所覆盖的、正比于原子核密度的面积表示磁共振信号的强度。MRS 技术要求采用较短的射频脉冲激励，然后再进行信号采集，最后将这种信号通过傅立叶变换成波谱。MRS 技术要求高场强和磁场均匀性较好的 MRI 系统。采用 MRS 技术可对人体内的肌肉、肝脏、脑、肾脏等进行代谢产物的研究。

（六）脑功能磁共振成像技术

大脑皮质微血管中血氧水平的变化，会引起局部磁场均匀性变化，从引起 MR 信号的变化，称之为血氧水平依赖性（BOLD）效应。当局部脑组织被激活时，将导致血红蛋白和脱氧血红蛋白的变化，和相应区域磁化率的变化。将这一变化记录下来，经处理后所得到的图像，被称为脑功能成像。由于脑功能区被激活时，该区域的血流量增加，但耗氧量增加不明显。又由于该区域的氧合血红蛋白和脱氧血红蛋白之间比例发生改变，导致在 T_2 加权像上，该区域的信号也随之发生变化。因为超高场强磁共振对局部磁化率变化的检测较为灵敏，再加上超高速成像技术等的应用，可显示较大范围的功能区，同时还能显示局部血流灌注情况。

（七）磁共振灌注成像（PWI）

磁共振灌注成像（perfusion weighed imaging，PWI）是一种反映微血管分布及毛细血管血流灌注情况的磁共振检查技术，用于评估局部组织活力及功能。常用方法为对比剂首过灌注成像技术。

对比剂首过灌注成像技术：经静脉团注对比剂后，当对比剂首次通过受检组织时，由于对比剂主要分布在毛细血管内，而毛细血管外间隙分布量很少，血管内外浓度梯度最大，引起局部微观磁场的均匀性发生改变，邻近氢质子的横向弛豫加快，T_2 缩短，表现为 T_2WI 上信号强度的下降。通过计算局部血管容量、平均通过时间、局部血流速度等数据来评估局部组织的灌注水平。

（秦　涛）

第三节　磁共振成像系统的操作方法

一、磁共振成像系统的安全性与检查禁忌证

磁共振检查已经成为一种主要的影像学检查手段。正确使用磁共振检查是安全、有效的。然而，它也是唯一一种可以立即造成患者损伤甚至死亡的成像形式。磁共振具有较高的静磁场。当一个铁磁性物质靠近磁体时，有两种形式的力产生：平移力和旋转力，均可造成严重的后果。因此，应严格禁止把铁磁性物质带入扫描室。

体内有植入物和磁或电触发装置的患者进入扫描室会造成严重的损伤。任何进入扫描室（或超过5高斯线）的人都应接受经过培训的MR技师的检查。

1. MRI检查的禁忌证　①带有心脏起搏器、疑有眼球金属异物、动脉瘤用银夹结扎术后患者；②检查部位存在不可卸除的金属物者；③病情危重并带有生命监护和维持系统者；④癫痫发作状态患者；⑤幽闭恐惧症患者。

2. MRI检查的相对禁忌证　①无法控制或不自主运动者、不合作者；②怀孕3个月以内者；③高热或散热障碍者；④体内非检查部位有金属物者（如假牙、内固定器、宫内避孕环）。

以上人员慎做MRI检查，如需MRI检查，应事先向患者（或家属）做好解释说明工作，及采取相应必要的措施（药物控制、尽可能去除金属异物等）后再行MRI检查。

二、磁共振扫描检查前准备工作

在磁共振扫描前患者的准备工作应根据扫描部位和扫描方式来定，这里只介绍常规准备工作。

（1）为防止患者将灰尘带进磁共振机房，患者在磁共振检查前应更换衣服和鞋子。

（2）为了解除患者的思想顾虑和紧张情绪，在磁共振扫描前应向患者做好解释工作。

（3）为了防止产生异物伪影，在扫描前请患者或帮助患者除掉检查部位的饰物、异物及全身的金属物。

（4）在进行胸、腹部磁共振扫描前，应做好患者的呼吸训练工作，以减少由于患者呼吸而产生的移动伪影，并确保扫描层面的准确性。

（5）对昏迷和不合作的患者，可适当给予镇静剂，特殊情况下应给予麻醉剂。

三、磁共振成像系统的操作规程

在使用磁共振机以前，使用人员应详细阅读磁共振机操作手册，并熟悉磁共振机的性能和结构。磁共振机操作规程如下：

1. 开机　将磁共振机开关闭合，给磁共振机各系统接通电源。接通电源后，磁共振机进行自检。在磁共振机自检时，禁止按任何按键和移动鼠标。在磁共振机自检完成后，根据监视器屏幕上的提示进行下一步操作。

2. 清磁盘　磁盘是图像储存的重要工具。它的储存空间是有限度的，为了确保扫描工作不受影响，在对患者扫描前，应首先访问一下磁盘，了解一下磁盘存储的剩余空间是否够用。如果不够用，应将处理过的图像数据删除。

3. 扫描检查　医技人员应根据临床医师所开申请单的项目和扫描技术要求对患者进行磁共振扫描检查。

4. 关机和切断电源　在每日工作完成以后，按照磁共振机关机程序进行关机，并切断磁共振扫描机的电源。

四、患者进行磁共振扫描检查的操作程序

1. 患者资料的输入　在对患者进行磁共振扫描之前应将患者的姓名、性别、年龄、出生年月日、

体重、磁共振号、住院号、普通 X 线检查号和 CT 检查号等资料输入到磁共振扫描仪内的计算机上。

2. 患者的检查体位　患者的体位应按照磁共振扫描申请单上所要求的扫描部位、操作人员所采取的扫描方法而定。其原则为：患者被合理地安置在扫描床上，在不影响扫描要求的前提下，应尽量使患者感到舒适。患者体位安置方法：利用检查床旁的操作台和（或）扫描架上的操作键，将检查床升高到扫描高度，将患者送到预定的扫描位置上。应打开定位灯对人体的扫描部位进行标志，在进行某些部位磁共振扫描时，还可使用如头架、膝关节托、固定软垫、头部及体部固定带等定位辅助工具。

3. 确定扫描范围　常采用以下两种方法确定扫描范围：①先扫描一张定位片，在定位片上划出磁共振扫描的起点与终点；②在摆体位时，用定位指示灯直接从患者体表上定出扫描的起点位置。应尽量将扫描范围包括在所选线圈内。

4. 磁共振扫描　按临床与诊断要求选择冠状位、矢状位或横断位等位置对患者进行扫描检查。

5. 数据储存　将磁共振扫描所获得的影像数据储存到长期存储器。

五、图像显示与摄片

磁共振扫描图像在送交医师出诊断报告之前，应根据诊断的需要进行各种图像的处理或测量。由于计算机功能软件的不断开发，磁共振图像的后处理功能也越来越多，下面简单介绍几种与图像显示有关的图像后处理功能以及图像显示技术。

1. 窗口技术和图像缩放技术　选择适当的窗宽和窗位是数字图像后处理工作中的一项重要内容。为了得到较清晰的磁共振扫描图像，清晰地显示病灶，应正确地选择和运用窗口技术。并根据临床与诊断要求对图像进行适当的缩放处理。

2. 图像重建　为了观察病灶组织结构的形态、大小、范围、与相邻组织间的关系，需对所获信息进行图像重建。

3. 黑白反转与方向旋转、三维图像重建、多平面重组图像　图像黑白反转与方向旋转可按磁共振指令进行，也可在激光打印机上进行。三维图像重建与多平面重组图像请参阅“三维重建”的内容。

4. 摄片　用激光打印将磁共振扫描图像打印在胶片上。患者的所有磁共振扫描图像用一份胶片进行总结，供医师对患者的病情进行研究。

磁共振胶片上的图像质量，除与冲洗和摄片因素有关外，还与荧屏图像处理、显示技术有关。在摄片时应注意以下几个问题：

（1）窗宽、窗位：应根据病变情况和要观察的内容，选择合适的窗宽与窗位。

（2）按磁共振扫描顺序进行图像排列和摄片，以利于保持一个整体的概念。

（3）不要将平扫和增强扫描的图像进行交叉排列，应分别按其扫描顺序进行图像排列，以便系统分析。

（4）应将局部病灶进行放大、测量、重建的图像布置在序列图像的后面。

（5）图像幅式应大一点，过小将影响观察效果。幅式组合应简单化，图像太复杂将影响其美观。

（李　宇）

第十章

呼吸系统疾病的 MRI 诊断

第一节　鼻及鼻窦

一、概述

（一）适应证

外鼻及鼻腔基本上可由临床直接查见，但鼻窦及其周围深在的结构则有赖于影像学检查，MRI 具有较好的软组织分辨率，可较好反映软组织的特性，有时可区分积液的性质，区别炎症与肿瘤，鉴别纤维瘢痕与肿瘤复发；另一方面，MRI 多平面成像可同时显示鼻和鼻窦与周围结构，如眼眶、翼腭窝、颞下窝、颅底和颅内情况，能清晰地勾绘出病变的侵犯范围，提高对病变的定位、定量和定性能力。但 MRI 对骨及钙化的显示不如 CT。

1. 先天异常　如鼻腔闭锁，鼻中线囊肿，脑膜或脑膜脑膨出等。

2. 外伤　MRI 对骨折显示较差，故急性外伤患者不能配合者优先考虑 CT，但 MRI 可显示黏膜的肿胀，鼻窦积血，软组织挫伤等。

3. 炎症　如鼻窦急慢性炎症，肉芽肿性炎症，炎性息肉等。

4. 肿瘤及肿瘤样病变　如囊肿，良性乳头状瘤，血管瘤，神经鞘瘤，脑膜瘤，骨瘤，骨纤维异常增殖症，软骨瘤，鼻腔癌肿，上颌窦癌肿，筛窦及蝶窦癌肿等，MRI 可明确肿块属囊性或实性，区别病变为膨胀性或侵袭性，但良恶性病变的 MRI 信号改变无特异性，确诊需病理组织学检查。

（二）MRI 检查方法与技术

1. 注意事项　鼻及鼻窦与牙齿邻近，因此行该部位 MRI 检查前必须去掉假牙，对不能去掉假牙的患者，一般不能行 MRI 检查。

2. 线圈及序列　鼻及鼻窦检查通常采用头颅线圈，一般层厚 5mm，特殊结构如检查窦口鼻道复合体时用 2～3mm 薄层扫描，扫描范围应包括硬腭至额、筛窦平面。序列包括 T_1 及 T_2 加权像，一般来说 T_1WI 显示解剖结构较清楚，而 T_2WI 显示病变特性较好。在 T_1WI 像炎症、肿瘤、纤维瘢痕信号差别不大，在 T_2WI 则炎症信号较肿瘤为高，纤维组织仍为低信号，有利于病变的区别。

3. 扫描平面的选择　MRI 多平面成像能较好地显示病灶的范围及其与邻近组织结构的关系。横断面是最常用的检查平面，冠状面则显示上下窦壁及病变上下方的延伸情况较好，可根据所观察的结构不同选择不同的扫描层面，一般鼻腔疾病用横断面加冠状面；显示额窦、上颌窦及筛窦可采用横断面加冠状面，显示蝶窦病变用矢状面加冠状面较好。

4. 增强扫描　多数鼻窦肿瘤属少血管病变，强化不明显，但炎症病变强化较肿瘤明显，增强扫描有助于区别肿瘤与炎症，清楚地显示肿瘤的侵犯范围。此外，增强扫描对肿瘤颅内侵犯的显示更清楚，可较好地显示肿瘤沿神经孔播散及海绵窦侵犯，并可确定有无脑内侵犯；对手术及放疗后患者，增强扫描尚有助于鉴别肿瘤复发与纤维瘢痕。

(三) 正常 MRI 影像表现 (图 10－1)

1. 外鼻及鼻腔　外鼻由鼻骨和鼻软骨以及附着的皮肤、肌肉等组成，呈上窄下宽的三棱锥形，突出于面部正中，鼻骨位于上部，软骨位于下部，鼻腔前庭由鼻翼围成，MRI 图像上鼻骨 T_1 及 T_2 加权像均为低信号，软骨呈软组织信号。

鼻腔由鼻中隔分为左右两半，前通鼻前庭，后达鼻咽腔，顶为筛骨筛板，底为硬腭，呈顶窄、底宽的狭长腔隙，鼻中隔为鼻腔的内侧壁，前段为软骨，后段为骨质。鼻中隔常见弯曲或偏移，鼻腔侧壁附着上、中、下鼻甲，鼻甲下方的裂隙为鼻道，与鼻中隔两旁的总鼻道相连。

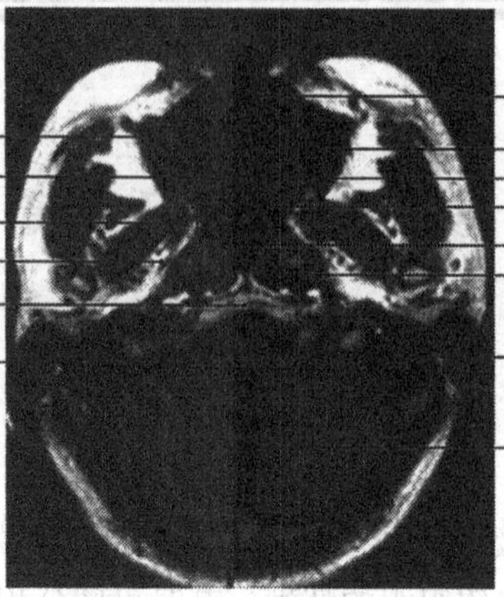

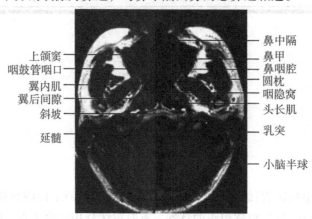

图 10－1　鼻腔、鼻窦正常 MRI T_1WI 表现

MRI 图像上外鼻及鼻腔气道含空气，不产生信号，呈黑色。鼻甲及鼻腔黏膜在 T_1WI 及 T_2WI 均为中等信号，增强扫描后鼻甲及鼻腔黏膜由于富含血管而明显强化。显示鼻甲与鼻道的关系以冠状面最好。

2. 鼻窦　由于鼻腔内气体在 MRI 图像上呈低信号，鼻窦骨壁皮质骨亦呈黑色线带状，二者很难区分，因此鼻窦主要由中等信号强度的黏膜层衬托而显示。注射 Gd－DTPA 后，黏膜明显强化。额窦及上颌窦周围的松质骨内有骨髓组织，则呈高信号，脂肪在 T_1WI 为高信号，肌肉在 T_1 及 T_2 加权像均为中等信号。

(1) 上颌窦：上颌窦位于鼻腔双侧的上颌骨体内，呈三角锥体，内侧壁为鼻腔外侧壁，其上后区有骨缺口为窦腔开口，通入中鼻道，其后缘为眶下裂，窦顶壁为眶底壁，其后缘为眶上裂，窦底为上颌牙槽突，上颌窦前壁骨质较厚，后外侧壁骨质较薄，后方与蝶骨翼突之间有一狭长裂隙称翼腭窝，其内脂肪层为识别肿瘤有无累及上颌窦以外的标志。

上颌窦窦腔大小、形态与年龄有关，并有个体差异，窦腔内壁不完全间隔或嵴突较为常见，偶见窦腔内完全性骨隔致窦腔分离。

MRI 横断面可清楚显示上颌窦前后壁和内侧壁，冠状面对眶底、筛窦与上颌窦分界及上颌窦底显示最清楚。

(2) 筛窦：位于眼眶内侧的筛骨中，一般左右对称，顶壁的筛板构成前颅窝底，外侧纸板即眼眶内侧壁，筛窦内侧壁附着上中鼻甲和钩突，参与构成鼻腔上部的外侧壁，每侧筛骨内有数量不等的筛窦气房，一般以基板为界将气房分为前后两组，前组筛窦气房小而多，开口于中鼻道，后组筛窦气房大而少，开口于上鼻道，筛窦气化发育常有变异，有的中鼻甲、钩突及筛骨垂直板可有气化。

MRI 横断面可较好显示前后组筛窦以及与眶内结构的关系，冠状面显示筛窦、上颌窦与中鼻道的关系较好。

(3) 额窦：位于额骨中，双侧额窦间有薄骨板分隔，额窦前壁较厚，后壁较薄，形成前颅窝的前壁。正常额窦大小、形状变异较大，有的单侧或双侧发育小或不发育，有的可过度气化，形成多房腔或向外周扩展。

MRI 横断面显示额窦前后壁较清楚，冠状及矢状面则显示额窦与筛窦、前颅窝及眼眶的关系较明确。

(4) 蝶窦：位于蝶骨内，4 岁后开始气化，两侧多不对称。蝶窦发育程度差异较大，气化差者可完全不气化，大多数窦腔位于蝶鞍前和下方，少数可扩展至鞍背、蝶骨大、小翼、翼突、枕骨斜坡等。蝶窦开口于前上壁，通入上鼻甲后方的蝶筛隐窝。蝶窦前接后组筛窦，前上方与视神经管相邻，上方为鞍底，两侧上外方为海绵窦，蝶窦底与鼻咽顶相邻，后方为枕骨斜坡。

MRI 横断面观察蝶窦与筛窦及眼眶关系较好，冠状面显示蝶窦及鼻咽顶、蝶鞍区关系最好。

3. 窦口鼻道复合体（Ostiomeatal Unit or Complex）　位于鼻腔侧壁的窦口鼻道复合体的解剖对鼻窦炎的发生、发展和治疗有密切关系，其通气和引流障碍是发生鼻窦慢性炎症的主要原因。这一区域的解剖对功能性鼻内窥镜手术很有帮助。一般用冠状面薄层（2～3mm）显示较清楚，其结构包括：

(1) 筛泡：在中鼻道外侧壁上，为中组筛窦气房的圆形隆起，向下通筛漏斗或向内进入中鼻道。

(2) 筛漏斗：为一弧形腔道，位于筛泡之下钩突外下方，其外侧壁即眼眶内下缘，下端通上颌窦，接受前组筛窦、半数额窦及上颌窦后部的引流，再经半月裂进入中鼻道。

(3) 半月裂：为钩突上方与筛泡下方之间的弧形裂口，为筛漏斗通向中鼻道的裂口。

(4) 钩突：为中鼻道前外侧壁上镰刀形薄骨板，其上缘游离成半月裂内侧壁。

(5) 上颌窦自然开口：位于上颌窦内侧壁后上部，钩突后方，上颌窦可经此窦口进入中鼻道。

在 MRI 冠状面图像上，筛窦区上有筛泡，下有筛漏斗气房，两者间内侧壁为半月裂，筛漏斗内侧壁为钩突，外侧壁为眶内下壁，下端通向上颌窦，在较后层面可见上颌窦开口于内侧壁上部。

影响鼻窦引流的解剖变异常见有筛泡过大、中鼻甲气房（泡状鼻甲）、钩突气房、眶下气房（Haller 气房）、钩突外偏、中鼻甲反向等，以上解剖变异可致窦口阻塞引起阻塞性鼻窦炎。

二、鼻窦炎症（Paranasal Sinusitis）

（一）概述

鼻窦炎是最常见的鼻疾病，按其病因可分为过敏性、化脓性及肉芽肿性三大类；按其发展过程可分为急性和慢性。

急性化脓性鼻窦炎（acute suppurative sinusitis）常是上呼吸道炎症的表现之一，多继发于急性鼻炎。慢性化脓性鼻窦炎（chronic suppurative sinusitis）多由急性炎症反复发作未愈、迁延所致。上颌窦发病率最高，其次是筛窦，常为多发性，若一侧或双侧各鼻窦均发病者，称全鼻窦炎（Pansinusitis）。

（二）病理

急性期：基本病理改变为黏膜充血、肿胀，炎性细胞渗出、浸润及脓性分泌物产生。黏膜肿胀常使窦口阻塞，分泌物滞留，少数可发生骨髓炎或眶内、颅内并发症。慢性期：主要病理改变有黏膜肥厚或息肉变性型、黏膜萎缩型及乳头状增生型。黏膜慢性炎症充血肿胀，腺体增生和新生血管可致黏膜肥厚形成息肉或囊肿，窦腔内有脓性分泌物潴留，窦壁骨质硬化增厚，久后黏膜纤维化以至萎缩。

（三）临床表现

局部症状：鼻塞、多脓涕、头痛及局部疼痛，部分病例出现嗅觉减退或消失，部分视力受影响。

全身症状：畏寒、发热、食欲不振及周身不适等。

鼻镜检查：鼻甲肥大，中鼻道或嗅裂有分泌物或脓液，慢性期中鼻甲息肉样变和鼻内息肉。

（四）MRI 表现（图 10－2）

(1) 鼻甲肥大，鼻窦黏膜增厚，增厚的黏膜多与窦壁平行，T_1WI 为等信号，T_2WI 为高信号，如黏膜水肿显著则可呈分叶状息肉样肥厚。

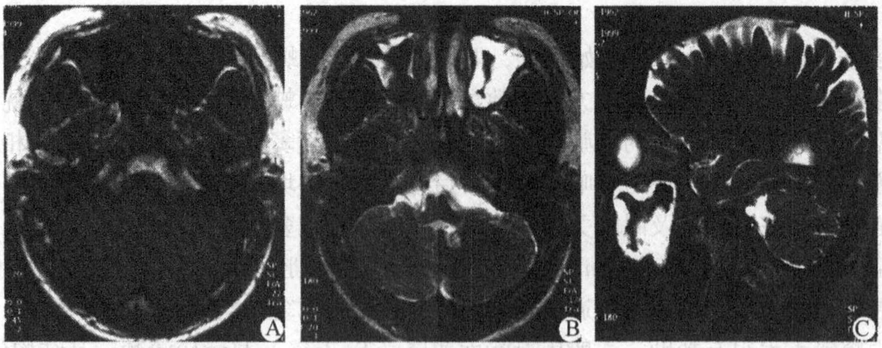

图 10-2　双侧上颌窦炎，男性，38 岁。双侧上颌窦黏膜不规则增厚，以左侧为重。T_1WI（A）信号略低于肌肉，T_2WI（B、C）呈明显高信号

（2）窦内分泌物潴留，呈现气液平面，并可随体位变动。急性期窦腔内渗出液为浆液，含蛋白等有形成分较少，T_1WI 低信号，T_2WI 高信号，高于黏膜；若蛋白含量较高（5%～25%），则 T_1WI 为等或高信号，T_2WI 为高信号。

（3）增强扫描，慢性期窦壁黏膜可呈轻到中度强化，而窦腔内分泌物无强化。

（4）骨壁改变，急性期窦壁骨吸收，慢性期窦壁骨质增厚、硬化，但无骨质破坏。

（五）诊断要点

（1）有上呼吸道炎症症状或反复发作的急性鼻窦炎病史。

（2）临床表现有鼻塞、脓涕、鼻源性头痛等症状。

（3）MRI 示鼻甲肥厚、鼻窦黏膜增厚、窦腔内积液、气液平面等。

（六）鉴别诊断

（1）肉芽肿性炎症。

（2）鼻窦肿瘤。

三、鼻窦黏液囊肿（Mucocelcs）

（一）概述

黏液囊肿系由鼻窦开口阻塞、窦内分泌物长期潴留致窦腔膨胀扩大形成囊性肿块。本病最常发生于额窦和筛窦，少数见于上颌窦和蝶窦，一般单侧。

（二）病理

引起窦口阻塞的原因有：①慢性炎症；②外伤和手术后骨质增生或瘢痕；③良、恶性肿瘤；④解剖变异。囊肿壁即为鼻窦黏膜，黏膜上皮化生，黏膜下炎性细胞浸润，囊内液体一般为淡黄稀薄浆液、棕褐色稠厚黏液或咖啡色混有血样物质，如有感染变为脓性，称脓囊肿，窦壁骨质膨胀变薄。

（三）临床表现

（1）病程进展缓慢，膨胀性生长，早期可无症状，增大后压迫窦壁可引起疼痛。

（2）囊肿突入眶内则出现眼球突出、眼球移位、视力障碍等。

（3）局部膨隆或触及有弹性肿块，额窦及筛窦分别位于额窦底及内眦部。

（4）鼻腔检查：额、筛窦囊肿突向中鼻道呈一隆起。蝶窦囊肿后鼻镜检查鼻咽顶壁向下突出，上颌窦囊肿可见下鼻道外侧壁向鼻腔内移位。

（四）MRI 表现

（1）多见于筛窦及额窦。

（2）窦腔呈类圆形膨胀扩大，有环形均匀薄层囊壁包围。

（3）囊内液体信号取决于囊液中的蛋白含量、水含量和水化状态以及黏稠度，如含黏蛋白不太多，

含水较多而黏度较低则 T_1WI 为中等信号，T_2WI 为高信号；若含黏蛋白较多时 T_1 及 T_2 加权像均为中等或高信号；若水分吸收，囊内分泌物十分黏稠时，T_1WI 及 T_2WI 均为低信号。增强扫描后囊壁增强。

（4）窦壁弧形变薄或外移，向外膨隆，但无虫蚀样破坏。

（5）囊肿侵犯眼眶致眼球突出、移位，眼外肌、视神经受压移位。额窦黏液囊肿常先向眼眶内上方扩展。筛窦囊肿易向眶内壁及鼻腔顶部膨隆。

（五）诊断要点

（1）本病多见于筛窦及额窦。

（2）临床早期无症状，囊肿较大时可引起头痛，常在额窦底及内眦部隆起。

（3）MRI 示窦腔膨胀扩大，窦壁变薄，囊内液体信号与其内部成分有关，增强扫描囊壁强化。

（六）鉴别诊断

（1）鼻窦肿瘤。

（2）眼眶肿瘤。

四、黏膜囊肿

（一）概述

黏膜囊肿多见于上颌窦，为黏膜腺体分泌物在腺泡内潴留而形成，又称黏膜潴留囊肿（mucous retention cyst）。

（二）病理

黏膜囊肿可单发或多发，一般较小，不充满窦腔，类圆形，囊肿壁较薄，囊内可为浆液或黏液。黏膜下积液形成的黏膜下囊肿并非真正囊肿，但外形似囊肿，常呈基部位于窦底的半球形或球形肿物，内含血浆。

（三）临床表现

（1）平时无症状，常在检查中偶然发现。

（2）偶有头痛，有时囊肿自行破溃从鼻腔中流出黄色液体。

（3）鼻腔检查正常。

（四）MRI 表现（图 10－3～10－4）

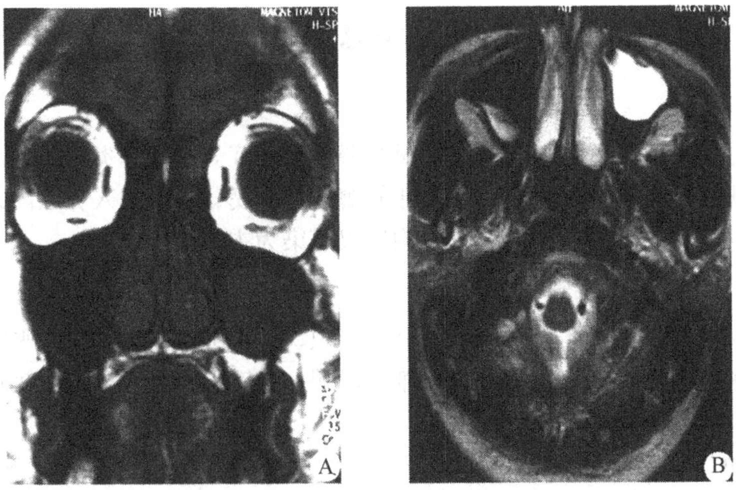

图 10－3　左侧上颌窦囊肿，男性，48 岁。左侧上颌窦内可见圆形肿物，自上颌窦的底壁向上突入窦腔，其内信号均匀，T_1WI（A）呈略低信号，T_2WI（B）呈高信号，边缘光滑锐利。右侧上颌窦外侧梭形略高信号影为局部黏膜增厚

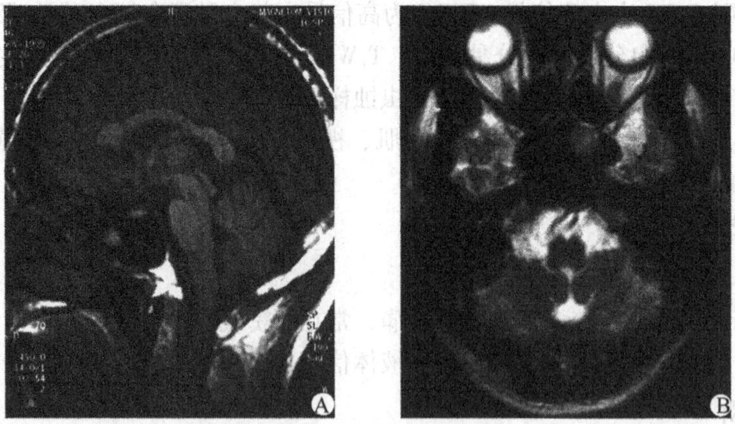

图 10-4 蝶窦黏膜囊肿，男性，64 岁。蝶窦内圆形肿物，自前壁突入窦腔，T_1WI（A）信号稍低，T_2WI（B）信号稍高、均匀，边缘光滑锐利

（1）多见于上颌窦等大窦腔，常多发。

（2）囊肿一般较小，呈小结节形或呈广基位于窦底的半球形或球形（黏膜下囊肿），信号均匀，边界清楚。

（3）黏膜潴留囊肿 T_1WI 呈略低、中等或高信号，T_2WI 为高信号。黏膜下囊肿 T_1WI 呈略低信号，T_2WI 为高信号。

（4）增强扫描无强化。

（5）个别囊肿较大可占据整个窦腔。

（五）诊断要点

（1）多见于上颌窦内。

（2）常无症状，偶尔从鼻腔内流出黄色液体。

（3）MRI 表现为窦腔内小结节影或广基的半球形影，T_1WI 略低或中等信号，T_2WI 高信号，增强扫描无强化。

（六）鉴别诊断

本病诊断不难，需与上颌窦息肉鉴别。

五、鼻及鼻窦息肉（Polyp）

（一）概述

本病为一常见病。病因多倾向于变态反应和鼻黏膜慢性炎症。慢性鼻炎、鼻窦炎的脓性分泌物长期刺激使鼻黏膜发生水肿和肥厚而形成息肉。多见于筛窦和上颌窦，且易进入鼻腔内，常多发累及双侧鼻窦。过敏性息肉主要见于鼻甲及嗅区，后鼻孔息肉则以感染为主。

（二）病理

大体观息肉呈大小不等的质软、半透明状水肿样组织块。镜下息肉为一高度水肿的结缔组织，组织间隙明显扩大，有嗜酸细胞、中性粒细胞和淋巴细胞浸润；电镜下鼻息肉组织中血管和腺体均无神经支配，腺体扩张，血管通透性增加。

（三）临床表现

（1）持续性鼻塞、嗅觉减退、闭塞性鼻音等。

（2）头痛、分泌物增多等鼻窦炎症状。

（3）后鼻孔息肉可致呼气时鼻阻塞感。

（4）鼻镜检查示一个或多个表面光滑、灰色或淡红色如荔枝肉状半透明肿物，柔软无痛，一般不易出血。

（四）MRI 表现

1. 鼻窦炎伴鼻息肉　最常见，鼻息肉多起自筛窦和上颌窦。MRI 表现为中鼻道或鼻腔上部软组织肿块，并鼻窦黏膜增厚，窦腔内分泌物。若鼻腔息肉充满鼻腔可致鼻中隔偏移、鼻腔膨大，向前可扩展至鼻腔前庭，向后延伸至鼻咽腔内。筛窦亦可扩大，部分筛房间隔破坏。MRI 示息肉的增厚黏膜及分泌物均为 T_1WI 中等信号，T_2WI 高信号，难以区分其病理类型。

2. 局限于鼻窦内息肉　较少见，多见于上颌窦内，MRI 表现为窦腔内单个或多个结节状肿块，信号均匀，T_1WI 为中等信号，T_2WI 为高信号，附着于窦壁，如肿块有蒂则较典型。

3. 鼻窦及后鼻孔息肉　常见于青少年，多来自上颌窦，MRI 示一侧后鼻道及鼻咽腔单发软组织肿块，边缘光滑，有蒂经窦口与上颌窦相连，病侧上颌窦内亦有息肉样组织充满，T_1WI 低或中等信号，T_2WI 高信号。

4. 出血性息肉　最常见于上颌窦，MRI 示 T_1WI 出血灶表现为高信号，窦腔扩大，多伴有窦壁骨质吸收破坏，由于此类息肉有增生的血管，增强扫描后有不同程度强化。

（五）诊断要点

（1）本病多由过敏及慢性炎症所致：过敏性息肉主要见于下鼻甲，后鼻孔鼻息肉则以感染为主。

（2）临床表现为持续性鼻塞等，鼻镜检查有帮助。

（3）MRI 表现为鼻窦炎伴鼻息肉，局限于鼻窦内息肉、鼻窦及后鼻孔息肉，息肉 T_1WI 为中等信号，T_2WI 为高信号，若 T_1WI 为高信号则提示出血。

（六）鉴别诊断

1. 鼻腔鼻窦恶性肿瘤　出血性息肉信号不均匀，且常伴有骨质吸收破坏，需与恶性肿瘤鉴别。但一般息肉引起的骨质破坏多为压迫性，可致膨隆移位，软组织肿块边缘多较光滑，与恶性肿瘤浸润性生长及破坏有所不同。

2. 鼻咽纤维血管瘤　为鼻咽部常见的良性肿瘤，多在鼻腔后部及鼻咽部，需与鼻窦及后鼻孔息肉鉴别，MRI 两者往往相近，但增强扫描后纤维血管瘤有明显的强化，此外鼻镜检查有助于鉴别。

3. 鼻腔内翻性乳头状瘤　此病形态及 MRI 信号与息肉类似，不易鉴别，一般需病理检查鉴别。

六、鼻腔癌（Nasal Cavity Carcinoma）

（一）概述

鼻腔与鼻窦恶性肿瘤约占全身恶性肿瘤的 1%～2%，占耳鼻咽喉部恶性肿瘤的 20% 左右。癌多于肉瘤，男性多于女性，男女之比为（1.5～3.0）：1，癌肿多发生于 40～60 岁，肉瘤则多见于青年人。鼻腔恶性肿瘤多继发于鼻窦，原发于鼻腔者较少，晚期难以分辨何处为原发。

（二）病理

鼻腔癌起源于黏膜上皮或腺上皮，多数为鳞状细胞癌，少数为腺癌、未分化癌等。鳞癌组织学上分为角化型和非角化型，分化程度由高到低均可见到。

角化型鳞癌细胞角化明显，可见细胞间桥和角化珠，细胞核大、深染、多形，呈不规则条索或巢状。非角化型鳞癌细胞呈大小不等的实性巢，细胞大小一致，核大。疣状鳞癌易直接累及邻近组织。

（三）临床表现

（1）早期有一侧鼻塞，初为间歇性，后为持续性。

（2）鼻涕带血，脓血涕或鼻衄。

（3）一侧嗅觉减退或消失。

（4）头胀、头痛。

（5）晚期肿瘤侵入鼻窦、眼眶，表现为鼻窦恶性肿瘤症状。

（6）鼻镜检查见鼻腔新生物呈菜花状，表面常有溃疡及坏死组织，易出血。

（四）MRI 表现

本病大多数病例可由临床查见鼻内肿物经病理确诊。MRI 可同时显示鼻腔、鼻窦及其周围组织结构改变，确定肿瘤侵犯部位及范围，为临床确定治疗方案和随访提供重要依据。

（1）鼻腔内局部软组织增厚或肿块，早期可无骨质破坏，其信号强度 T_1WI 等信号，T_2WI 高信号，与鼻腔黏膜相似，差别不明显，易被忽视。注意重 T_2 加权像肿瘤信号常较黏膜信号低。

（2）肿瘤增大可填充整个鼻孔，鼻甲破坏，鼻中隔消失，T_1WI 等信号，可见一些略低信号坏死区，T_2WI 肿瘤仍为中等或稍高信号，坏死部分为散在高信号。

（3）骨质破坏，以侵犯上颌窦内侧壁最常见，MRI 显示骨质破坏不如 CT 清楚。

（4）增强扫描后肿瘤轻度强化，鼻甲黏膜强化明显。

（5）肿瘤侵犯邻近结构：向前侵犯鼻腔前庭，向后侵入后鼻孔和鼻咽，向内侵入对侧鼻腔，向下破坏硬腭，向上侵犯筛窦进入眼眶和颅内，向外侵入上颌窦。

（五）诊断要点

（1）本病临床表现特点为一侧鼻塞、鼻涕带血等，鼻镜检查可见鼻腔新生物，易出血。

（2）MRI 表现为鼻腔内局部软组织肿块并骨质破坏，并侵犯邻近结构。

（六）鉴别诊断

（1）鼻部恶性肉芽肿：该病变的 MR 信号强度改变以及邻近结构的侵犯情况均不易与鼻腔恶性肿瘤区分，最后诊断靠病理组织学检查。

（2）鼻部血管纤维瘤：此病 T_1WI 为等信号，T_2WI 为高信号，增强扫描后明显强化，与鼻腔癌不同。

（3）鼻腔良性肿瘤：鼻腔癌早期尚未引起骨质破坏，与鼻腔良性肿瘤在信号强度上较难区别，需病理组织检查。

（4）邻近结构的病变侵入鼻腔：鼻咽、上颌窦、筛窦、蝶窦等部位的恶性肿瘤向鼻腔侵犯时，也可致鼻腔的填塞及鼻甲、鼻中隔等组织破坏，与本病不易区分，但上述病灶的中心不在鼻腔，且最早的临床症状为非鼻源性，最后诊断需病理组织确诊。

七、上颌窦癌（Cacinama of Maxillary Sinus）

（一）概述

上颌窦恶性肿瘤是最常见的鼻窦恶性肿瘤，占鼻窦恶性肿瘤的 4/5，以鳞状细胞癌多见，其次是腺癌、囊腺癌、未分化癌等，肉瘤较少见，多为淋巴肉瘤。本病因部位隐蔽，难以早期发现，就诊时多属晚期，一般预后较差。

（二）病理

同鼻腔癌。

（三）临床表现

（1）早期肿瘤较小，常局限于窦腔内，多无明显症状，偶有鼻道血液排出或涕中带血。

（2）一侧鼻腔排出脓血性鼻涕，恶臭，经久不愈为一重要症状。

（3）鼻塞，多为一侧性。

（4）随肿瘤发展，可出现面颊部、鼻部畸形，眼部症状等，如侵及眶下神经，出现面部疼痛及麻木，侵犯牙槽出现磨牙疼痛和松动。

（四）MRI 表现

（1）上颌窦内不规则软组织肿块或黏膜不规则增厚，T_1WI 为等信号，T_2WI 中等稍高信号，当肿瘤较大时可致整个窦腔被瘤体取代，其内可见坏死、囊变区，T_1WI 呈低信号，T_2WI 高信号，高于实性肿瘤部分。

（2）90% 以上患者有不同程度骨质破坏，最常见为破坏内侧壁并伴鼻腔外侧壁或鼻腔内软组织肿块。MRI 显示骨质破坏不如 CT 敏感。

（3）肿瘤向周围浸润，侵犯眼眶、筛窦等，如上颌窦后方脂肪被肿瘤占据，则表明肿瘤侵入颞下窝和翼腭窝。

（4）增强扫描后肿瘤呈轻到中等度强化，其中囊变、坏死区不强化。

（五）诊断要点

（1）临床表现特点为一侧鼻塞，鼻腔排出脓血性鼻涕。

（2）MRI 示上颌窦内不规则软组织肿块并窦壁骨质破坏。

（六）鉴别诊断

（1）上颌窦囊肿：上颌窦囊肿一般边界清楚，无骨质破坏，增强后不强化，可与上颌窦癌鉴别。

（2）上颌窦良性肿瘤：当上颌窦癌早期尚无骨质破坏时，与良性肿瘤在信号强度上接近，较难鉴别。

（3）上颌窦肉芽肿性炎症。

（姜志英）

第二节　咽喉部

一、概述

（一）适应证

1. 先天性异常　包括鼻咽部狭窄、先天性喉蹼或喉膈、先天性声门下狭窄。

2. 炎症病变　扁桃体周围脓肿、咽旁间隙感染、咽后脓肿、椎前间隙脓肿、急性会厌炎及鼻咽增殖体肥大等。

3. 囊肿性病变　如鳃裂囊肿、甲状舌管囊肿、会厌囊肿、皮样囊肿等。

4. 良性肿瘤　鼻咽纤维血管瘤、神经鞘膜瘤、脑膜瘤、乳头状瘤、腺瘤、淋巴管瘤、畸胎瘤、脊索瘤、颅咽管瘤等。

5. 恶性肿瘤　鼻咽癌、鼻咽部恶性淋巴瘤、鼻咽部肉瘤、扁桃体癌、软腭癌、喉癌、舌癌等。

总之，由于 MRI 多平面成像，良好的软组织对比度，没有骨质伪影等，其定位较准确、清楚，但由于良恶性病变缺乏特异性 MRI 信号特征，因此特异性诊断较差，对良恶性病变的诊断需病理确诊。

（二）检查方法与技术

1. 鼻咽部　采用标准头部线圈。横断面为最常用的成像平面，一般扫描平面平行于硬腭，扫描范围包括硬腭下 1cm 至蝶鞍平面，层厚 5～6mm，特殊病灶较小时可选用 2～3mm 薄层扫描。

在横断面的基础上加扫矢状面或冠状面，一般冠状面有利于显示病灶经颅底向颅内侵犯的情况；矢状面则有利于显示鼻咽顶后壁病灶。常规采用 T_1 及 T_2 加权像，由于肿瘤的 T_1 与 T_2 弛豫时间长，脂肪的 T_1 值短而 T_2 值中等长，肌肉 T_1 值长而 T_2 值短，因此 T_1 加权像病灶与脂肪的信号差别最大，对比较好，而 T_2 加权像病灶与肌肉组织对比度最好。脂肪抑制技术可消除高信号脂肪对病灶的遮掩作用。梯度回波、快速 SE 序列可大大缩短成像时间，减少吞咽和呼吸伪影的影响。对可疑肿瘤侵入颅内或可疑血管性病变，确定肿瘤的形态、大小及邻近组织的浸润范围，鉴别术后改变与肿瘤残留或复发，则需加作增强扫描。

2. 喉部　采用颈部线圈，下颌上抬，垫高肩部以抬高喉部。横断面扫描基线与声带平行，扫描范围自舌骨上会厌上缘至环状软骨下缘，层厚 3～5mm。如疑有肿瘤则扫描范围需加大，应包括颈部淋巴结转移的好发区域，以明确有无淋巴结转移。

冠状面显示声带、室带、喉室、胸廓入口等情况较好，矢状面则显示舌根、会厌、会厌前间隙、声带前联合较好，可根据情况选用。

扫描序列及增强扫描同鼻咽部。

3. 检查注意事项　咽喉部扫描受吞咽、呼吸运动影响较大，不均匀的呼吸及吞咽动作易产生伪影，影响图像质量，因此检查时要求患者喉部处于放松状态，嘱患者平静呼吸，切莫深呼吸，同时不应做吞咽动作，以减少伪影。

（三）正常 MRI 影像表现

咽部上起颅底，下达第6颈椎平面，可分为鼻咽、口咽及喉咽部，是呼吸和消化的共同通道。喉可分为声门区，声门上区及声门下区。

1. 鼻咽腔　鼻咽为颅底之下，硬腭水平以上的咽腔，又称上咽部。其前方经后鼻孔与鼻腔相通，后方与斜坡下部、第1、2颈椎前肌肉相邻。鼻咽顶附着于蝶骨底及枕骨斜坡，下接口咽于软腭平面，当发声或屏气时软腭上提关闭鼻咽峡成为鼻咽下壁。顶后壁呈穹隆状，黏膜下有丰富的淋巴组织称咽扁桃体（腺样体或增殖体），出生后即存在，6～7岁最大，一般10岁以后逐渐萎缩，侧壁由前下向后上依次可见咽鼓管咽口、咽鼓管圆枕及咽隐窝（Rosenmnler 窝），在咽鼓管侧方，筋膜内外可见腭帆提肌与腭帆张肌，与咽鼓管开闭有关。

平静呼吸时，MRI 横断面上鼻咽腔可呈方形、长方形或梯形，咽鼓管咽口位于圆枕之前，部分人咽鼓管开口不明显，约1/3正常人两侧咽隐窝轻度不对称。MRI 冠状面上鼻咽腔位于中线颅底下方，咽鼓管咽口位于咽圆枕下方，上方为咽隐窝，矢状切面上鼻咽腔呈 J 形。

2. 咽周间隙　如下所述。

（1）咽后间隙为一潜在间隙，正常 MRI 不易显示，位于咽后壁与椎前肌肉之间，上起颅底下达第1、2胸椎平面，内含结缔组织及淋巴组织，扁桃体、口腔、鼻咽等处淋巴引流至此，因此以上各部感染可致咽后脓肿，多见于小儿。

（2）椎旁间隙为脊椎骨与椎前筋膜之间的间隙，颈椎结核常扩展至此间隙形成椎旁脓肿。

（3）咽旁间隙左右各一，位于吞咽肌组与咀嚼肌组之间的腔隙，上起颅底，下至舌骨平面，呈倒置锥形，底向上，尖向下，其内侧为咽缩肌和咽黏膜间隙，外为咀嚼肌和腮腺，后邻颈动脉鞘。内含脂肪、血管、神经等。咽旁间隙的移位和受压常有利于对病变来源的判定，如咽旁间隙向外侧移位提示病变来自咽黏膜，若向内移位提示病变来自腮腺深叶或嚼肌间隙，若向前移位则提示病变来自颈动脉鞘。

（4）颈动脉间隙为颈动脉鞘包绕而成的筋膜间隙，又称茎突后间隙，位于咽旁间隙后方，咽后间隙外侧，腮腺内侧，左右各一，内含颈内、颈总动脉、颈内静脉及第Ⅸ至Ⅻ对颅神经、颈交感丛、淋巴结等。

3. 颞下窝及翼腭窝　颞下窝上方为蝶骨大翼，前方为翼内板、翼腭窝及上颌窦后壁，后界为茎突及颈动脉鞘，侧方为下颌支、下颌髁及颞肌，其内含翼内、外肌、颞肌、咀嚼肌、腮腺深叶及下颌骨等。

翼腭窝位于颞下窝前方，蝶骨翼突与腭骨垂直板之间，在上颌窦后内方与蝶骨翼突之间的一狭长裂隙，内含上颌神经、蝶腭神经节及颌内动脉，此窝外通颞下窝，内经蝶腭孔与鼻腔相通，上经眶下裂与眼眶相通，下方经翼腭管与口腔相通，后经圆孔和翼管与中颅窝相通。

翼突内外板向后伸形成翼窝，内有翼内肌、腭帆张肌，翼外板外面附着翼外肌。

4. 口咽部　自软腭至会厌上缘水平之间，又称中咽部，其前上方经咽峡部与口腔相通，前下方为舌根，后方是咽后壁，两侧是舌腭弓和咽腭弓，其间形成扁桃体窝，内有腭扁桃体。

5. 喉咽部　又称下咽部，自会厌上缘至环状软骨下缘，其前方通喉腔，下端在环状软骨下缘平面连接食管，前壁附着于甲状软骨和甲状舌骨膜，后壁与口咽部后壁相连续。喉咽由声门上喉两侧的梨状窝和环状软骨后的环后或环咽后间隙组成，梨状窝为尖向下的三角形空腔，其内侧壁为杓会厌皱襞，外侧为甲状软骨膜，于甲状软骨后方直接与环后间隙相连。

杓状软骨与环状软骨板后方扁形腔隙为环后间隙，正常喉咽腔常处于塌陷状态，吞咽时食物由双侧梨状窝经咽后间隙进入食管内。

6. 喉腔 喉既是呼吸道，又是发音器官，位于颈前正中，上通咽腔下接气管，上界为会厌上缘，下界为环状软骨下缘。

喉是以软骨为支架，由肌肉、韧带、纤维组织及黏膜等构成的锥形管腔状器官。

（1）甲状软骨：构成喉的前外侧壁，由两侧对称的甲状软骨板构成，两侧在前缘合成一定的角度，形成前角，在男性前角突出成喉结；其后缘游离，上下缘分别向上、下突出称上角和下角。MR 成像年轻人 T_1 及 T_2WI 呈均匀等信号，大于 30 岁 T_1WI 中央高信号代表脂肪及黄骨髓生成。年老时骨化变为皮质骨，信号减低。

（2）环状软骨：位于甲状软骨之下，构成喉的底壁，呈环形，前部狭窄称环状软骨弓，后部宽阔称环状软骨板，上借环杓关节与杓状软骨相连，外借环甲关节与甲状软骨内缘相连，MRI 信号取决于环状软骨骨化及髓腔形成的程度，年轻人 T_1 及 T_2 加权像均为等信号，随年龄增长，软骨板边缘骨化信号降低，中央黄骨髓成分增多，信号增高。

（3）杓状软骨：又名襞裂软骨，为一对不规则三棱锥体形，尖向上，底向下，位于环状软骨板上缘并借环杓关节相连，底有二个突起，声带突在前端，后外侧为肌突，其 MRI 信号与环状软骨相似。

（4）会厌软骨：位于喉的前上部，呈上宽下窄的叶状，下端附着于甲状软骨前角的后方，平时耸立开放喉腔，吞咽时则向后下反转关闭喉入口，以防食物流入喉腔内。在舌根与会厌之间有舌会厌溪，会厌后方为喉前庭，会厌皱襞自会厌两侧边缘向后直抵声门后方。会厌软骨由弹性软骨组成，T_1WI 信号略低于肌肉，T_2WI 为略高于肌肉信号。

（5）会厌前间隙：为喉前方区较大的脂肪间隙，位于舌骨下会厌前，舌骨膜与甲状软骨前份之后。

（6）喉旁间隙：为喉与甲状软骨间的间隙，由下向上渐宽，内充脂肪，其前上方可与会厌前间隙相通。

（7）喉腔：喉腔面覆以黏膜，由声带将喉腔分隔成声门上区、声门区及声门下区，声门上区位于声带之上，上方为入口，前为会厌软骨，侧为杓会厌壁，后方为杓状软骨，室带以上喉腔称为喉前庭，室带又称假声带，由室韧带、肌纤维及黏膜组成，前端起于甲状软骨前角的上中段内面，后端止于杓状软骨前上面，声带与室带之间的腔隙为喉室，左右各一。

声门区由声带构成，位于喉室下方，由声韧带、肌纤维和黏膜构成，前端起于甲状软骨前角中段内面，后附着于杓状软骨声带突，厚约 5mm，张开时出现一个等腰三角形裂隙称声门裂，发音时声带内收。声门下区为声带上至环状软骨下缘以上的喉腔，正常气道与环状软骨间黏膜厚度不超过 1cm。

咽喉部组织在 MR 成像时信号可概括为：

1）咽喉部气体：T_1WI 及 T_2WI 均为低信号。

2）黏膜：如鼻咽、喉黏膜等，T_1WI 等信号，T_2WI 为较高信号，增强扫描后明显强化。

3）肌肉：包括翼内、外肌，头长肌，咀嚼肌等，T_1WI 等信号，T_2WI 略低信号。

4）骨骼组织：翼内外板因无骨髓腔，T_1 及 T_2 加权像均呈低信号，斜坡、下颌骨升支、岩骨尖等内骨松质含脂肪，T_1WI 及 T_2WI 均呈高信号。

5）咽旁间隙、喉旁间隙、会厌前间隙及翼腭窝等内充满脂肪，在 T_1WI 及 T_2WI 均为高信号。

6）血管：为快速流动的液体，故 T_1 及 T_2WI 均呈低信号。

二、鼻咽癌（Nasopharyngeal Carcinoma）

（一）概述

鼻咽癌是鼻咽部黏膜上皮发生的癌肿，是我国南方最常见的恶性肿瘤之一，此病有地区性，好发于亚洲，尤其是我国的广东省，其次是广西、湖南、福建、台湾等地。本病男性多于女性，多见于 40 ~ 60 岁。与之相关的发病因素有种族、家族因素、EB 病毒感染与环境致癌因素。

（二）病理

鼻咽癌可分别或同时起源于鼻咽部假复层纤毛柱状上皮和鳞状上皮，按其形态可分为结节型、菜花型、溃疡型及黏膜下浸润型。组织学可分为鳞状细胞癌、腺癌、泡状核细胞癌及未分化癌，其中最常见为低分化鳞状细胞癌，其次是泡状核细胞癌。

本病的发展可分为上行型（向上侵及颅底骨质及颅神经）、下行型（有颈淋巴结转移）和上下行型（兼有颅底、颅神经侵犯和颈部淋巴结转移），局限于鼻咽部者为局限型。

（三）临床表现特点

（1）鼻衄、鼻出血。

（2）鼻阻塞。

（3）耳部症状：由于肿瘤阻塞或压迫咽鼓管咽口，出现耳鸣、耳闷塞，听力减退。

（4）颈部淋巴结转移：部分患者局部症状不明显即已发生淋巴结转移，因此患者常以颈淋巴结肿大为首发症状而就诊。常见于颈深淋巴结上群，即乳突尖下方或胸锁乳突肌上段前缘处。

（5）头痛及颅神经症状：肿瘤破坏颅底骨质，累及三叉神经，进入颅内侵犯颅神经。

（6）远处转移。

（7）鼻咽镜检示肿瘤呈紫红色，触之易出血。

（8）实验室检查 EB 病毒 VCA－IgA 增高。

（四）MRI 表现（图 10－5）

本病多能经鼻咽镜下活检而获得明确的病理诊断，MRI 检查的主要目的在于了解肿瘤向深部浸润的范围，为临床精确分期及放疗提供客观依据，并可用于放疗后随访。

1. 鼻咽黏膜增厚或软组织肿块　鼻咽癌好发于鼻咽顶部，其次是外侧壁和咽隐窝区，病变早期仅表现为局部黏膜稍增厚，咽隐窝变浅、消失或隆起，继而肿瘤生长致黏膜凹凸不平，形成肿块，肿块常突入鼻咽腔引起鼻咽腔不对称、狭窄或闭塞。

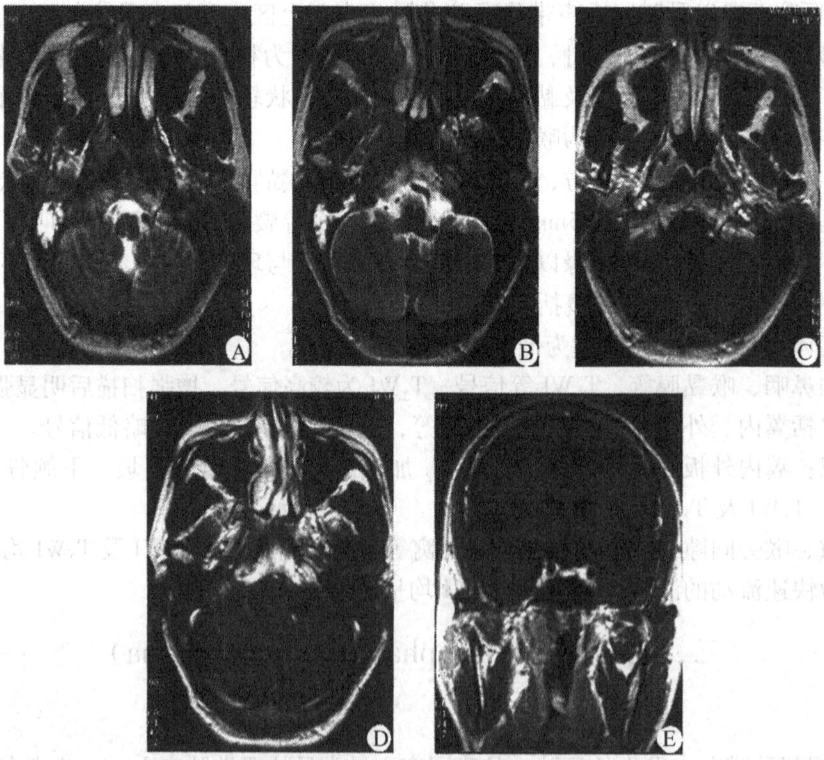

图 10－5　鼻咽癌，男性，58 岁。鼻咽右侧侧后壁软组织肿块，致右侧咽鼓管咽口和咽隐窝结构消失。T_2WI（A、B）肿块呈中等度稍高信号，增强扫描（C、D、E）肿块中等度强化。右侧腭帆张肌和腭帆提肌轻度受压向外侧推移，右侧头长肌轻度受压

2. 深部浸润 肿瘤继续呈浸润性生长，可向深部侵犯翼内、外肌致咽旁间隙变窄、消失，向后外蔓延侵犯颈动脉鞘；向前扩展可填塞后鼻孔、鼻腔、侵犯上颌窦；向上可累及斜坡、蝶窦及筛窦，表现为相应部位软组织肿块。

3. 肿瘤的信号 肿瘤在 T_1WI 多呈与肌肉类似的等信号或略低信号，T_2WI 呈稍高信号，介于肌肉与脂肪组织之间的信号。增强扫描后病灶呈轻度或中度强化，增强扫描有利于显示病灶范围、侵犯程度及与周围组织结构的关系，有利于显示黏膜下肿瘤并有助于鉴别诊断。

4. 鼻窦、乳突炎症 为鼻咽癌常见的继发征象，由于耳咽管开口闭塞及副鼻窦引流不畅所致。表现为鼻窦、乳突黏膜增厚或积液，T_2WI 呈明亮高信号。

5. 颅底骨质破坏 表现为低信号的骨皮质不完整或髓质高信号脂肪消失，最常见破裂孔、蝶骨翼板的骨质吸收、破坏。冠状面显示颅底骨质破坏较好。MRI 显示茎突、翼板等小的骨质破坏不如 CT 敏感。但显示斜坡、岩骨尖等松质骨改变优于 CT。

6. 颅内侵犯 肿瘤易沿颅底的神经孔如圆孔、卵圆孔、破裂孔等向颅内侵犯，最常累及海绵窦、颞叶、桥小脑角等，MRI 冠状面最易显示肿瘤自鼻咽部向颅内侵犯情况。增强扫描后颅内病灶明显强化，更易显示颅内侵犯范围。

7. 淋巴结转移 咽后外侧淋巴结及颈深上淋巴结群是鼻咽癌淋巴结转移的好发部位。表现为圆形或类圆形，T_1WI 低或略低信号，T_2WI 为高信号，中央液化坏死信号较高。MRI 可显示 CT 不能发现的咽后外侧淋巴结。

8. 远处转移 多见于椎体、肝脏、肺等。

9. MRI 对鼻咽癌放疗后的评价 放射治疗是鼻咽癌行之有效的治疗方法。放疗早期（3 个月内）常可见黏膜肿胀、咽隐窝消失变平及鼻窦、乳突炎症，后期（半年后）由于纤维化、瘢痕收缩可出现萎缩征象，表现为鼻咽腔扩大，咽隐窝变深，肌肉萎缩、变性，黏膜萎缩。MRI 有助于鉴别肿瘤复发与放疗后纤维化，前者 T_2WI 为高信号，而后者 T_2WI 为低信号，增强扫描后前者呈轻中度强化，而后者无强化。

（五）诊断要点

（1）本病多见于我国南方广东省，男多于女。

（2）临床主要表现为鼻衄、鼻阻、耳鸣、听力减退，头痛及颅神经症状，颈部淋巴结转移，鼻咽镜检查常可明确诊断。

（3）MRI 表现为鼻咽部肿块并向深部及邻近结构侵犯，颈部淋巴结肿大，颅底骨质破坏及颅内侵犯。

（六）鉴别诊断

鼻咽癌信号缺乏特异性，确诊常需病理诊断。

1. 早期鼻咽癌需与鼻咽部炎症鉴别 一般炎症范围较弥散，通常双侧受累，黏膜广泛均匀增厚，T_2WI 呈高信号，可鉴别。但炎症较局限或早期鼻咽癌较弥散时则鉴别困难，需活检确诊。

2. 增殖体肥大 常见于青少年及儿童，顶后壁交界区淋巴组织增生。一般边界较光滑，信号均匀，与周围组织界线清楚，鉴别困难时需病理确诊。

3. 鼻咽部其他良、恶性肿瘤 如淋巴瘤、纤维血管瘤等。

4. 鼻咽邻近结构的肿瘤 如鼻窦肿瘤、咽旁间隙肿瘤等。

三、喉癌（Laryngeal Carcinoma）

（一）概述

喉癌在我国约占全身肿瘤的1% ~2%，好发于50岁以上的中老年人，两性发病率有显著差别，男女之比为8 ：1，城市发病率高于农村，空气污染重的重工业城市高于污染轻的轻工业城市。吸烟、饮酒、空气污染及慢性炎症为可能的发病因素。

（二）病理

按解剖部位，喉癌可分为声门上癌、声带癌、声门下癌。以声带癌最多（60%），其特点是分化较好，发展慢，淋巴转移较少，预后较好；声门上癌其次（30%），癌细胞分化较差，发展快，淋巴转移较早，预后差；声门下癌少见，多为声带癌向下蔓延所致；原位癌属浸润性癌的前期，局限于上皮层，基底膜未累及。

组织学上以鳞状细胞癌最常见，约占90%。其他腺癌、未分化癌、淋巴肉瘤，纤维内瘤等少见。

（三）临床表现特点

主要临床症状有声音嘶哑、呼吸困难、咽喉痛、喉部不适等，但不同部位的癌肿有各自的特点：

1. 声门癌　主要症状为声音嘶哑，肿块增大可出现喉鸣、呼吸困难，晚期有血痰、喉阻塞感。

2. 声门上癌　早期仅觉喉部异物感，咽部不适，以后有咽喉痛，晚期则痰中带血、声音嘶哑、呼吸困难。

3. 声门下癌　早期无症状，以后则发生咳嗽、血痰，晚期则声嘶、呼吸困难。

（四）MRI 表现

1. 喉癌的信号　在 T_1WI 为略低或低信号，T_2WI 表现为不均匀高信号，Gd－DIPA 增强扫描后，除坏死和囊变部分不强化外，肿瘤呈中等度强化，如肿瘤内有坏死则信号不均匀，颈部淋巴结转移时，其淋巴结的信号与喉部原发癌信号一致。

2. 声门癌　早期局限于声带内，仅见双侧声带不对称，一侧声带毛糙，或局限的软组织突起。在横断及冠状面上较明显，增强扫描后局部轻度强化则提示早期喉癌存在，继而声门裂不对称，声门向对侧移位。肿瘤向前可侵犯前连合，如前连合厚度超过3mm，提示有肿瘤侵犯；肿瘤向后可蔓延至杓状软骨，表现为一侧杓状软骨移位，双侧杓状和甲状软骨间距不对称；肿瘤向深部发展侵犯喉旁间隙，表现为高信号的脂肪信号被等信号肿块影占据。晚期肿瘤向声门上、下区蔓延。

3. 声门上癌　肿瘤可发生于会厌的喉面、假声带及喉室。此型癌较易侵入会厌前间隙并由此向对侧蔓延，MRI 横断及冠状层面上可见会厌前间隙内高信号的脂肪影内出现等信号软组织影，肿瘤进一步增大向侧方可浸润杓会厌襞、梨状窝。此型早期即可出现颈部淋巴结转移。

4. 声门下癌　早期癌肿局限于黏膜及黏膜下层，MRI 仅表现为一侧黏膜增厚、毛糙及不对称，增强后中等度强化，肿瘤增长致软组织肿块，气管壁增厚及管腔狭窄，MRI 横断面可较好地显示肿块向周围的扩展，冠状及矢状面可较好显示肿块向上下扩展。

5. 混合型　为声门癌、声门上、下癌肿的晚期表现，癌肿侵及这三个区域，已不能分辨其真正来源，MRI 表现为声门区、声门上、下巨大软组织肿块，管腔明显狭窄，颈部淋巴结肿大。

（五）诊断要点

（1）本病多发于50～60岁，男性多见。

（2）临床主要表现为声音嘶哑、呼吸困难及咽喉痛。

（3）MRI 示喉部不规则软组织肿块，声带受累，周围软组织的浸润，喉软骨破坏，颈部淋巴结转移。

（4）MRI 显示早期喉癌以及显示喉癌的侵犯范围较 CT 清楚，但显示软骨破坏不如 CT。

（六）鉴别诊断

1. 声带息肉　多单发，位于一侧声带前1/3处，多为基底小而有蒂的结节，边缘光滑，邻近组织无异常。

2. 乳头状瘤　喉黏膜广泛浸润，甚至蔓延至咽或气管，在 MRI 难以与喉癌鉴别，确诊需病理。

3. 梨状窝癌　该肿瘤起源于梨状隐窝，位于隐窝侧壁与甲状软骨之间的软组织肿块，该肿瘤与喉癌仅发生部位不同，其 MRI 信号、病理类型均相似，早中期可从发生部位上加以区分，晚期肿块较大则不能区分其起源。

（张朝阳）

第三节　肺结核

肺结核（pulmonary tuberculosis）是肺部的常见疾病，常规 X 线、CT 对肺结核的影像表现已有较深入的认识，但随抗生素及抗结核药物的广泛应用，结核杆菌不仅产生了抗药性，其病变的表现也发生了一定变化。近年来肺结核发病率有增多的趋势，而且其影像学病变的表现也越来越复杂，越来越不典型，X 线、CT 有时诊断非常困难，而 MR 检查可以提供非常有价值的信息。

初次感染的原发性肺结核常见于婴幼儿和儿童，一般无症状或症状较轻，随预防接种卡介苗的普遍实施，原发复合征已非常少见。继发性肺结核常见于成人，近年有逐渐增多的趋势，临床表现与患者的体质等因素有关，常见症状包括：①全身中毒症状：如低热、盗汗、乏力、午后潮热、消瘦等。②局部症状有：咳嗽、咯血等，合并胸膜炎时可出现胸痛。此外，患者结核菌素试验呈阳性，结核菌可从痰液、支气管吸出物和胃液中检出。

一、MRI 诊断要点

1. 渗出性病变　呈结节状或片状影，病灶边缘模糊，常为多发，T_2WI 呈较高信号，T_1WI 呈等信号，增强扫描强化较均匀。病灶内常可见支气管充气征。

2. 增殖性病变　周围渗出逐渐吸收，病灶边缘逐渐变清楚，T_2WI 信号变低，T_1WI 信号较肌肉高，病灶形态多不规则，可见收缩样改变。

3. 干酪样病变　病灶信号均匀，T_2WI 中央信号较高，增强扫描病灶中央坏死区多无强化。干酪样病变可表现为大片状，甚至累及一个肺时，常伴肺门及纵隔淋巴结肿大。有时与肺癌伴淋巴结肿大及阻塞性肺炎较相似，但肺门及纵隔内淋巴结增强扫描表现为环状强化，而肺癌的淋巴结表现为均匀强化，可资鉴别。结核球是被纤维包裹的干酪样病灶，直径一般大于 2cm，3cm 左右多见，大于 5cm 少见。病灶偶尔也可见长、短毛刺或分叶。但结核球动态增强扫描表现为病灶早期迅速强化（肺动脉供血强化早于支气管动脉供血），然后下降，一般无平台期，延迟扫描病灶周围强化明显，而中央不强化或强化较弱（图 10－6）。而肺癌增强扫描，动态强化略延迟，可维持一个平台期，延迟期强化均匀。

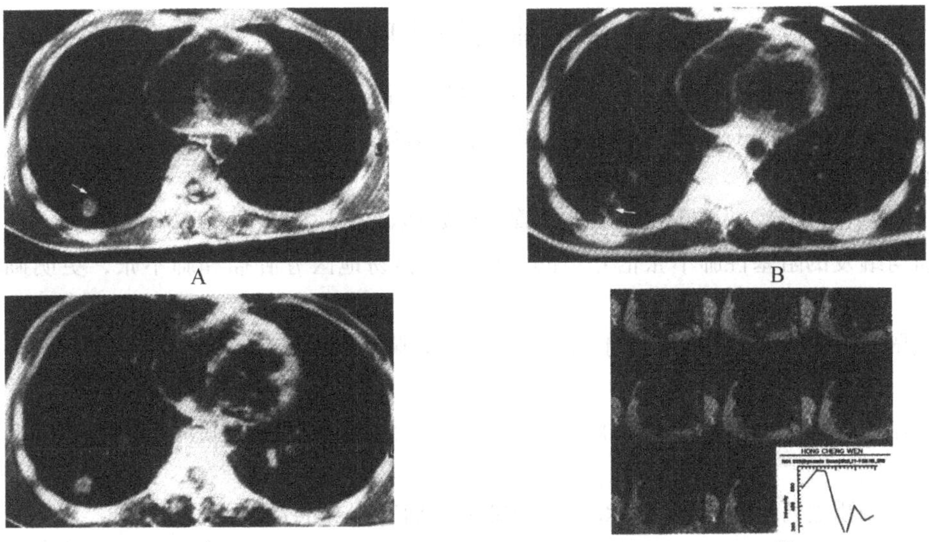

图 10－6　结核球

A. T_1WI 球形病灶，边缘有毛刺（↑）；B. T_1WI 病灶中央呈较低信号（↑）；C. 增强扫描周围强化明显，中央强化弱；D. 动态增强扫描，早期上升后迅速下降

4. 空洞　结核空洞可多发也可单发，空洞壁薄者较多见，常为2～3mm，也可为厚壁。空洞内壁多不规则，空洞内常可见液平面。

5. 纤维化、钙化　纤维化呈索条状或大片状，形态不规则，常呈长毛刺状改变，T_2WI信号相对较低。大片状纤维化，肺体积缩小有时与肺不张较难鉴别。纤维化合并支气管扩张时，T_2WI可见聚拢的柱状改变，由于其内有液体聚集，T_2WI信号较高，诊断较容易。MR只能显示较大的钙化，T_2WI和T_1WI均呈低信号。

6. 支气管内膜结核　影像学一般不能直接显示病灶，只能显示病灶合并的肺不张。在靠近肺门处无肿块，是和肺癌鉴别的重要征象。肺结核一般中上肺叶多见，近年下叶肺结核报道逐渐增多，以右侧多见。

二、鉴别诊断

1. 结核球和周围型肺癌　结核球边缘较光滑，分叶，毛刺较少见，周围常见卫星病灶。结核球多为肺动脉供血，动态增强病灶迅速强化，然后迅速下降，病灶中央不强化。周围型肺癌，肿块常有分叶及短毛刺，胸膜凹陷征也常见于周围型肺癌，周围型肺癌多系支气管动脉供血，动态增强扫描病灶强化较慢，造影剂在病灶内滞留时间长（部分造影剂渗入细胞外液），到达峰值后，可维持一个平台期，延迟期病灶强化均匀。

2. 肺门、纵隔淋巴结核和转移性淋巴结肿大　淋巴结核增强扫描由于中央有干酪样坏死，病灶呈环行强化，转移性淋巴结常呈均匀强化。

（刘建军）

第四节　肺癌

肺癌（lung cancer）是最常见的肺部原发恶性肿瘤，由于受空气污染及吸烟人数增多，我国肺癌发病率有逐年增多的趋势，在肿瘤的死因中，肺癌在男性居首位，在女性居第二位，发病年龄为45～75岁。

一、MRI在肺癌的诊断中的优势

MRI对肺癌的诊断价值不如CT，但MRI在肺癌的诊断中有些独到之处。其主要优势是：

（1）MRI的T_1WI、T_2WI及增强扫描等提供更多的信息，有利于肿瘤的鉴别诊断。动态增强扫描可以提供肿瘤血供的动态信息。

（2）MRI可多方位成像，可清晰显示支气管，更好地显示支气管的阻塞情况。

（3）肿瘤与继发的阻塞性肺不张信号不同，可以较容易地区分肿瘤和肺不张，更明确地显示肿瘤的范围。

（4）对纵隔内淋巴结转移显示优于CT，对肿瘤的胸膜转移、心包、纵隔侵犯等病变的显示优于CT。

（5）MRI血流成像等技术使MRI对血管显示较好，能清晰显示肿瘤和周围血管的关系及肿瘤内部血管的情况。

（6）对大量胸积液所掩盖的肺癌病灶，以及肺上沟瘤有很高的诊断价值。

二、MRI诊断要点

1. 中央型肺癌　肺门周围肿块，是中央型肺癌的最直接表现。①管腔内型：支气管内可见软组织肿块。②管壁型：受累支气管管壁不规则增厚，管腔狭窄甚至梗阻。③管壁外型：多发生在肺段支气管，引起肺的阻塞性变化较轻。和常规X线及CT检查比，MRI可以区分肿块和肺不张，T_2WI肿块信号较肺不张低，增强扫描肿块强化也较周围不张的肺弱。

2. 周围型肺癌　为发生于肺野外围段以下支气管的肿瘤，MRI 表现为实质性肿块可显示肺癌的常见形态学征象，如分叶与毛刺（图 10－7）；脐样征（图 10－8）；兔耳征。动态增强可为周围型肺癌与其他疾病鉴别提供有价值的信息（图 10－9）。当患者有大量胸水时，由于胸积液在 T_1WI 为低信号改变，故可清楚显示中等信号的肿块征象，有利于诊断。

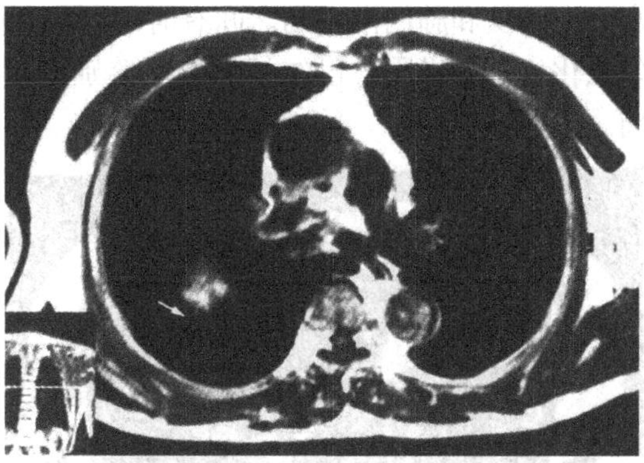

图 10－7　周围型肺癌

肿块可见明显的分叶与毛刺（↑）

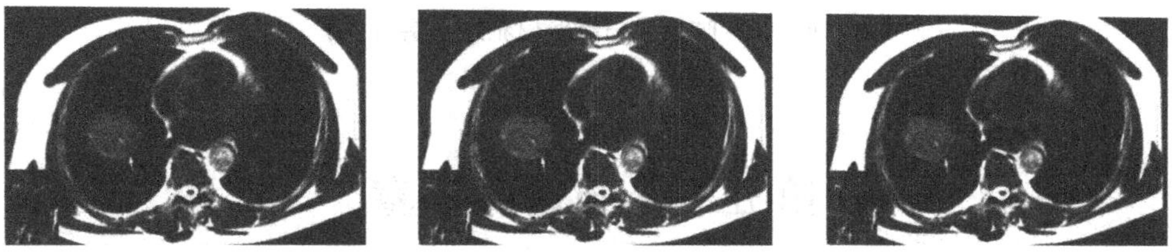

A　B　C

图 10－8　周围型肺癌，脐样征

肿块内侧脐样切迹，指向肺门，可见血管进入（↑）

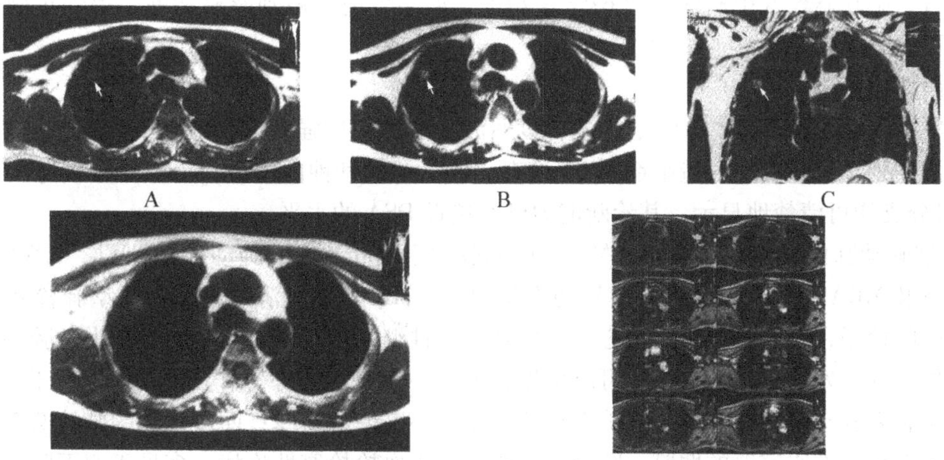

A　B　C

D　E

图 10－9　周围型肺癌

A. T_1WI 信号均匀，可见分叶与毛刺（↑）；B、C. T_2WI 肿块信号一般较结核球信号高（↑）；D. 增强扫描，肺块强化均匀；E. 动态增强扫描，肿块逐渐强化

3. 细支气管肺泡癌　结节型表现同周围型肺癌相似；肺炎型表现同肺炎相似，双侧肺野内多发片状异常信号区，可呈毛玻璃状或蜂窝状改变，可以见到“支气管充气征”，患者常有明显的换气障碍，病变进展迅速。弥散型表现为两肺广泛分布的腺泡结节状阴影，结节可融合。

4. Pancost 瘤　位于肺上叶的顶部，MRI 可显示肿瘤侵犯胸壁、肋骨。临床上典型表现为臂丛神经痛和 Horner 三联征（患侧瞳孔缩小、上睑下垂和眼球内陷），称肺上沟瘤综合征。

5. 肺癌转移征象　①直接蔓延：侵犯邻近脏层胸膜、心包和大血管，还可侵犯邻近胸壁。MRI 对胸膜转移显示非常清楚，T_2WI 胸水呈高信号，胸膜转移结节呈稍高信号，对比非常明显。病灶还可经肺静脉侵犯左心房（图 10－10）。②淋巴转移：纵隔淋巴结转移常见的部位包括气管旁、主肺动脉窗、肺门、隆突下及食道奇静脉隐窝，在肿块和肺门淋巴结之间有时可见癌性淋巴管炎，肺癌转移淋巴结坏死非常少见，增强扫描多呈均匀强化，是与纵隔淋巴结核的重要鉴别点。③血行转移：肺内多发圆形、边缘光滑结节，好发于肺的外周。

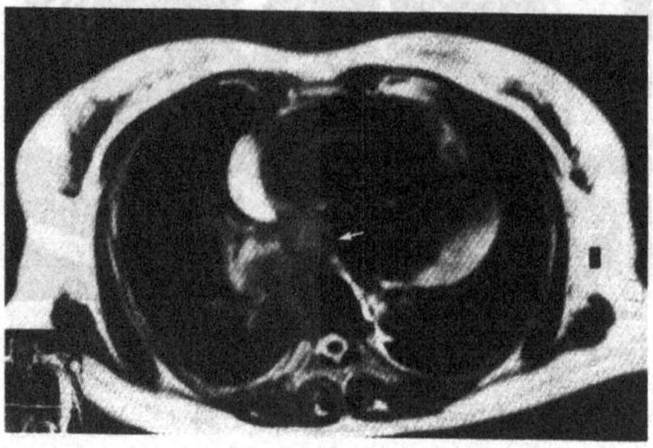

图 10－10　肺癌沿肺静脉侵犯左心房（↑）

（贾立镯）

第五节　肺动脉栓塞

肺动脉栓塞（pulmonary embolism）又称肺栓塞，是指内源性或外源性栓子栓塞肺动脉，引起肺循环障碍的综合征。肺动脉栓塞死亡率高达 20%～30%，在西方国家仅次于肿瘤和冠心病，居第 3 位。在我国肺动脉栓塞并不少见，只是对其认识不足。绝大部分肺动脉栓塞生前未能得到正确诊断，根据国内外尸检报告，肺动脉栓塞患病率高达 67%～79%。如果生前能做到及时诊断，得到正确、有效的治疗，病死率可以下降至 8%。

MRI 诊断要点：

MR 检查方法主要包括：常规 SE、快速梯度回波、造影剂增强 MRA 和屏气超快速扫描等，特别是快速梯度回波序列和静脉内注射造影剂 MRA 检查，屏气在几秒钟内即可获得三维肺动脉的图像，肺动脉的 7～8 级分支均可清楚地显示，其诊断能力已经接近 DSA 的水平。

1. 中心型肺动脉血栓　血栓常位于左、右肺动脉主干及叶一级的肺动脉，T_1WI、T_2WI 呈高或等信号，梯度回波及 MRA 图像上呈条状低信号的充盈缺损。MR 检查可清楚显示中心型肺栓塞和位于肺叶以上肺动脉内的栓子，结合肺栓塞所致心脏大血管的多种继发性改变，如右心室扩大、肺动脉主干扩张等，可准确作出肺栓塞的诊断。MRI 还可以根据有无右心室壁的增厚，作出肺栓塞急、慢性期的鉴别。急性期肺栓塞患者肺动脉扩张和右心室扩大显著，无右心室壁的增厚；而慢性期的肺栓塞患者，在肺动脉高压的基础上均有右心室壁的增厚。肺栓塞主要继发于血栓栓塞性疾病，多见于双下肺，且右侧比左侧多见，其主要并发症为肺梗死。MRI 检查在肺栓塞的诊断中占有重要地位。

2. 周围型肺栓塞　MR 检查不能直接显示栓子，仅见肺内有斑片状异常信号（图 10－11），3D－DCE－MRA 也不能显示肺动脉内栓子，但是患者病变区域均可见肺动脉的小分支显示减少。常有肺动脉主干和左、右肺动脉扩张，右心房、室扩大和右心室壁增厚等肺动脉高压的改变。无法判断肺内病变的性质，此时参考核素 V/Q 检查有一定帮助。幸好，段以下发生栓塞的机会仅占 6%。

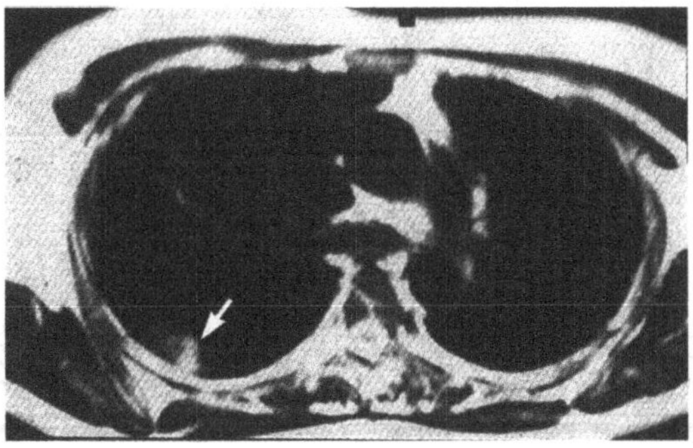

图 10-11　肺栓塞（周围型）

合并的肺梗死为胸膜下小片状（↑）

（王少华）

第十一章

循环系统疾病的 MRI 诊断

第一节　原发性心肌病

原发性心肌病系指一组病因不明的心肌受累疾病，主要分为：扩张型心肌病，肥厚型心肌病和限制型心肌病三种类型。原发性心肌病在临床上并不少见，约占心血管系统住院患者的0.6%～4.3%。以前，临床上诊断原发性心肌病须首先排除风心病、冠心病、肺心病、先心病等之后方能诊断。MRI由于能清楚显示心肌情况，对本病具有较高的诊断价值。

一、扩张型心肌病（Dilated Cardiomyopathy，DCM）

（一）概述

扩张型心肌病是原发性心肌病中最常见的一种，临床上发病年龄较轻，以青壮年居多。

（二）病理变化

扩张型心肌病表现为各心腔扩大，以心室扩大为著，心室壁的厚度可在正常范围内或变薄。镜下见心肌细胞肥大、变性，可有坏死，间质纤维组织增生，心内膜增厚等，导致心室收缩功能下降，舒张末期心室容积和室内压增加，心室腔扩张，可合并有房室环扩大，瓣膜关闭不全等。

（三）临床表现

本病进展缓慢，早期可无症状，以后逐渐出现功能不全症状，如劳力性气促、乏力、呼吸困难等继之出现下肢浮肿、腹胀、肝大等充血性心力衰竭的症状。体检时可见心脏扩大、心音减弱、舒张期奔马律及各种心律失常等。

（四）MRI表现（图11－1）

（1）心脏明显扩大，以心室扩大为著，心室横径增大较长径明显，使心室外观呈球形。根据心室扩大的情况，将本病又分为左室型、右室型和双室型。

（2）心室壁厚度正常，或轻度减低，MRI信号强度无改变，仍呈等信号。

（3）心室壁运动普遍减弱，甚至接近无运动，室壁收缩期增厚率普遍下降或消失。

（4）GRE Cine－MRI上显示心室运动减弱更为清楚，同时可见房室瓣反流。

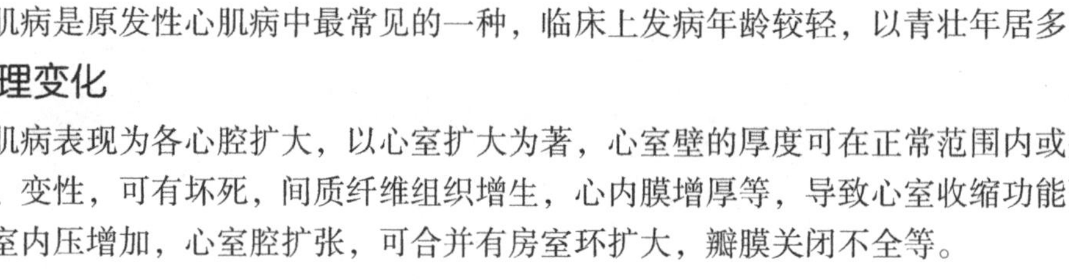

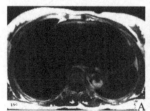

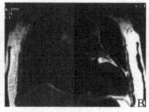

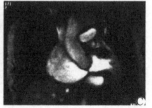

图11－1　扩张型心肌病，女性，50岁。T_1WI（A、B）和T_2WI（C）显示右心房及左、右心室扩大，心室壁变薄

（5）心腔内可见大量血流速度缓慢而形成的高信号，有时可见有附壁血栓形成。

（五）诊断要点

（1）临床上表现为心脏扩大，心律失常和充血性心力衰竭。

（2）MRI 上显示心室腔呈球形扩张，室壁 MRI 信号正常，厚度正常或轻度变薄。

（3）须排除其他原因造成的心脏扩大。

（六）鉴别诊断

（1）已知原因的器质性心脏病：临床表现，病史及 MRI 上显示出相应器质性病理变化。

（2）缺血性心肌病（冠心病）：发病年龄较大，MRI 上表现室壁不均匀性变薄，节段性心肌信号异常改变。

二、肥厚型心肌病（Hypertrophic Cardiomyopathy，HCM）

（一）概述

肥厚型心肌病是以心肌的非对称性肥厚、心室腔变小及心室充盈受限，导致舒张期顺应性下降为特征的心肌病变。本病病因不明，常有家族史，目前认为系显性遗传性疾病。多见于 30～40 岁，男性多于女性，有家族史者女性居多。

（二）病理变化

肥厚型心肌病的主要病理改变在心肌，尤其是左心室形态学的改变。其特征为不对称性心室间隔肥厚，有时心肌均匀肥厚及心尖部肥厚。组织学上肥厚心肌细胞肥大，排列紊乱，可见畸形细胞。

根据左室流出道有无梗阻又将本病分为梗阻型和非梗阻型。前者病变主要累及室间隔、左室前壁基底段，肥厚心肌凸入左心室流出道部，造成左室流出道部狭窄。

（三）临床表现

本病起病缓慢，部分患者可无自觉症状，而在体检时发现或猝死，出现临床症状者主要表现为劳累后呼吸困难，心前区痛、乏力、头晕、心悸、晚期可出现心力衰竭。梗阻型者于胸骨左缘、心尖内侧闻及收缩中期或晚期喷射性杂音，可伴有收缩期震颤。心电图表现为 ST－T 改变，左心室肥厚，可有异常 Q 波。

（四）MRI 表现（图 11－2）

（1）左室壁明显增厚，受累部位心室壁舒张末期平均厚度（21.8±5.6）mm［正常人为(7.6±1.1mm)］；收缩末期厚度为（23.6±5.4）mm［正常人为（12.0±1.5mm)］。

（2）肥厚部位的心室壁厚度与正常部位室壁厚度（常取左室下壁后基底段）的比值≥1.5。

（3）肥厚室壁在 T_1WI 上多呈均匀中等强度信号，而在 T_2WI 上部分病例可见中等信号中混杂有点状高信号。

（4）左室腔缩小、变形。

（5）有左室流出道狭窄时，收缩末期测量左室流出道内径小于 18mm，GRE Cine－MRI 上见左室流出道内收缩期有低信号，为喷射血流。

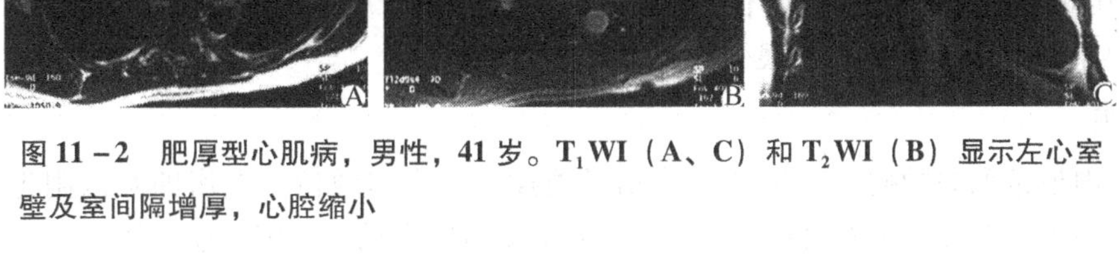

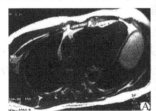

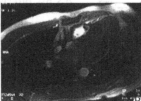

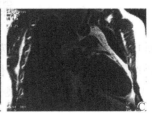

图 11－2　肥厚型心肌病，男性，41 岁。T_1WI（A、C）和 T_2WI（B）显示左心室壁及室间隔增厚，心腔缩小

(6) 左心房扩大。

(五) 诊断要点

(1) 年轻人出现心悸、头晕、心前区痛，心电图示左心室明显肥厚，有异常 Q 波者，应考虑为本病，特别是有家族史者。

(2) MRI 显示左室壁明显肥厚，平均 >20mm 以上，肥厚心室壁与正常心室壁之比大于 1.5。

(3) 左心室变形、心腔缩小。

(六) 鉴别诊断

(1) 高血压病所致心肌肥厚：发病年龄较大，有高血压病史，MRI 显示左室普遍均匀性增厚，且肥厚程度较轻，无流出道狭窄。

(2) 主动脉瓣狭窄：左室肥厚为均匀、对称性，MRI 上能显示主动脉瓣狭窄，而非流出道狭窄。

(3) 先心病室缺：能显示室间隔不连续，且无室间隔肥厚。

三、限制型心肌病（Restrictive Cardiomyopathy，RCM）

(一) 概述

限制型心肌病主要特征是心室的舒张充盈受限，代表性疾病是心内膜心肌纤维化。本病临床上少见，仅有少数病例报告。

(二) 病理变化

本病主要病理改变为心内膜增厚，病变主要累及心室的流入道和心尖，致流入道变形，并导致血流动力学严重障碍，心室舒张功能受限，伴收缩功能受损，心排血量减少，终致心力衰竭。根据受累心室不同分为三个亚型：右室型、左室型和双室型，以右室型最常见。

(三) 临床表现

本病以发热、全身倦怠为初始症状，白细胞增多，特别是嗜酸细胞的增多较为明显。以后逐渐出现心悸、呼吸困难、浮肿、肝脏肿大、颈静脉怒张、腹水等心力衰竭症状。

(四) MRI 表现

(1) 心室壁增厚，心室腔变形，心内膜面凹凸不平，可见极低信号影，提示有钙化灶。

(2) 心房显著扩大，右室型者以右房扩大为著，并向上、下腔静脉扩张，而左室型者以左房扩大为著。

(3) 在心腔内可见因血流缓慢而造成的异常高信号影。

(五) 诊断要点及鉴别诊断

MRI 对本病诊断有确诊意义，能直接显示心内膜、心肌和心包情况，能准确区分各种亚型。鉴别诊断上主要应与缩窄性心包炎相鉴别，本病心包正常，而缩窄性心包炎可见心包增厚。

（贾立镯）

第二节 心脏肿瘤

心脏肿瘤临床非常少见，可分为原发性和继发性两大类。按其发生的部位又将其分为心内膜肿瘤和心肌肿瘤。心内膜肿瘤主要向心腔内生长，又称为心腔内肿瘤，约占原发性心脏肿瘤的 90% 左右，其中约 97% 为黏液瘤，其他类型的肿瘤很少见。

(一) 概述

黏液瘤是心内最常见的肿瘤，约 90% 为左房黏液瘤，绝大多数位于左房卵圆窝附近，其他各心腔内少见。黏液瘤多见于女性，男女之比为 1 ∶ 3，中年发病较多见，有家族遗传倾向。

（二）病理改变

大体观黏液瘤呈灰白色，略带黄色，呈分叶状或梨形，表层易脱落小碎片，切开呈胶冻状，内部可见灶性钙化或有小血肿。多数有蒂与房间隔相连。显微镜下示黏液样基质含弹力纤维，黏液瘤细胞呈星芒状、梭形、圆形或不规则形，散在或呈团状排列，其瘤体表面覆有心内皮细胞。

（三）临床表现

左房黏液瘤在舒张期常随血流向左心室移动，阻塞二尖瓣口；收缩期黏液瘤又退回左心房，临床表现似二尖瓣狭窄，约 1/3 患者舒张期或双期杂音随体位变化而出现、消失或改变强度。瘤体碎片脱落，可引起体动脉或肺动脉栓塞，产生相应的表现并可致死。此外，患者临床上还可表现有反复发热，体重减轻，关节痛、贫血、血沉增快，血清球蛋白增多等全身性表现和心脏血流受阻表现。

（四）MRI 表现

（1）MRI 上示心腔内有一团块状异常信号影，在 T_1WI 上肿块呈均匀中等信号，在 T_2WI 上为不均匀中等度高信号。

（2）肿块有蒂与心腔壁相连，并随心动周期变化肿瘤位置可以发生改变。

（3）在 GRE - MRI 中于高信号的心腔内可见团块状低信号充盈缺损，动态显示可见在心腔内移动，如左房黏液瘤在舒张期常由左心房经二尖瓣口凸入左心室，而在收缩期又回至左心房内。

（4）一般心脏各房室大小、形态无异常改变，个别心房内肿瘤阻塞房室瓣口，或肿瘤较大时也可导致心房增大，但多为轻至中度增大。

（五）诊断要点

（1）临床表现心脏舒张期或双期杂音随体位的变化而改变。

（2）MRI 上示心腔内有团块状异常信号，有蒂与心腔壁相连。

（3）GRE Cine - MRI 中见心腔内有低信号充盈缺损，且随心动周期不同，其位置可发生改变。

（六）鉴别诊断

心腔内原发其他类肿瘤非常罕见，97% 为黏液瘤，故 MRI 诊断黏液瘤并不难，需鉴别的是心腔内附壁血栓。一般附壁血栓边缘光滑，无蒂，其位置不随心动周期变化而改变。常附着于左房后壁与侧壁，而左房黏液瘤常附着于房间隔上，边缘呈分叶状。

（刘建军）

第三节　心包炎性病变

心包炎（Pericarditis）是最常见的心包病变，可由多种病因所致，主要有感染性（结核或化脓菌感染等）、自身免疫性、过敏性、物理、化学损伤及肿瘤等，国内以结核性心包炎居多，非特异性心包炎次之。

心包炎的病理过程：心包炎可分为纤维蛋白性（干性）和渗出性（湿性）。前者于脏壁层心包之间出现纤维蛋白，炎细胞渗出，慢性期可发展为缩窄性心包炎。后者心包腔内有渗出液，即心包积液。

一、心包积液（Pericardiac Effusions，PE）

（一）概述

正常心包脏、壁层之间有少量浆液性心包液，起润滑作用，一般不足 50mL，当心包在各种致病因素作用下，有大量炎性渗出液渗入到心包腔内，使心包内液体异常增多，一般超过 50mL。

（二）病理变化

按起病方式心包积液分为急性和慢性两种，急性者积液量在短时间内迅速增加，心包内压力急剧升高，引起急性心包填塞，使心室舒张受限，静脉回流受阻，肝静脉瘀血进而使心排血量降低，患者可出现休克，甚至死亡。慢性者心包内积液缓慢增多，心包腔内压力可不升高或仅轻度升高，患者症状较轻，直至大量积液达到或超过 3 000mL 以上才产生严重心包填塞的临床表现。

（三）临床表现

患者临床上常表现为心前区痛、呼吸困难等，体检时可见心尖冲动减弱或消失，心界向两侧扩大，心音弱而遥远。心包填塞时心动过速、休克、颈静脉怒张，肝大、腹水、脉压小及奇脉等。

（四）MRI 表现

（1）在 SE 序列中可见心包腔明显增宽，其内可见异常 MRI 信号影，MRI 信号特点与积液成分有关。单纯浆液性心包积液在 T_1WI 上呈低信号，在 T_2WI 上呈高信号；含蛋白成分较高的炎性心包积液时，在 T_1WI 上呈中等或略高信号，在 T_2WI 上呈高信号；血性心包积液或心包积血时，在 T_1WI 和 T_2WI 上均呈中等或高信号。

（2）由于受心脏跳动影响，心包积液的 MRI 信号不均，部分因受流空效应影响而形成低信号或无信号。

（3）在 GRE Cine - MRI 上心包积液均呈明亮高信号。

（4）心包积液的分度

1）Ⅰ度为少量积液：积液量 <100mL，舒张期测量心包脏壁层间距为 5 ~14mm。

2）Ⅱ度中等量积液：积液量 100 ~500mL，心包脏壁层间距为 15 ~24mm。

3）Ⅲ度大量积液：积液量 >500mL，心包脏壁层间距 >25mm。

（五）诊断要点

（1）临床上患者表现为胸痛、胸闷、呼吸困难，心界向两侧扩大，心音减弱。

（2）SE 序列中见心包腔扩大，其内可见异常信号影，在 T_1WI 上呈低信号或略高信号，在 T_2WI 上均呈高信号。

（3）GRE Cine - MRI 上积液呈现明亮高信号。

（六）鉴别诊断

少量心包积液时，MRI 容易漏诊，此时应在不同方向的切面上进行扫描，以发现少量心包积液。中等至大量心包积液时 MRI 能显示其影像特点，诊断不难。

二、缩窄性心包炎（Constrictive Pericarditis，CPC）

（一）概述

缩窄性心包炎是指急性心包炎过后，心包脏、壁层粘连、增厚、纤维化甚至钙化，心包腔闭塞代之以一个纤维瘢痕外壳，包绕心脏，致使心脏舒张期充盈受限而产生血液循环障碍。本病的病因以结核性占大多数，其次为化脓性，创伤和恶性肿瘤等也可见到。

（二）病理变化

心包炎急性期过后，渗液逐渐吸收，纤维性瘢痕组织形成，心包广泛性粘连、增厚，壁层与脏层融合在一起。钙盐的沉积使心包更加增厚和僵硬，因而可加重缩窄作用。有的病例纤维瘢痕局限在房室沟或主动脉根部形成缩窄环，病变以右心室表现更重，瘢痕厚度可达 20mm 以上。显微镜下瘢痕主要由胶原纤维构成，内部有玻璃样变性，脂肪浸润和钙化。增厚、钙化的心包压迫整个心脏和大血管根部，限制了心脏活动，使心室充盈受限，引起回心血流受阻和心排血量下降，大静脉压升高，体、肺循环瘀血，脉压下降等。

（三）临床表现

起病隐匿，常于急性心包炎后数月至数年发生缩窄性心包炎。患者临床表现有不同程度呼吸困难，腹部膨胀，乏力、肝区疼痛。体检时可见肝大，颈静脉怒张，腹水及下肢水肿，有 Kussmaul 征，即吸气时颈静脉更为扩张。心脏体征有心尖冲动不易触及，心浊音界正常，心音减低，可以听到心包叩击音。

（四）MRI 表现

（1）心包脏、壁层界限不清，且不规则增厚，其厚度大于 4mm，以右心侧，尤其右心室壁外方多见，并且增厚明显。

（2）增厚的心包在 SE 脉冲序列 T_1WI 上大多数呈中等信号或中等度低信号，若见斑块状极低信号提示为心包钙化。

（3）左、右心室腔缩小，心室缘和室间隔僵直。

（4）心室壁运动幅度降低，心房室内径收缩期和舒张期的幅度变化降低。

（五）诊断要点

（1）有急性心包炎病史，近期出现呼吸困难、腹胀、体循环回流障碍等。

（2）MRI 中显示心包不规则增厚，脏层和壁层界限不清，其中有极低信号影代表心包钙化。

（3）心室壁运动幅度下降，收缩期和舒张期心室内径幅度变化降低。

（六）鉴别诊断

MRI 能清楚显示心包增厚、粘连，显示钙化更加支持缩窄性心包炎的诊断，MRI 对本病诊断不难。

（鲁统德）

第四节　大血管病变

一、主动脉瘤（Aortic Aneurysm，AA）

（一）概述

动脉瘤是由于动脉壁遭到破坏或结构异常而形成的囊样扩张性病变。它可发生在动脉系统的任何部位，但以胸、腹主动脉瘤较多见。常见的病因有损伤、动脉粥样硬化、动脉中层退行性病变、感染、先天性动脉中层缺陷及梅毒感染等。常见于中老年人，男性多于女性，主要与动脉粥样硬化有关。

（二）病理变化

病理上又将动脉瘤分为真性动脉瘤和假性动脉瘤。真性动脉瘤的瘤壁由发生病理损害后的主动脉壁全层构成。假性动脉瘤的瘤壁无主动脉全层结构，仅有内膜面的纤维组织覆盖，周围为较厚的血栓。形态学上将动脉瘤分成三种类型；梭形动脉瘤，瘤体呈两头小中间大的梭形，提示病变广泛，且中间病变更重些；囊状动脉瘤，主动脉壁局限性破坏，呈囊袋状偏侧突出，可单发也可多发；混合型动脉瘤，多数在梭形动脉瘤的基础上并发囊状凸出，少数梭形或囊状动脉瘤分别发生于主动脉的两个部位。

（三）临床表现

主动脉瘤的主要症状是疼痛，多数为隐痛，少数有胸腹部剧痛。其次为动脉瘤产生的压迫症状，瘤体压迫气管、支气管致呼吸困难，咳嗽；喉返神经受压，出现声音嘶哑和失音。升主动脉瘤合并主动脉瓣关闭不全者，有劳累后心慌，气短，严重时有左心衰竭的表现，患者不能平卧，夜间阵发性呼吸困难等。体征主要有胸廓上可见搏动性肿块，压迫上腔静脉时有上腔静脉阻塞综合征。有主动脉瓣关闭不全者，主动脉瓣听诊区可闻及舒张期杂音。压迫胸交感神经者可有霍纳综合征。瘤体部位可闻及收缩期杂音。腹部主动脉瘤，在腹部触诊时可触及波动性肿块。

（四）MRI 表现

1. 真性主动脉瘤　如下所述。

（1）主动脉局限性扩张，呈梭形或囊状突出，结合不同方位的切层明确其形态学分型，如梭形，囊状或梭囊混合型。

（2）主动脉瘤壁与正常动脉壁相延续。

（3）瘤腔内因血液流动效应而在 SE 序列上无信号，当有附壁血栓形成时表现为略高信号。

2. 假性主动脉瘤　如下所述。

（1）位于主动脉旁，可见一偏心囊状占位性病变。

（2）瘤囊的腔较小，外缘形状不规则，内壁光滑，多数壁较厚。

（3）多数情况下可见瘤囊腔经小口与主动脉相通，此交通口即为假性动脉瘤的破口，个别破口太小者可显示不清。

（4）瘤腔内在 SE 序列上呈低信号或无信号，在 GRE 序列中呈高信号，Cine－MRI 动态显示能明确主动脉破口的位置、大小，在破口处血流喷射进入瘤腔，局部呈低信号。

（五）诊断要点

（1）临床上有胸腹部疼痛，并触及波动性包块。

（2）MRI 上显示有主动脉的局限性扩张，或在主动脉周围可见囊状占位性病变。

（3）GRE Cine－MRI 动态显示假性动脉瘤的破口部位，大小。

（六）鉴别诊断

MRI 中能同时显示动脉瘤的瘤腔和瘤壁结构，诊断较易，诊断效果好于血管造影。故 MRI 是诊断动脉瘤的最佳选择。

二、主动脉夹层（Aortic Dissection，AD）

（一）概述

主动脉夹层是由于各种原因造成主动脉壁中膜弹力组织和平滑肌病变，在高血压或其他血流动力学变化的促发下，内膜撕裂，血液破入中膜，并将主动脉壁分为双层，形成主动脉壁间血肿。本病在临床上较为常见，好发于 40 岁以上的中老年人，高血压病是最常见的促发因素。以男性多发，为女性的二倍。

（二）病理变化

主动脉夹层初期形成主动脉壁间血肿，继之沿主动脉壁向两侧蔓延，以向远侧剥离为主，使病变范围扩大，病变可延至腹主动脉远端髂动脉分叉部，甚至分叉部以远，并累及头臂动脉开口部及近段，肾动脉，腹腔动脉及肠系膜上动脉，导致相应组织的缺血，或血运中断，产生严重并发症。

根据主动脉夹层发生的部位和累及的范围，Debakey 将主动脉夹层分为三种类型。

Ⅰ型：夹层累及主动脉升部、弓部和降部，并延伸到腹主动脉中远段，破口多位于升主动脉，少数位于弓部，此型多见。

Ⅱ型：夹层局限于主动脉升部及弓部，破口多位于升主动脉，此型多发生于马方综合征。

Ⅲ型：夹层始于主动脉弓降部，并向远端延伸至降主动脉，此型多见于高血压病。

（三）临床表现

临床上急性主动脉夹层患者表现为突发胸背部剧烈刀割样或撕裂样剧痛，用镇静剂难于止痛，严重者可导致休克，但患者血压下降或反而升高，约 60% 患者向主动脉壁外破裂而死于急性期，亦可破入心包引起心包填塞，或破入纵隔、左侧胸腔或腹膜后腔。慢性夹层可有上述急性发作史，或无典型疼痛。体检时可闻及血管性杂音或震颤。

（四）MRI 表现

（1）主动脉分为双腔，多数情况下假腔宽大，呈新月形或弧形，而真腔受压缩小。在真、假腔之间可见剥脱之血管内膜。

（2）在 SE 序列，T_1WI 示真腔内因血流速度快而呈低信号或无信号，假腔内血流缓慢或有血栓形成而产生中等至高信号。

(3) GRE Cine－MRI 中，真腔内血流速度快，呈均匀明亮高信号，假腔内血流缓慢呈不均匀高信号，甚至可见涡流现象，并能显示内膜破口的位置。

(4) 部分病例假腔内可见血栓形成，在 SE 序列 T_1WI 呈高信号。GRE Cine－MRI 中，血流呈高信号而血栓呈较低信号。

(五) 诊断要点

(1) 临床上有突发剧烈胸、背部疼痛病史。

(2) SE 序列 T_1WI 示主动脉分成双腔，之间见线样低信号为剥脱之血管内膜。

(3) 假腔为新月状或弧形，呈较高信号，而真腔受压缩小，且呈低信号或无信号。

(4) GRE Cine－MRI 中显示真假腔血流情况及内膜破口处。

(六) 鉴别要点

主动脉夹层在临床上易与急性心肌梗死混淆，腹主动脉夹层还应与急腹症相鉴别，但在 MRI 中能清楚显示夹层的特征，诊断不难，很容易做出鉴别。

三、静脉血栓形成 (Vein Thrombosis，VT)

(一) 概述

静脉系统血管内在炎症刺激、外伤、静脉血流淤滞、异常血液高凝状态及在某些药物作用下，常发生血栓形成，静脉血栓形成可发生于静脉系统的各个部位，但以发生在上、下腔静脉对患者的影响较大，远端小静脉发生血栓时由于侧支循环的代偿对患者局部的影响较小。

(二) 病理变化

静脉血栓形成后，造成远心端血液回流受阻，静脉内压力升高，侧支循环的形成，血栓对管壁内膜的刺激，引起管壁增厚。

(三) 临床表现

发生在下腔静脉的血栓，患者可出现下肢水肿，下半身浅静脉迂曲扩张、腹水，腰痛等，发生在上腔静脉的血栓，患者有头痛，憋气等症状，以及上肢肿胀、颈静脉怒张，眼结膜充血水肿、胸腹壁静脉迂曲扩张等。

(四) MRI 表现

(1) 在 SE 序列中，正常静脉管腔仍为无信号或低信号，当发生静脉血栓时，呈现中等至高信号，根据血栓成分的不同，其 MRI 信号不同，新鲜血栓 MRI 信号较高，而陈旧血栓 MRI 信号略低。

(2) 远心端血管扩张，可见迂曲扩张之侧支循环血管。

(3) GRE Cine－MRI 或 MRA 上显示血栓形成处管腔内呈低信号影，而正常管腔内呈高信号。

(4) 血栓形成后的并发症：如软组织肿胀、腹水、肝脾大。

(五) 诊断要点

(1) 临床上有血栓形成的病史或诱因，并出现相应部位的临床表现。

(2) SE 序列上静脉管腔内有异常信号影。

(3) Cine－MRI 或 MRA 中局部无信号。

(4) 远心端血管扩张，并见侧支循环血管。

(六) 鉴别诊断

(1) 静脉内癌栓形成：有原发病史。

(2) 外压性静脉阻塞：静脉周围可见外压病变。

(张利华)

第十二章

消化系统疾病的 MRI 诊断

第一节 肝脏疾病

一、原发性肝癌（Primary Hepatic Carcinoma）

（一）概述

原发性肝癌为我国常见的恶性肿瘤之一，我国恶性肿瘤的发病率，肝癌在男性居第三位，女性居第四位。近年来世界肝癌发病率有上升趋势，每年死于肝癌者全球约 25 万人，我国约 10 万人，为此肝癌研究受到广泛重视。

（二）病理

国内肝癌病理协作组在 Eggel 于 1901 年提出的巨块型、结节型和弥散型三型分类的基础上，结合国内诊治现状，提出下列分类：①块状型：单块状、融合块状或多块状，直径≥5cm；②结节型：单结节、融合结节或多结节，直径 <5cm；③弥散型：指小的瘤结节弥散分布于全肝，标本外观难与单纯的肝硬化相区别；④小癌型：目前国际上尚无统一诊断标准，中国肝癌病理协作组的标准是：单个癌结节最大直径≤3cm，多个癌结节数目不超过 2 个，且最大直径总和应≤3cm。以上分型均可有多发病灶，可能为多中心或主病灶在肝内的转移子灶，在诊断时应予注意。肝癌的细胞类型有肝细胞型、胆管细胞型与混合型，纤维板层样肝癌为肝细胞癌的一种特殊类型。肝癌转移以血行性最常见，淋巴途径其次，主要是肝门区和胰头周围淋巴结，种植性转移少见。我国的肝细胞癌病例约 50% ~90% 合并肝硬化，而 30% ~50% 肝硬化并发肝癌。

（三）临床表现

亚临床期肝癌（Ⅰ期）常无症状和体征，常在定期体检时被发现。中、晚期肝癌（Ⅱ ~ Ⅲ期）以肝区痛、腹胀、腹块、食欲缺乏、消瘦乏力等最常见，其次可有发热、腹泻、黄疸、腹水和出血等表现。可并发肝癌结节破裂出血、消化道出血和肝昏迷等。70% ~90% 的肝癌 AFP 阳性。

（四）MRI 表现（图 12 -1）

磁共振检查见肝内肿瘤，于 T_1WI 表现为低信号，T_2WI 为高信号，肝癌的瘤块内可有囊变、坏死、出血、脂肪变性和纤维间隔等改变而致肝癌信号强度不均匀，表现为 T_1WI 的低信号中可混杂有不同强度的高信号，而 T_2WI 的高信号中可混杂有不同强度的低信号。

肿瘤周围于 T_2WI 上可见高信号水肿区。肿瘤还可压迫、推移邻近的血管，肝癌累及血管者约 30%，表现为门静脉，肝静脉和下腔静脉瘤栓形成而致正常流动效应消失，瘤栓在 T_1WI 上呈较高信号，而在 T_2WI 上信号较低。静脉瘤栓、假包膜和瘤周水肿为肝癌的 MRI 特征性表现，如出现应高度怀疑为肝癌。注射 Gd - DTPA 后肝癌实质部分略有异常对比增强。小肝癌 T_1WI 信号略低但均匀，T_2WI 呈中等信号强度，注射 Gd - DTPA 后可见一强化晕。肝癌碘油栓塞化疗术后，由于脂质聚积于肿瘤内，T_1WI 和 T_2WI 均表现为高信号；但栓塞引起的肿瘤坏死、液化，则 T_1WI 为低信号、T_2WI 为高信号。

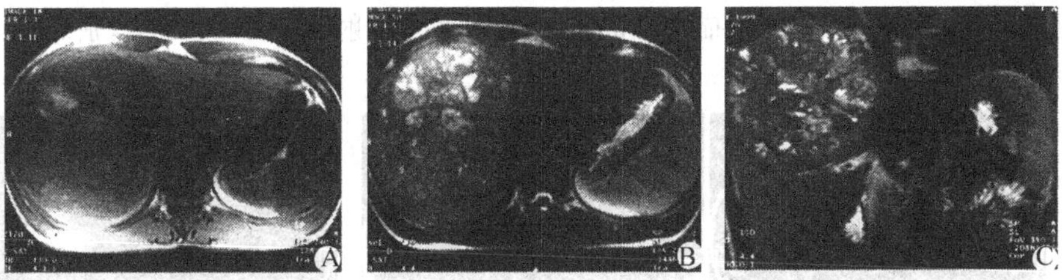

图 12-1 肝右叶巨块型肝癌，男性，36 岁。T_2WI（B、C）显示，肝右叶巨大肿块，信号不均匀，周围见低信号假包膜；T_1WI（A）以低信号为主，中间有片状高信号（少量出血所致）有时肿瘤有包膜存在，表现为低于肿瘤及正常肝组织的低信号影，在 T_1WI 上显示清楚

（五）诊断要点

（1）有肝炎或肝硬化病史，AFP 阳性。

（2）MRI 检查见肝内肿瘤，T_1WI 呈低信号，T_2WI 信号不规则增高，可呈高低混杂信号。

（3）可见静脉瘤栓、假包膜和瘤周水肿。

（4）Gd－DTPA 增强扫描肿瘤有轻度异常对比增强。

（5）可见肝硬化门脉高压征象。

（六）鉴别诊断

肝细胞癌需与胆管细胞癌、海绵状血管瘤、肝脓肿、肝硬化结节、肝腺瘤等鉴别。

二、肝转移瘤（Hepatic Metastases）

（一）概述

肝脏是转移瘤的好发部位之一，人体任何部位的恶性肿瘤均可经门静脉、肝动脉或淋巴途径转移到肝脏。消化系统脏器的恶性肿瘤主要由门脉转移至肝脏，其中以胃癌和胰腺癌最为常见，乳腺癌和肺癌为经肝动脉途径转移中最常见的。肝转移瘤预后较差。

（二）病理

肝转移瘤多数为转移癌，少数为转移性肉瘤。转移癌的大小、数目和形态多变，以多个结节灶较普遍，也可形成巨块。组织学特征与原发癌相似，癌灶血供的多少与原发肿瘤有一定关系，多数为少血供，少数血供丰富。病灶周围一般无假包膜，亦不发生肝内血管侵犯。转移灶可发生坏死、囊变、出血和钙化。

（三）临床表现

肝转移瘤早期无明显症状或体征，或被原发肿瘤症状所掩盖。一旦出现临床症状，病灶常已较大或较多，其表现与原发性肝癌相仿。少数原发癌症状不明显，而以肝转移瘤为首发症状，包括肝区疼痛、乏力、消瘦等，无特异性。

（四）MRI 表现（图 12－2）

多数肝转移瘤 T_1 与 T_2 延长，故在 T_1WI 为低信号，T_2WI 为高信号，由于瘤块内常发生坏死、囊变、出血、脂肪浸润、纤维化和钙化等改变，因此信号强度不均匀。形态多不规则，边缘多不锐利，多发者大小不等。如转移瘤中心出现坏死，则在 T_1WI 上肿瘤中心出现更低信号强度区，而在 T_2WI 上坏死区的信号强度高于肿瘤组织的信号强度，称之为“靶征”或“牛眼征”，多见于转移瘤；有时肿瘤周围在 T_2WI 上出现高信号强度“晕征”，可能系转瘤周围并发水肿或多血管特点所致。转移瘤不直接侵犯肝内血管，但可压迫肝内血管使之狭窄或闭塞，造成肝叶或肝段的梗死，在 T_1WI 上，梗死部位同肿瘤一样呈低信号强度，在 T_2WI 上，其信号强度增高。某些肿瘤如黑色素瘤的转移多呈出血性转移，在 T_1 和 T_2 加权像上均表现为高信号强度病灶；而胃肠道癌等血供少的肿瘤，于 T_2WI 上转移瘤的信号可比周围肝实质还低。Gd－DTPA 增强扫描在诊断上帮助不大，注射 Gd－DTPA 后，肿瘤周围的水肿组织及肿瘤内部坏死不显示增强。

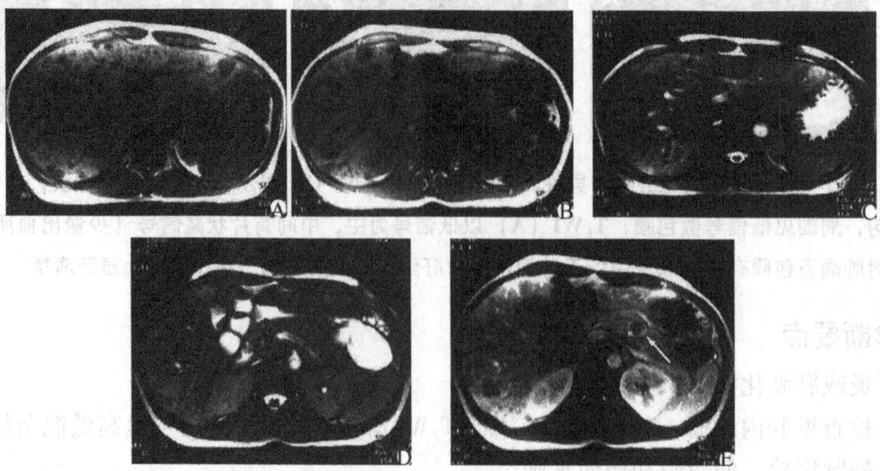

图 12－2 胰体癌伴肝内多发转移，女性，35 岁。T_1WI（A、B）显示胰体部有一直径 2.0cm 的低信号区，边缘锐利，肝内大量大小不等圆形低信号区；T_2WI（C、D）显示肿块与胰腺等信号肝内病灶仍呈低信号；增强扫描（E）显示胰体部肿瘤呈环形强化（↑）

（五）诊断要点

（1）多数有原发恶性肿瘤病史。

（2）MRI 检查见肝内大小不等，形态不一，边缘不锐的多发病灶，T_1WI 呈低信号，T_2WI 呈高信号，信号强度不均匀。多无假包膜和血管受侵。

（3）可见“靶征”或“牛眼征”，“晕征”。

（六）鉴别诊断

肝转移瘤需与多中心性肝癌、多发性肝海绵状血管瘤以及肝脓肿鉴别。

三、肝血管瘤（Hepatic Hemangioma）

（一）概述

肝血管瘤通常称为海绵状血管瘤（cavemous hemangioma），为肝脏最常见的良性肿瘤，可见于任何年龄，女性居多。随着影像技术的发展，血管瘤为经常遇到的肝内良性病变，其重要性在于与肝内原发和继发性恶性肿瘤鉴别。

（二）病理

血管瘤外观呈紫红色，大小不一，直径 1～10cm 不等，单个或多发，主要为扩大的、充盈血液的血管腔隙构成，窦内血流缓慢地从肿瘤外周向中心流动。边界锐利，无包膜。肿瘤可位于肝内任何部位，但以右叶居多，尤其是右叶后段占总数 1/3 以上，亦可突出到肝外。瘤体内常可见纤维瘢痕组织，偶可见出血、血栓和钙化。

（三）临床表现

绝大部分肝血管瘤无任何症状和体征，查体偶然发现。少数大血管瘤因压迫肝组织和邻近脏器而产生上腹不适，胀痛或可能触及包块，但全身状况良好。血管瘤破裂则发生急腹症。

（四）MRI 表现（图 12－3～图 12－4）

MRI 检查见肝内圆形或卵圆形病灶，边界清楚锐利，T_1WI 呈均匀性或混杂性低信号，T_2WI 呈均匀性高信号，特征是随着回波时间（TE）的延长肿瘤的信号强度递增，与肝内血管的信号强度增高一致，此点对诊断血管瘤、囊肿、癌肿有帮助，在重 T_2 加权像上，血管瘤信号甚亮有如灯泡称为“灯泡征”。

病灶周围无水肿等异常。纤维瘢痕、间隔和钙化在 T_2WI 上呈低信号，如并发出血和血栓，则在 T_1WI 上可见高信号影。Gd－DTPA 增强扫描，血管瘤腔隙部位明显增强，纤维瘢痕不增强。

（五）诊断要点

（1）肝内圆形或卵圆形病灶，边界清楚锐利。

（2）T_1WI 呈均匀低信号，T_2WI 呈均匀高信号，Gd－DTPA 增强扫描明显强化，病灶周围无水肿。

（六）鉴别诊断

4cm 以下的海绵状血管瘤需与肝转移瘤和小肝癌鉴别，4cm 以上的较大海绵状血管瘤需与肝癌尤其是板层肝癌鉴别。

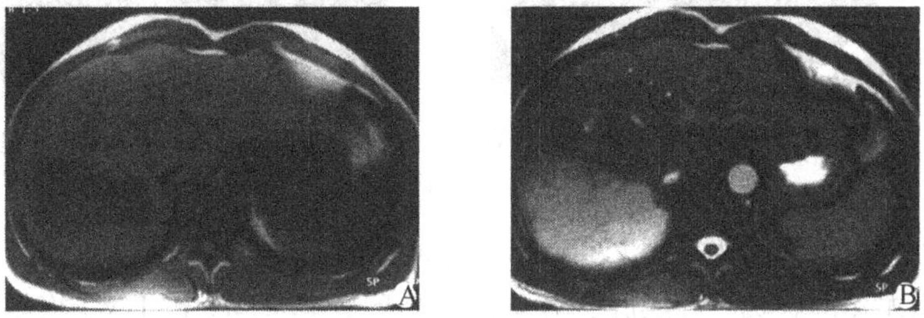

图 12－3　肝右叶后段血管瘤，女性，42 岁。T_2WI（B）显示肝脏右叶后段与血管信号一致的高信号区，边缘锐利；T_1WI（A）显示肿瘤为均匀一致的低信号

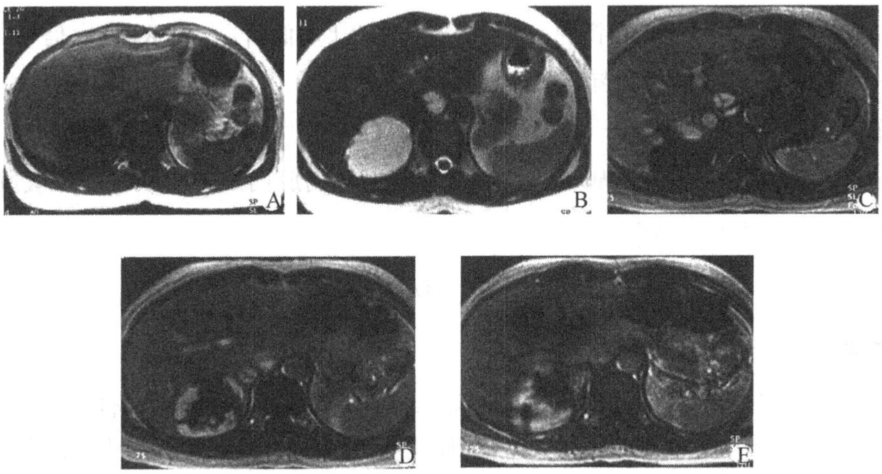

图 12－4　肝右叶后段血管瘤，女性，48 岁。T_2WI（B）显示肝脏右叶后段均匀高信号区，边缘锐利；T_1WI（A）显示均匀低信号区。图 C、D、E 为同层面的连续动态扫描，肿瘤强化从周边向中央逐渐发展，此为血管瘤的强化特点

四、肝囊肿（Hepatic Cyst）

（一）概述

肝囊肿为较常见的先天性肝脏病变，分单纯性囊肿和多囊病性囊肿两类，一般认为系小胆管扩张演变而成，囊壁衬以分泌液体的上皮细胞，病理上无从区别。多无症状，查体偶然发现。

（二）病理

单纯性肝囊肿数目和大小不等，从单个到多个，如数量很多，单从影像学角度和多囊肝难以区别，后者为常染色体显性遗传病，常有脾、胰、肾等同时受累。囊内 95% 成分为水分。巨大囊肿可压迫邻近结构而产生相应改变。

（三）临床表现

通常无症状，大的囊肿压迫邻近结构时可出现腹痛，胀满等症状；压迫胆管时，可出现黄疸。囊肿破入腹腔，囊内出血等可出现急腹症的症状。

（四）MRI 表现（图 12-5）

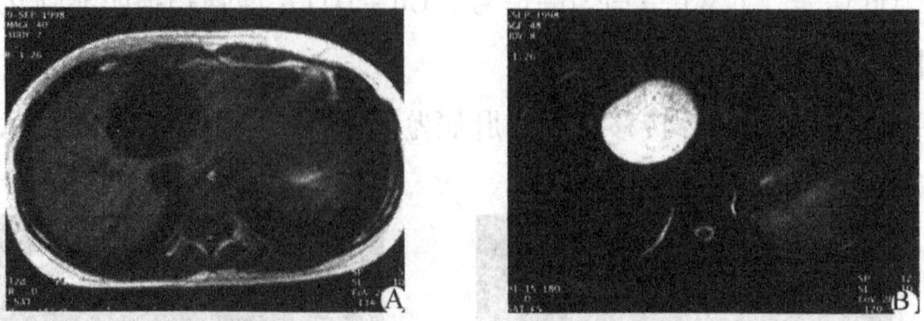

图 12-5　肝右叶前段及左内叶囊肿，女性，24 岁。T_1WI（A）病灶呈均匀低信号，边界光滑；T_2WI（B）病灶呈高信号

MRI 检查为典型水的信号强度表现，即 T_1WI 呈低信号，T_2WI 呈高信号，信号强度均匀，边缘光滑锐利，周围肝组织无异常表现。肝囊肿合并囊内出血时，则 T_1WI 和 T_2WI 均呈高信号。当囊液蛋白含量较高或由于部分容积效应的关系，有时单纯囊肿在 T_1WI 上可呈较高信号。Gd-DTPA 增强扫描，肝囊肿无异常对比增强。

（五）诊断要点

（1）肝内圆球形病变，边缘光滑锐利，信号均匀，T_1WI 呈低信号，T_2WI 呈高信号。

（2）Gd-DTPA 增强扫描病变无异常对比增强。

（六）鉴别诊断

肝囊肿有时需与肝脓肿、肝包虫病、转移性肝肿瘤以及向肝内延伸的胰腺假性囊肿和胆汁性囊肿鉴别。

五、肝脓肿（Abscess of Liver）

（一）概述

从病因上肝脓肿可分为细菌性（bacterial）、阿米巴性（amoebic）和霉菌性（fungal）三类，前者多见，后者少见。由于影像检查技术的进步和新型抗生素的应用，肝脓肿预后大为改善。

（二）病理

1. 细菌性肝脓肿　全身各部位化脓性感染，尤其是腹腔内感染均可导致肝脓肿。主要感染途径为：①胆道炎症：包括胆囊炎、胆管炎和胆道蛔虫病；②门静脉：所有腹腔内、胃肠道感染均可经门静脉系统进入肝脏；③经肝动脉：全身各部位化脓性炎症经血行到达肝脏，患者常有败血症。致病菌以革兰阴性菌多于革兰阳性菌。肝脓肿可单发或多发，单房或多房，右叶多于左叶。早期为肝组织的局部炎症、充血、水肿和坏死，然后液化形成脓腔；脓肿壁由炎症充血带或（和）纤维肉芽组织形成。脓肿壁周围肝组织往往伴水肿。多房性脓肿由尚未坏死的肝组织或纤维肉芽肿形成分隔。

2. 阿米巴性肝脓肿　继发于肠阿米巴病，溶组织阿米巴原虫经门脉系统入肝，产生溶组织酶，导致肝组织坏死液化而形成脓肿。脓液呈巧克力样有臭味，易穿破到周围脏器或腔隙如膈下、胸腔、心包腔和胃肠道等。

3. 霉菌性肝脓肿　少见，为白色念珠菌的机遇性感染，多发生于体质差、免疫机能低下的患者。

（三）临床表现

细菌性肝脓肿的典型表现是寒战、高热、肝区疼痛和叩击痛，肝大及白细胞和中性粒细胞计数升高，全身中毒症状，病前可能有局部感染灶，少数患者发热及肝区症状不明显。阿米巴性肝脓肿病前可有痢疾和腹泻史，然后出现发热及肝区疼痛，白细胞和中性粒细胞计数不高，粪便中可找到阿米巴滋养体。

（四）MRI 表现（图 12－6）

MRI 检查见肝内单发或多发、单房或多房的圆形或卵圆形病灶，T_1WI 脓腔呈不均匀低信号，周围常可见晕环，信号强度介于脓腔和周围肝实质之间。T_2WI 脓腔表现为高信号，多房性脓肿则于高信号的脓腔中可见低信号的间隔，故高信号的脓腔中常可见不规则的低信号区，可能为炎症细胞和纤维素所致。还可见一信号较高而不完整的晕环围绕脓腔，晕环外侧的肝实质因充血和水肿而信号稍高。脓腔可推移压迫周围的肝血管。注射 Gd－DTPA 后，脓腔呈花环状强化，多房性脓腔的间隔亦可增强，脓腔壁厚薄不均。霉菌性肝脓肿常弥散分布于全肝，为大小一致的多发性微小脓肿，脾和肾脏往往同时受累，结合病史应想到这个可能。

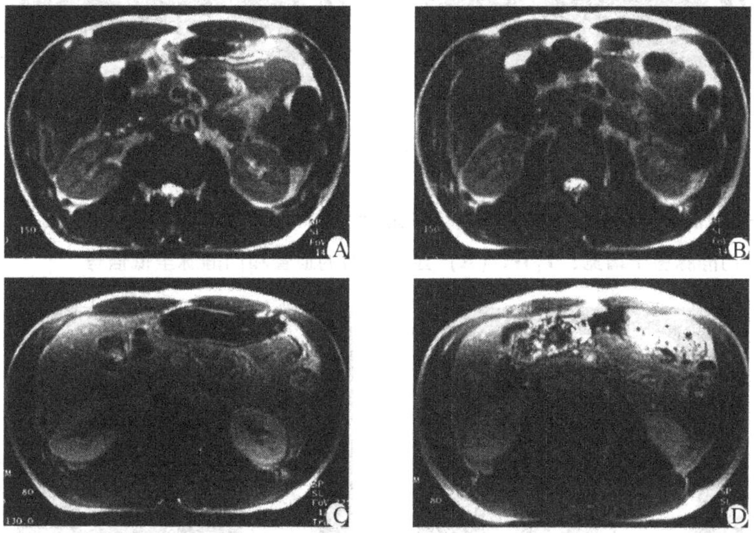

图 12－6　肝右叶多发性脓肿，男性，41 岁。T_2WI（A、B）显示肝右叶后段包膜下及其内侧类圆形高信号区，边缘模糊；增强扫描（C、D）显示病灶环形厚壁强化

（五）诊断要点

（1）典型炎性病变的临床表现。

（2）MRI 检查见肝内圆形和卵圆形病灶，T_1WI 呈低信号，T_2WI 呈高信号，可见分隔和晕环。

（3）Gd－DTPA 增强扫描呈花环状强化。

（六）鉴别诊断

不典型病例需和肝癌、肝转移瘤和肝囊肿等鉴别。

六、肝硬化（Cirrhosis of Liver）

（一）概述

肝硬化是以广泛结缔组织增生为特征的一类慢性肝病，病因复杂，如肝炎、酒精和药物中毒、淤胆瘀血等，国内以乙肝为主要病因。

（二）病理

肝细胞大量坏死，正常肝组织代偿性增生形成许多再生结节，同时伴肝内广泛纤维化致小叶结构紊乱，肝脏收缩，体积缩小。组织学上常见到直径 0.2～2cm 的再生结节。肝硬化进而引起门脉高压、脾大、门体侧支循环建立以及出现腹水等。

（三）临床表现

早期肝功能代偿良好，可无症状，以后逐渐出现一些非特异性症状，如恶心、呕吐、消化不良、乏力、体重下降等；中晚期可出现不同程度肝功能不全表现，如低蛋白血症、黄疸和门静脉高压等。

（四）MRI 表现（图 12－7～图 12－8）

MRI 检查可以充分反映肝硬化的大体病理形态变化，如肝脏体积缩小或增大，左叶、尾叶增大，各叶之间比例失调，肝裂增宽，肝表面呈结节状、波浪状甚至驼峰样改变。单纯的肝硬化较少发现信号强度的异常，但并发的脂肪变性和肝炎等可形成不均匀的信号，有时硬化结节由于脂变区的甘油三酯增多，在 T_1WI 上出现信号强度升高。无脂肪变性的单纯再生结节，在 T_2WI 表现为低信号，其机制与再生结节中含铁血黄素沉着或纤维间隔有关。肝外改变可见腹水、肝外门静脉系统扩张增粗、脾大等提示门静脉高压征象，门脉与体循环之间的侧支循环 MRI 亦能很好地显示。

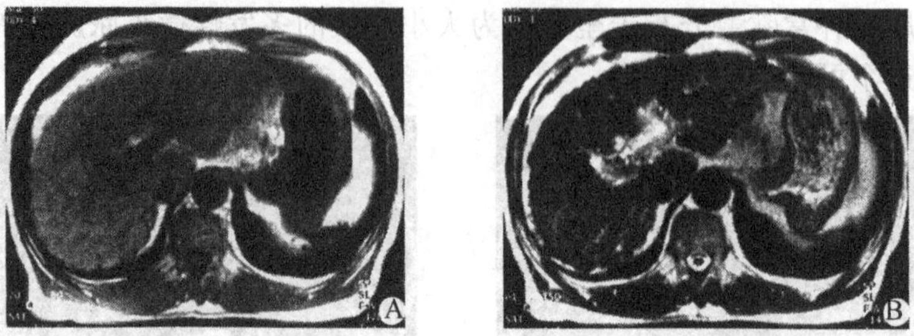

图 12－7　肝硬化，男性，70 岁。T_2WI 显示（B）肝表面呈波浪状，肝内血管迂曲、变细，门静脉主干增宽；T_1WI（A）显示迂曲的血管和门静脉呈低信号

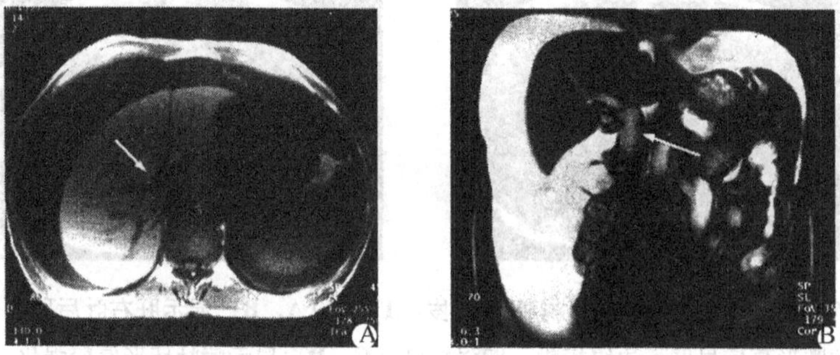

图 12－8　肝硬化、腹水，男性，52 岁。T_1WI（A）显示肝脏体积缩小，腹水呈低信号；T_2WI（B）肝内信号无异常，门静脉增粗（↑），腹水呈高信号

（五）诊断要点

（1）有引起肝硬化的临床病史，不同程度的肝功能异常。

（2）MRI 示肝脏体积缩小，肝各叶比例失调，肝裂增宽，外缘波浪状，有或无信号异常。

（3）脾大、腹水、门静脉系统扩张等。

（六）鉴别诊断

需与肝炎、脂肪肝和结节性或弥散性肝癌鉴别。

七、Budd－Chiari 综合征

（一）概述

Chiari 和 Budd 分别于 1899 年和 1945 年报告了肝静脉血栓形成病例的临床和病理特点，以后将肝静脉阻塞引起的症状群称为 Budd－Chiari 综合征。

（二）病理

可由肝静脉或下腔静脉肝段阻塞引起。主要原因有：①肝静脉血栓形成：欧美国家多见；②肿瘤压迫肝静脉或下腔静脉；③下腔静脉肝段阻塞：多为先天性，亚洲国家多见。其他原因有血液凝固性过高，妊娠，口服避孕药和先天性血管内隔膜等。

（三）临床表现

该病病程较长，同时存在下腔静脉阻塞和继发性门脉高压的临床表现。前者如下肢肿胀，静脉曲张，小腿及踝部色素沉着等，后者如腹胀，腹水，肝脾肿大，黄疸和食管静脉曲张等。

（四）MRI 表现（图 12 -9）

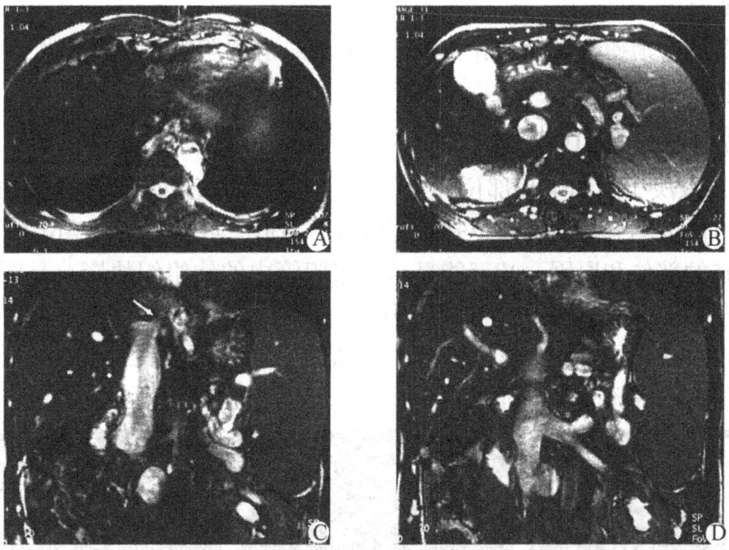

图 12 -9　Budd - Chiari 综合征，男性，42 岁。MRI 显示下腔静脉和肠系膜上静脉显著扩张，下腔静脉在入右心房处狭窄（↑）。脾脏增大

MRI 可显示肝脏肿大和肝脏信号改变，肝静脉和下腔静脉的形态异常以及腹水等。在解剖上肝尾状叶的血流直接引流入下腔静脉，当肝静脉回流受阻时，尾状叶一般不受累或受累较轻，相对于其他部分淤血较严重的肝组织，其含水量较少，因此在 T_2WI 上其信号强度常低于其他肝组织。静脉形态异常包括肝静脉狭窄或闭塞，逗点状肝内侧支血管形成和/或下腔静脉肝内段明显狭窄，以及肝静脉与下腔静脉不连接等，MRI 和腹部 MRA 均能很好显示。MRI 还可鉴别肝静脉回流受阻是由肿瘤所致还是先天性血管异常或凝血因素所致。可清楚显示下腔静脉和右心房的解剖结构，为 Budd - Chiari 综合征的治疗提供重要的术前信息。

（五）诊断要点

（1）有上腹疼痛、肝大、腹水和门脉高压的典型临床表现，除外肝硬化。

（2）MRI 显示肝静脉或下腔静脉狭窄或闭塞，肝脏信号异常、腹水和门脉高压症。

（六）鉴别诊断

本病有时需与晚期肝硬化鉴别。

（周晨曦）

第二节　胆道疾病

一、胆管癌（Cholangiocarcinoma）

（一）概述

原发性胆管癌约占恶性肿瘤的 1%，多发生于 60 岁以上的老年人，男性略多于女性，约 1/3 的患者合并胆管结石。

（二）病理

病理上多为腺癌。从形态上分为三型：①浸润狭窄型；②巨块型；③壁内息肉样型，少见。据统计

8%～31%发生在肝内胆管，37%～50%发生在肝外胆管近段，40%～36%发生在肝外胆管远段。临床上一般将肝内胆管癌归类于肝癌。肝外胆管近段胆管癌即肝门部胆管癌是指发生在左、右主肝管及汇合成肝总管2cm内的胆管癌。肝外胆管远段胆管癌即中、下段胆管癌是指发生在肝总管2cm以远的胆管癌，包括肝总管和胆总管。

（三）临床表现

上腹痛，进行性黄疸，消瘦，可触及肿大的肝和胆囊，肝内胆管癌常并存胆石和胆道感染，所以患者常有胆管结石和胆管炎症状。

（四）MRI表现（图12－10～12－11）

胆管癌的MRI表现取决于癌的生长部位和方式，但都有不同程度和不同范围的胆管扩张。根据胆管扩张的部位和范围可以推测癌的生长部位是在左肝管、右肝管或肝总管。MRCP能很好显示肝内外胆管扩张，确定阻塞存在的部位和原因，甚至能显示扩张胆管内的软组织块影，是明确诊断的可靠方法。较大的菜花样癌块MRI表现为肝门附近外形不规则、境界不清病变，T_1WI呈稍低于肝组织信号强度，T_2WI呈不均匀性高信号，扩张的肝内胆管呈软藤样高信号，门静脉受压移位，可见肝门区淋巴结肿大。肝外围区的肝内小胆管癌的MRI表现与肝癌相似。

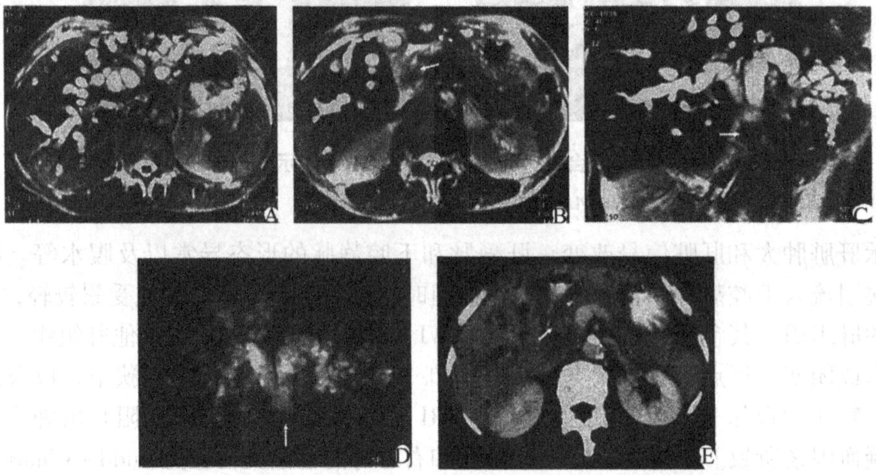

图12－10　肝总管癌，男性，65岁。T_2WI显示肝总管部位2.0cm高信号区（B，↑），其上胆管扩张（A）；MRCP（C、D）肝总管梗阻，肿瘤信号低（↑）；CT增强扫描（E），肿块有增强（↑）

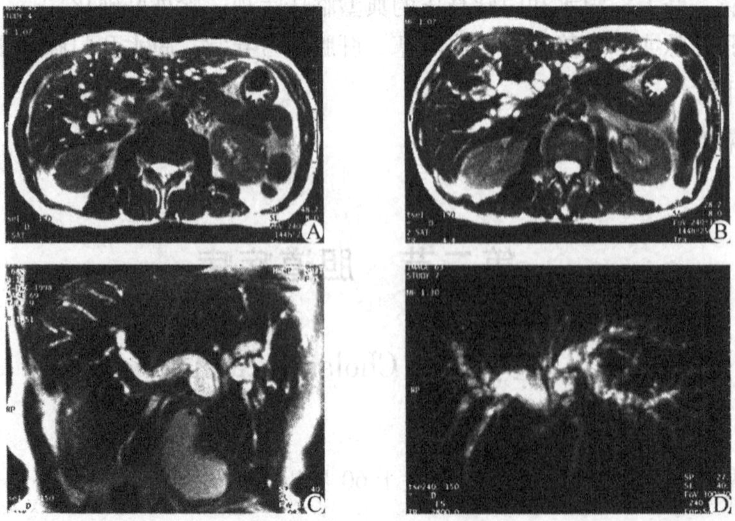

图12－11　胆管癌，男，68岁。T_2WI（A、B）显示肝门部实性高信号区，边缘模糊，肝内胆管扩张；MRCP（C、D）显示左右肝管汇合部梗阻，其远端胆管扩张

（五）诊断要点

（1）进行性黄疸、消瘦。

（2）MRI 显示肝内胆管扩张，MRCP 显示梗阻部位和原因，即扩张胆管内的软组织肿块。

（3）肿块 T_1WI 呈低于肝组织信号，T_2WI 呈不均匀性高信号，胆总管狭窄或管壁增厚。

（六）鉴别诊断

需与胆管系统炎症和结石、原发性肝癌及肝门区转移瘤鉴别。

二、胆囊癌（Carcinoma of Gallbladder）

（一）概述

原发性胆囊癌少见，占恶性肿瘤的 0.3% ~5%，好发于 50 岁以上女性，女性与男性之比为（4 ~ 5）：1。大多有胆囊结石，65% ~90% 合并慢性胆囊炎和胆囊结石，可能与长期慢性刺激有关。

（二）病理

病理上腺癌占 71% ~90%，鳞癌占 10%，其他如未分化癌和类癌等罕见。腺癌又分为：①浸润型（70%）：早期局限性胆囊壁增厚，晚期形成肿块和囊腔闭塞；②乳头状腺癌（20%）：肿瘤呈乳头或菜花状从胆囊壁突入腔内，容易发生坏死、溃烂、出血和感染；③黏液型腺癌（8%）：胆囊壁有广泛浸润，肿瘤呈胶状易破溃，甚至引起胆囊穿孔。胆囊癌多发生在胆囊底、体部，偶见于颈部。肿瘤扩散可直接侵犯邻近器官（主要是肝脏）和沿丰富的淋巴管转移为主，少见有沿胆囊颈管直接扩散及穿透血管的血行转移。

（三）临床表现

胆囊癌没有典型特异的临床症状，早期诊断困难，晚期可有上腹痛、黄疸、体重下降、右上腹包块等症状。

（四）MRI 表现

MRI 检查见胆囊壁增厚和肿块，肿瘤组织在 T_1WI 为较肝实质轻度或明显低的信号结构，在 T_2WI 则为轻度或明显高的信号结构，且信号强度不均匀。胆囊癌的其他 MRI 表现是：①侵犯肝脏：85% 胆囊癌就诊时已侵犯肝脏或肝内转移，其信号表现与原发病灶相似；②65% ~95% 的胆囊癌合并胆石：MRI 可显示胆囊内或肿块内无信号的结石，并能发现 CT 不能发现的等密度结石。当肿块很大，其来源不清时，如能在肿块内发现结石，则可帮助确诊胆囊癌；③梗阻性胆管扩张：这是由于肿瘤直接侵犯胆管和肝门淋巴结转移压迫胆管所致；④淋巴结转移：主要是转移到肝门、胰头及腹腔动脉周围淋巴结。

（五）诊断要点

（1）长期慢性胆囊炎和胆石症病史，并出现黄疸、消瘦和体重下降。

（2）MRI 检查见胆囊肿块，T_1WI 呈低信号，T_2WI 呈混杂高信号，可见无信号结石影。

（3）可见肝脏直接受侵和转移征象，梗阻性黄疸及肝门和腹膜后区淋巴结转移。

（六）鉴别诊断

胆囊癌需与肝、胰等组织肿瘤侵犯胆囊窝或胆囊感染后的肿块样增厚以及其他胆囊良性病变如息肉和乳头状瘤鉴别。

三、胆石症（Gallstones）

（一）概述

胆石占胆系疾病的 60%，胆石可位于胆囊或胆管内，多见于 30 岁以上的成年人。

（二）病理

按化学成分可将胆石分为三种类型：①胆固醇类结石：胆固醇含量占 80% 以上；②胆色素类结石：

胆固醇含量少于25%；③混合类结石：胆固醇含量占55% ~70%。胆囊结石以胆固醇结石最常见，其次为混合性结石。

（三）临床表现

与结石的大小、部位及有无并发胆囊炎和胆道系统梗阻有关。1/3 ~1/2 的胆囊结石可始终没有症状。间歇期主要为右上腹不适和消化不良等胃肠症状。急性期可发生胆绞痛、呕吐和轻度黄疸。伴发急性胆囊炎时可出现高热、寒战等。

（四）MRI 表现（图 12 -12 ~图 12 -14）

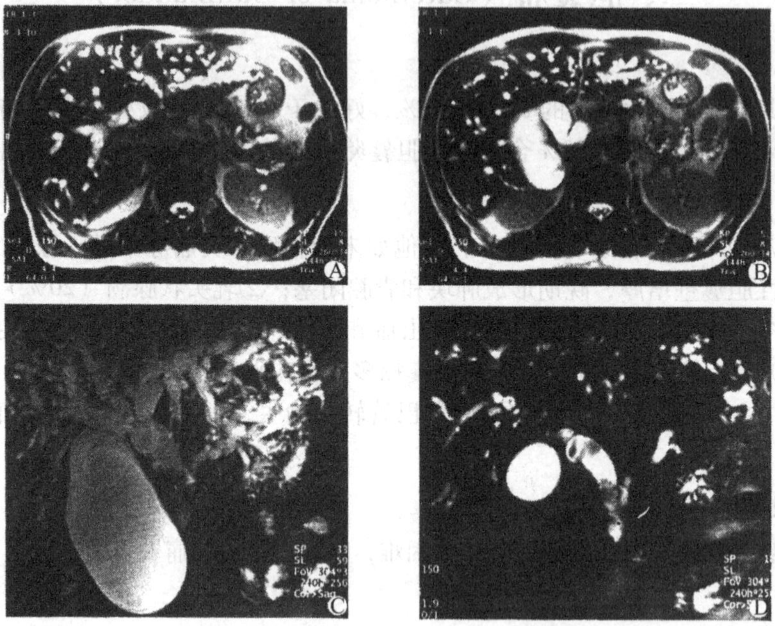

图 12 -12　胆总管内多发性结石，男性，62 岁。MRCP（C、D）显示肝内外胆管普遍扩张，胆总管内有多个低信号结石，胆囊扩大；T_2WI（A、B）显示肝内胆管普遍扩张，呈高信号

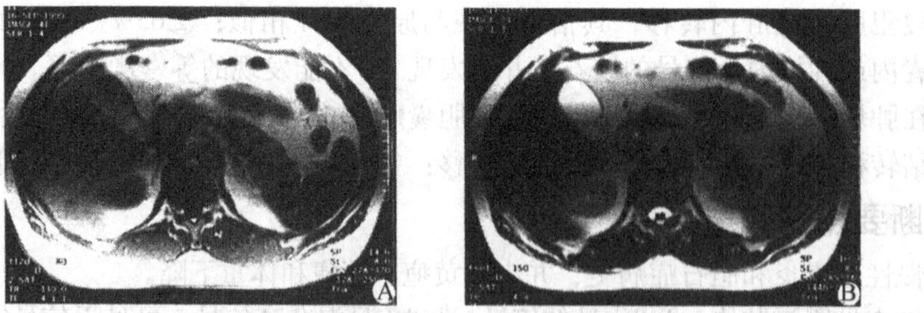

图 12 -13　胆囊泥沙样结石，男性，29 岁。T_2WI（B）显示胆囊内下部（重力方向）低信号区，与胆汁分层；T_1WI（A）泥沙样结石显示为略高信号

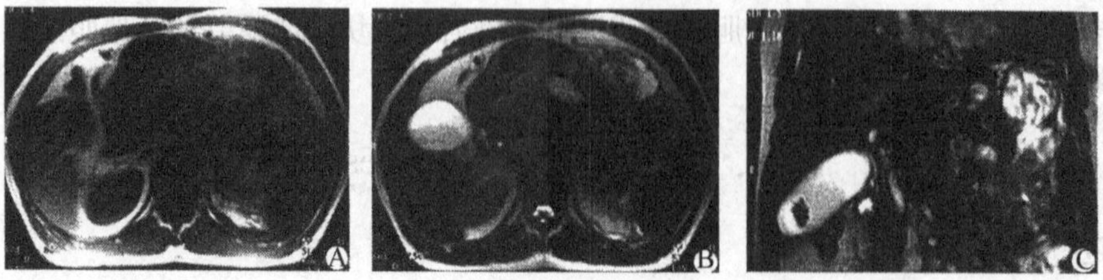

图 12 -14　胆囊炎、胆石症，男性，45 岁。T_2WI（B、C）胆囊壁稍厚，其内信号有分层现象，下部结石为低信号，其中更低信号为块状结石，上部高信号为胆汁；T_1WI（A）胆囊内信号仍不均匀

胆石症的 MRI 专题研究不多，很少有用 MRI 诊断胆石症的专题报道，无论胆囊结石或是胆管结石，多是在检查上腹部其他器官时偶然发现。胆石的质子密度很低，其产生的磁共振信号很弱。一般而论，在 T_1WI 上多数胆石不论其成分如何，均显示为低信号，与低信号的胆汁不形成对比，如胆汁为高信号，则低信号的胆石显示为充盈缺损；在 T_2WI 上，胆汁一般为高信号，而胆石一般为低信号充盈缺损。少数胆石可在 T_1 和 T_2 加权图像上出现中心略高或很高的信号区。当结石体积小，没有胆管扩张，且又位于肝外胆管时 MRI 诊断困难。3% ~14% 的胆囊结石并发胆囊癌。

（五）诊断要点

（1）有右上腹痛和黄疸等症状或无症状。

（2）MRI 检查发现胆囊或胆管内低信号充盈缺损。结石阻塞胆管可引起梗阻性胆管扩张。

（六）鉴别诊断

有时需与胆囊癌、胆癌息肉和息肉样病变鉴别。

四、先天性胆管囊肿（Congenital Cholcdochocyst）

（一）概述

先天性胆管囊肿又称先天性胆管扩张症，女性较男性多见，临床上约 2/3 见于婴儿，原因不明。

（二）病理

Todani 根据囊肿的部位和范围将胆管囊肿分为五型（图 12 – 15）：Ⅰ型最常见，又称为胆总管囊肿，局限于胆总管，占 80% ~90%；它又分 3 个亚型，即ⅠA 囊状扩张，ⅠB 节段性扩张，ⅠC 梭形扩张。Ⅱ型系真性胆总管憩室，占 2%。Ⅲ型为局限在胆总管十二指肠壁内段的小囊性扩张，占 1.4% ~5.0%。Ⅳ型又分为ⅣA 肝内外多发胆管囊肿和ⅣB 肝外胆总管多发囊肿，非常罕见。Ⅴ型即 Caroli 病，为单发或多发肝内胆管囊肿，它又分两个亚型，即Ⅰ型特点是肝内胆管囊状扩张，多数伴有胆石和胆管炎，无肝硬化或门脉高压；Ⅱ型非常少见，特点是肝内末端小胆管扩张而近端大胆管无或轻度扩张，不伴结石和胆管炎，有肝硬化和门脉高压。

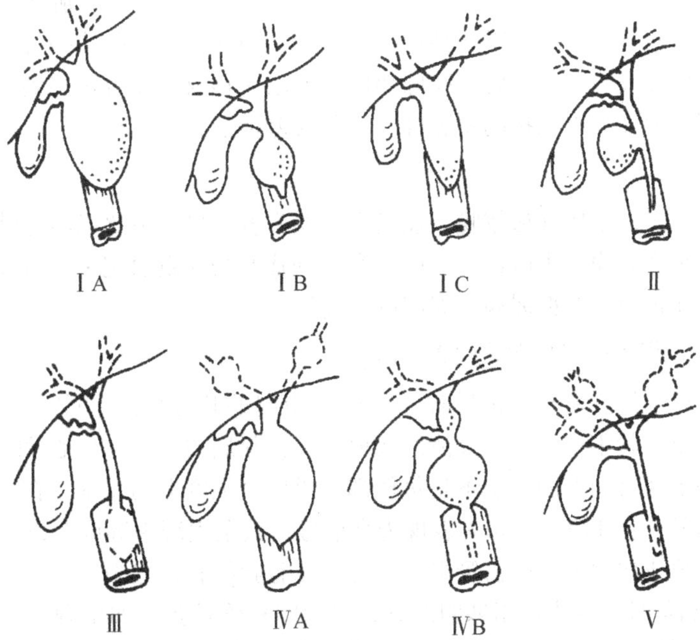

图 12 – 15　胆管囊肿 Todani 分型

ⅠA. 胆总管全部囊状扩张；ⅠB. 胆总管部分囊状扩张；ⅠC. 胆总管梭形扩张；Ⅱ. 胆总管憩室；Ⅲ. 十二指肠内胆总管囊肿；ⅣA. 肝内外多发胆管囊肿；ⅣB. 肝外多发胆管囊肿；Ⅴ. Caroli 病，肝内胆管单发或多发囊肿

（三）临床表现

临床上主要有三大症状：黄疸、腹痛和腹内包块，但仅 1/4 患者同时出现这三大症状，婴儿的主要症状是黄疸、无胆汁大便和肝大。儿童则以腹部肿块为主。成人常见腹痛和黄疸。

（四）MRI 表现

MRI 可以显示囊肿的大小、形态和走行，尤其 MRCP。囊肿内液体在 T_1WI 表现为低信号，T_2WI 呈高信号。

（五）诊断要点

（1）有黄疸、腹痛和腹内包块典型症状。

（2）MRI 和 MRCP 见胆道系统扩张，而周围结构清楚正常，无肿瘤征象。

（六）鉴别诊断

当胆管囊肿发生在肝外胆管，须与肾上腺囊肿、肾囊肿、肠系膜囊肿和胰头假性囊肿鉴别。

（尹　培）

第三节　胰腺疾病

一、胰腺癌（Pancreatic cancer）

（一）概述

胰腺癌是最常见的一种胰腺肿瘤，近年来，其发病率有明显增长趋势，男性多于女性，以 50 ~ 70 岁发病率高，早期诊断困难，预后极差。

（二）病理

胰腺癌起源于腺管或腺泡，大多数发生在胰头部，约占 2/3，体尾部约占 1/3。大多数癌周边有不同程度的慢性胰腺炎，使胰腺癌的边界不清，只有极少数边界较清楚。部分肿瘤呈多灶分布。胰头癌常累及胆总管下端及十二指肠乳头部引起阻塞性黄疸，胆管及胆囊扩大；胰体癌可侵及肠系膜根部和肠系膜上动、静脉；胰尾癌可侵及脾门、结肠。胰腺癌可经淋巴转移或经血行转移到肝脏及远处器官；还可沿神经鞘转移，侵犯邻近神经如十二指肠胰腺神经、胆管壁神经和腹腔神经丛。

（三）临床表现

胰腺癌早期症状不明显，临床确诊较晚。癌发生于胰头者，患者主要以阻塞性黄疸而就诊；发生于胰体、胰尾者，则常以腹痛和腹块来就诊。如患者有下列症状应引起注意：①上腹疼痛；②体重减轻；③消化不良和脂肪泻；④黄疸；⑤糖尿病；⑥门静脉高压。

（四）MRI 表现（图 12－16 至图 12－17）

MRI 诊断胰腺癌主要依靠它所显示的肿瘤占位效应引起的胰腺形态学改变，与邻近部位相比，局部有不相称性肿大。肿块形状不规则，边缘清楚或模糊。胰腺癌的 T_1 和 T_2 弛豫时间一般长于正常胰腺和正常肝组织，但这种弛豫时间上的差别不是每例都造成信号强度上的差别。在 T_1WI 约 60% 表现为低信号，其余表现为等信号；在 T_2WI 约 40% 表现为高信号，其余表现为等或低信号。肿瘤可压迫侵犯周围组织如肝、肾以及压迫或包绕胰后的血管组织。肿瘤侵犯胰导管使之阻塞，发生胰导管扩张，扩张胰管内的胰汁在 T_2WI 为高信号。胰头癌阻塞胆总管，引起胆总管扩张。如出现腹膜后淋巴结转移，则可见淋巴结肿大。癌向胰周脂肪组织浸润，显示为中等信号的结节状或条索状结构伸向高信号的脂肪组织，边界可清楚锐利，也可模糊不清。胰周血管受侵犯表现为血管狭窄、移位或闭塞。脾静脉或门静脉闭塞常伴有侧支循环形成，在脾门和胃底附近可见增粗扭曲的条状或团状无信号血管影。肿瘤内部可出现坏死、液化和出血等改变，在 T_2WI 表现为混杂不均的信号，肿瘤性囊腔表现为不规则形的高信号，有时难与囊肿鉴别。

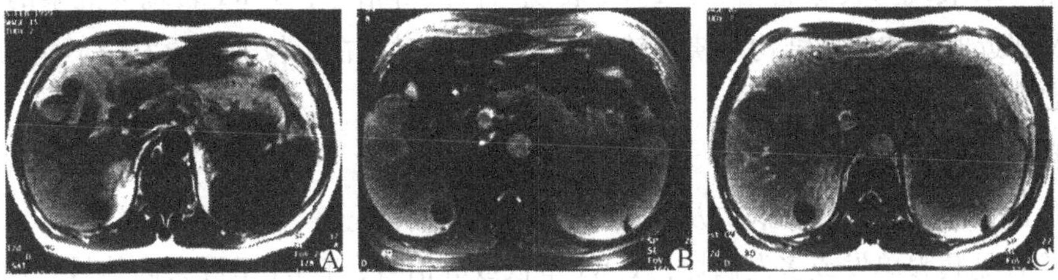

图 12-16 胰尾癌，男性，60 岁。T_2WI（B）显示胰腺尾部不规则增大，信号不均匀；T_1WI（A）肿瘤区可见不均匀低信号，增强扫描（C）肿瘤轻度强化

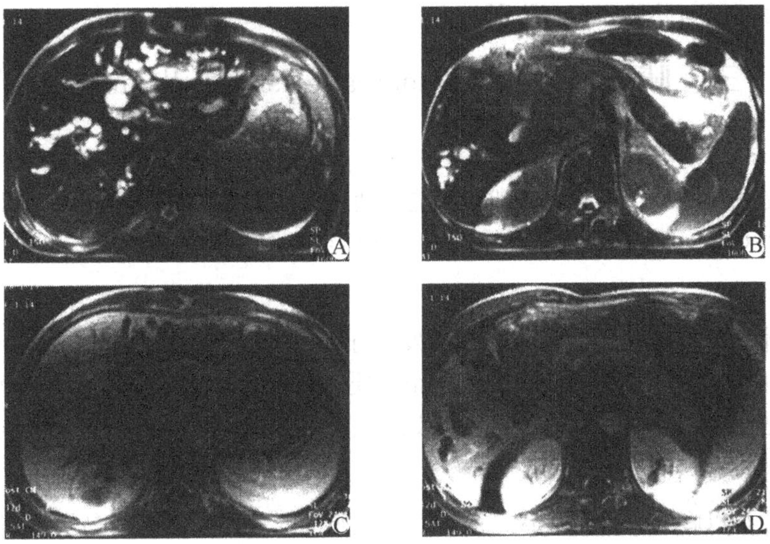

图 12-17 胰头癌，女性，41 岁。T_2WI（A、B）显示胰头增大，信号不均匀，边缘不清；肝内胆管扩张；增强扫描（C、D）胰头肿块仍无明显强化

（五）诊断要点

（1）有上腹痛、消瘦、黄疸等临床症状。

（2）MRI 检查见胰腺肿块和轮廓改变，肿块 T_1WI 呈低或等信号，T_2WI 呈高信号或低等信号。

（3）胰周血管和脂肪受侵，淋巴结肿大，胰管和肝内胆管扩张。

（六）鉴别诊断

胰腺癌需与伴胰腺肿大的慢性胰腺炎、胰腺假性囊肿、胰腺囊腺瘤等鉴别。

二、胰腺转移瘤（Pancreatic Metastases）

（一）概述

胰腺实质的转移性肿瘤并不少见，尸检报道胰腺转移瘤发生率占恶性肿瘤的 3% ~11.6%。肺癌、乳腺癌、黑色素瘤、卵巢癌以及肝、胃、肾、结肠等部位的恶性肿瘤都可以发生胰腺转移。

（二）病理

胰腺转移癌可以多发，也可以单发，除血行和淋巴转移外，胰腺常被邻近器官的恶性肿瘤直接侵犯。胃癌、胆囊癌和肝癌可以直接侵犯胰腺组织。

（三）临床表现

胰腺转移癌常缺少相关的临床症状和体征。

（四）MRI 表现

胰腺转移癌 MRI 表现与胰腺癌相似，T_1WI 表现为低或等信号，T_2WI 表现为混杂的高信号，可像胰腺癌那样累及邻近器官和解剖结构。胰腺转移性肿瘤单发时，在影像上与原发癌不能区分，发现为多发病灶时应考虑为转移性肿瘤的可能。

（五）诊断要点

（1）有其他部位原发恶性肿瘤病史及相关的临床症状和体征。

（2）MRI 检查见胰腺单发或多发病灶，T_1WI 呈低或等信号，T_2WI 呈混杂高信号。病灶多发、有助于诊断。

（六）鉴别诊断

胰腺转移癌单发时需与胰腺原发癌鉴别。

三、胰岛细胞瘤（Pancreatic Islet Cell Tumor）

（一）概述

胰岛细胞瘤多是良性肿瘤，分功能性和非功能性两种。功能性胰岛细胞瘤中，以胰岛素瘤和胃泌素瘤最常见，前者约占60% ~75%，后者约占20%。胰岛细胞癌少见。

（二）病理

多为单发性，体尾部多见，头部较少，亦可发生于十二指肠和胃的异位胰腺。体积较小，一般为0.5 ~5cm，可小至镜下才发现。圆或椭圆实性小结，质实可钙化，伴出血坏死时质可变软，界限清楚。瘤组织可纤维化、透明变、出血、坏死、钙化。良恶性以有无转移及包膜浸润为标准。

（三）临床表现

无功能性肿瘤往往以腹块为首发症状，多伴有其他腹部症状。功能性胰岛细胞瘤往往因其功能所致症状而就诊，如胰岛素瘤产生低血糖等有关症状，胃泌素瘤产生 Zollinger - Ellison 综合征。化验检查时发现血中相关激素升高。

（四）MRI 表现

胰岛细胞瘤的 T_1 和 T_2 弛豫时间相对较长，T_1WI 为低信号，T_2WI 为高信号，圆形或卵圆形，边界锐利。T_1 和 T_2 加权图像上病灶的信号反差很大，非常小的甚至尚未引起胰腺轮廓改变的胰岛素瘤也能检出。胰岛细胞瘤的胰外侵犯和肝转移，MRI 同样能很好显示。特别是肝转移与原发灶相仿，即 T_1 和 T_2 时间均较长，因此在 T_2WI 上可呈现为单发或多发、边界清楚、信号强度很高的高信号区，即所谓的“灯泡征”，与肝海绵状血管瘤十分相似。因为胰岛细胞瘤的初步普查基于临床和实验室检查，仅有限的患者必须做影像学检查，目前提倡直接使用 MRI 这样昂贵的影像技术对这些病灶进行影像学普查。

（五）诊断要点

（1）典型的临床症状，激素测定以及阳性激发试验等。

（2）MRI 表现为胰腺占位，T_1WI 呈低信号，T_2WI 呈高信号，二者信号反差大。

（六）鉴别诊断

功能性胰岛细胞瘤结合典型临床表现和化验结果诊断容易，无功能胰岛细胞瘤需与胰腺癌和胰腺转移癌等鉴别。

四、胰腺炎（Pancreatitis）

（一）概述

胰腺炎是一种常见的胰腺疾病，分为急性胰腺炎和慢性胰腺炎。诊断主要依靠临床和实验室检查，影像诊断技术主要用来了解胰腺损害的范围以及观察并发症的发展情况。目前 MRI 对胰腺炎症性病变的诊断价值不大。

（二）病理

急性胰腺炎的主要病理改变：①急性水肿型（间质型）：占 75% ~95%，胰腺肿大发硬，间质有充血水肿及炎症细胞浸润，可发生局部轻微的脂肪坏死，但无出血，腹腔内可有少量渗液。②急性坏死型（包括出血型）：少见，占 5% ~25%，胰腺腺泡坏死，血管坏死性出血及脂肪坏死为急性坏死型胰腺炎的特征性改变。此型病死率甚高，如经抢救而存活，胰腺的病理发展可能有以下两个途径即：①继发细菌感染，在胰腺或胰周形成脓肿；如历时较久，可转变为胰腺假性囊肿（pancreatic pseudocyst）；②急性炎症痊愈后，可因纤维组织大量增生及钙化而形成慢性胰腺炎。

慢性胰腺炎是复发性或持续性炎症病变，主要病理改变为胰腺的纤维化改变，可累及胰腺局部或全部，使胰腺增大、变硬，后期可发生萎缩，常有胰管扩张、钙化、结石及假性囊肿形成，病变可累及胃和十二指肠，使之发生粘连和狭窄，甚至可压迫胆总管，导致胆总管扩张，有时亦可引起脾静脉血栓形成或门脉梗阻。

（三）临床表现

急性胰腺炎的临床症状和体征与其病理类型有关，轻重不一，但均有不同程度的腹痛、伴有恶心、呕吐、发热。坏死性胰腺炎病情较重，可有休克。体检有腹部压痛、反跳痛，严重时有肌紧张，少数可有腹水和腹块体征，实验室检查可发现血清淀粉酶与脂肪酶活性升高。

慢性胰腺炎多为反复急性发作，急性发作时症状与急性胰腺炎相似，表现为腹痛、恶心、呕吐和发热。平时有消化不良症状如腹泻等，甚至可产生脂肪下痢，严重破坏胰岛时可产生糖尿病，病变累及胆道可引起梗阻性黄疸。腹部检查若有假性囊肿形成可扪及囊性肿块。血清淀粉酶活性可以升高或正常。

（四）MRI 表现（图 12 -18）

急性胰腺炎时，由于水肿、炎性细胞浸润、出血、坏死等改变，胰腺明显增大，形状不规则，T_1WI 表现为低信号，T_2WI 表现为高信号，因胰腺周围组织炎症水肿，胰腺边缘多模糊不清。小网膜囊积液时，T_2WI 上可见高信号强度积液影；如出血，在亚急性期见 T_1WI 和 T_2WI 均为高信号的出血灶。炎症累及肝胃韧带时，使韧带旁脂肪水肿，于 T_2WI 上信号强度升高。慢性胰腺炎时胰腺可弥散或局限性肿大，T_1WI 表现为混杂低信号，T_2WI 表现为混杂高信号。30% 慢性胰腺炎有钙化，小的钙化灶 MRI 难于发现，直径大于 1cm 的钙化灶表现为低信号。慢性胰腺炎也可使胰腺萎缩。胰腺假性囊肿在 T_1WI 表现为境界清楚的低信号区，T_2WI 表现为高信号。MRI 不能确切鉴别假性囊肿和脓肿，两者都表现为长 T_1 长 T_2 信号，炎症包块内如有气体说明为脓肿。

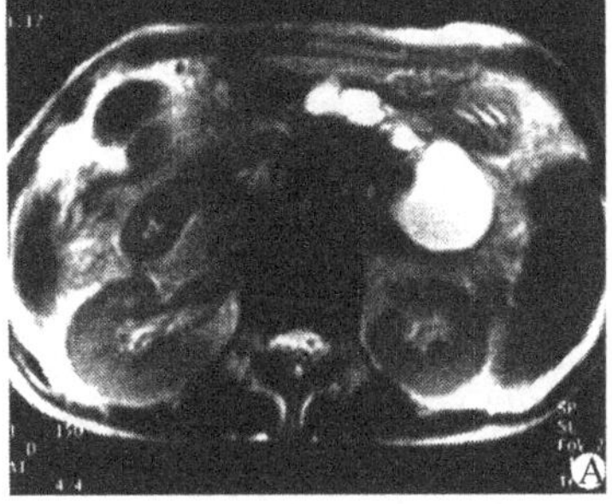

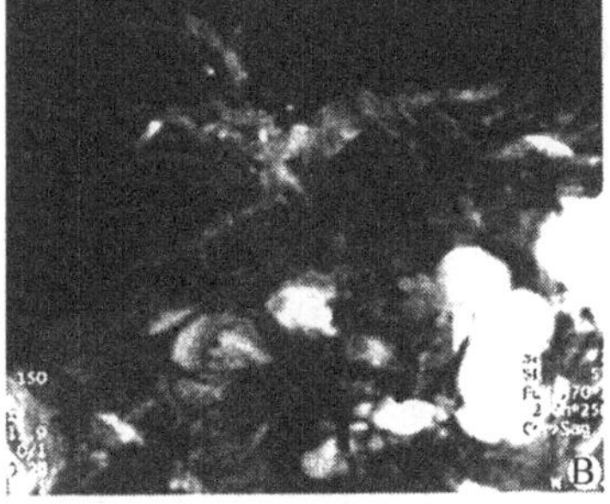

图 12 -18　慢性胰腺炎，男性，59 岁。T_2WI（A）显示胰腺边缘不清，胰尾部及体部前方多个大小不等水样高信号区，边缘清楚；MRCP（B）显示肝内胆管轻度扩张，粗细不均匀

（五）诊断要点

（1）有腹痛、恶心、呕吐和发热等典型临床表现。化验检查血、尿淀粉酶活性升高。

（2）急性胰腺炎 MRI 示胰腺肿大，T_1WI 呈低信号，T_2WI 呈高信号，组织界面模糊，可并发脓肿、积液、蜂窝织炎、出血等。

（3）慢性胰腺炎 MRI 示胰腺体积可增大或缩小，T_1WI 呈混杂低信号，T_2WI 呈混杂高信号，常伴胰腺钙化、胰管结石和假性囊肿。

（六）鉴别诊断

急性胰腺炎若主要引起胰头局部扩大，需与胰头肿瘤鉴别。慢性胰腺炎引起的局限性肿块需与胰腺癌鉴别。慢性胰腺炎晚期所致胰腺萎缩，需与糖尿病所致胰腺改变及老年性胰腺改变进行鉴别。

（边　浩）

参考文献

[1] 赵斌，祁吉，郭启勇．医学影像基础诊断学．济南：山东科学技术出版社，2007.

[2] 邢伟，丁乙．临床X线鉴别诊断学．南京：江苏科学技术出版社，2011.

[3] 赵见喜，韩书明，戎雪冰．X线诊断入门与提高．北京：人民军医出版社，2011.

[4] 刘广月，邓新达，徐道民．临床影像技术学．南京：江苏科学技术出版社，2009.

[5] 孟庆学，柳澄，田军．实用CT诊断学．北京：科学技术文献出版社，2009.

[6] 张学林．磁共振成像诊断学．北京：人民军医出版社，2013.

[7] 王子轩，刘吉华，曹庆选．骨关节解剖与疾病影像学诊断．北京：人民卫生出版社，2009.

[8] 李松年．中华影像医学．北京：人民卫生出版社，2007.

[9] 吴恩惠．医学影像学．第5版．北京：人民卫生出版社，2005.

[10] 周康荣，陈祖望．体部磁共振成像．上海：上海医科大学出版社，2000.

[11] 叶章群，邓耀良，董诚．泌尿系结石．北京：人民卫生出版社，2003.

[12] 祁吉．放射学高级教程．北京：人民军医出版社，2011.

[13] 郭晓山，焦俊．腹部影像诊断学图谱．贵阳：贵州科技出版社，2009.

[14] 李铁一．中华影像医学呼吸系统卷．北京：人民卫生出版社，2002.

[15] 白人驹，张雪林．医学影像诊断学．第3版．北京：人民卫生出版社，2014.

[16] 高元桂，张爱莲，程流泉．肌肉骨骼磁共振成像诊断．北京：人民军医出版社，2013.

[17] 金征宇．医学影像学．北京：人民卫生出版社，2013.

[18] 李治安．临床医学影像学．北京：人民卫生出版社，2009.

[19] 李宏军．实用传染病影像学．北京：人民卫生出版社，2014.

[20] 曹丹庆，蔡祖龙．全身CT诊断学．北京：人民军医出版社，2013.

[21] 陈方满．放射影像诊断学．合肥：中国科学技术大学出版社，2015.

[22] 陈克敏，陆勇．骨与关节影像学．上海：上海科学技术出版社，2015.

[23] 孙青，张成琪．肿瘤影像学与病理学诊断．北京：人民军医出版社，2012.

[24] 郑穗生，高斌，刘斌．CT诊断与临床．合肥：安徽科学技术出版社，2011.

[25] 唐光健，秦乃姗．现代全身CT诊断学．北京：中国医药科技出版社，2013.

[26] 高剑波，郭华，张永高．实用临床放射和CT影像学．郑州：郑州大学出版社，2013.

[27] [美] 韦伯（Webb，W. R.），著．郭佑民，郭顺林，译．第2版．胸部影像学．北京：科学出版社，2014.

参考文献

[1] [illegible]. 济南：山东科学技术出版社，2007.
[2] [illegible]，丁[illegible]. 临床X线[illegible]. 南京：江苏科学技术出版社，2011.
[3] [illegible]，张[illegible]明，[illegible]. X线[illegible]入门与提高. 北京：人民军医出版社，2011.
[4] 刘广[illegible]，[illegible]. [illegible]. 南京：江苏科学技术出版社，2009.
[5] [illegible]. 实用CT诊断学. 北京：科学技术文献出版社，2009.
[6] [illegible]. 医学影像诊断学. 北京：人民军医出版社，2013.
[7] [illegible]. 北京：人民[illegible]出版社，2003.
[8] [illegible]. 北京：人民卫生出版社，2007.
[9] [illegible]
[10] [illegible]
[11] [illegible]
[12] [illegible]，2011.
[13] [illegible]
[14] [illegible]. 北京：人民卫生出版社，2002.
[15] [illegible]
[16] [illegible]. 北京：人民[illegible]出版社，2014.
[17] [illegible]出版社，2013.
[18] [illegible]，2009.
[19] [illegible]. 北京：人民卫生出版社，2010.
[20] [illegible]. 北京：人民军医出版社，2014.
[21] 陈[illegible]. 放射[illegible]. 合肥：中国科学技术大学出版社，2015.
[22] [illegible]，陆[illegible]. 骨与关节影像学. 上海：上海科学技术出版社，2015.
[23] [illegible]. 北京：人民军医出版社，2012.
[24] [illegible]，刘[illegible]. CT[illegible]，2011.
[25] [illegible]. 现代[illegible]CT[illegible]. 北京：中国医药科技出版社，2011.
[26] [illegible]. 实用[illegible]CT影像学. 郑州：郑州大学出版社，2015.
[27] [illegible]（Webb）[illegible]. [illegible]出版社，2014.